O CORPO NO EXTREMO

CONTRIBUIÇÕES DE CHARCOT
PARA A CLÍNICA PSICANALÍTICA DO ADOECIMENTO

Editora Appris Ltda.
1.ª Edição - Copyright© 2024 da autora
Direitos de Edição Reservados à Editora Appris Ltda.

Catalogação na Fonte
Elaborado por: Josefina A. S. Guedes
Bibliotecária CRB 9/870

S237c 2024	Santos, Elise Alves dos O corpo no extremo: contribuições de Charcot para a clínica psicanalítica do adoecimento / Elise Alves dos Santos. – 1. ed. – Curitiba: Appris, 2024. 293 p. ; 23 cm. – (PSI). ISBN 978-65-250-5947-1 1. Psicanálise. 2. Corpo e mente – Aspectos psíquicos. 3. Histeria. 4. Charcot, J. M. (Jean Martin), 1825-1893. I. Título. II. Série. CDD – 150.195

Livro de acordo com a normalização técnica da ABNT

Appris
editora

Editora e Livraria Appris Ltda.
Av. Manoel Ribas, 2265 – Mercês
Curitiba/PR – CEP: 80810-002
Tel. (41) 3156 - 4731
www.editoraappris.com.br

Printed in Brazil
Impresso no Brasil

Elise Alves dos Santos

O CORPO NO EXTREMO

CONTRIBUIÇÕES DE CHARCOT
PARA A CLÍNICA PSICANALÍTICA DO ADOECIMENTO

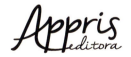

FICHA TÉCNICA

EDITORIAL Augusto Coelho
Sara C. de Andrade Coelho

COMITÊ EDITORIAL Andréa Barbosa Gouveia - UFPR
Edmeire C. Pereira - UFPR
Iraneide da Silva - UFC
Jacques de Lima Ferreira - UP
Marli Caetano

SUPERVISOR DA PRODUÇÃO Renata Cristina Lopes Miccelli

PRODUÇÃO EDITORIAL Sabrina Costa

REVISÃO Bruna Fernanda Martins
Letícia Cardoso

DIAGRAMAÇÃO Bruno Ferreira Nascimento

CAPA Eneo Lage

IMAGEM DE CHARCOT E SEU CONSULTÓRIO Bibliothèques d'Université Paris Cité

REVISÃO DE PROVA William Rodrigues

COMITÊ CIENTÍFICO DA COLEÇÃO PSI

DIREÇÃO CIENTÍFICA Junia de Vilhena

CONSULTORES Ana Cleide Guedes Moreira (UFPA)
Betty Fuks (Univ. Veiga de Almeida)
Edson Luiz Andre de Souza (UFRGS)
Henrique Figueiredo Carneiro (UFPE)
Joana de Vilhena Novaes (UVA |LIPIS/PUC)
Maria Helena Zamora (PUC-Rio)
Nadja Pinheiro (UFPR)
Paulo Endo (USP)
Sergio Gouvea Franco (FAAP)

INTERNACIONAIS Catherine Desprats - Péquignot (Université Denis-Diderot Paris 7)
Eduardo Santos (Univ. Coimbra)
Marta Gerez Ambertín (Universidad Católica de Santiago del Estero)
Celine Masson (Université Denis Diderot-Paris 7)

Aux paris de tout les jours
Aos filhos paridos e aos não paridos
Aos ideais rompidos, partidos, andantes
Aos pacientes, doentes, analisantes
Que passaram e ainda virão
E às salas de espera
Que frutificaram(ão) legados
Nascidos e por nascer.

AGRADECIMENTOS

Ao Luiz Augusto Monnerat Celes, por ter aceitado meu pedido de orientação no doutorado, pelas questões precisas e comentários estimulantes a partir de suas leituras de meus trabalhos.

À Cristina LINDENMEYER, pelo acolhimento e pela oportunidade dada de participar dos trabalhos em psicanálise no Centro de Pesquisa em Psicanálise, Medicina e Sociedade da Universidade de Paris VII – Denis Diderot.

À Paul-Laurent ASSOUN, pela abertura aos espaços de fala e escuta que me auxiliaram no trajeto de escolher um chão teórico para pensar a relação corpo-psiquismo. Aos demais professores, autores, psicanalistas e conferencistas da psicanálise que pude conhecer e acompanhar na França, em especial: Paola Miele, Claire Gilie, Alain Didier-Weil, Jacques André, Samuel Lepastier, Patrick Guyomard, Catherine Chabert, Bernard Golse, Sylvain Missonier, Alexandrine Schniewind, François Ansermet, Françoise Neau, Catherine Azoulay, Jacques Bouhsira, Jessica Trante, Cristian Hofmann, Christophe Dejours, Markos Zafiropoulus, Alain Vanier, Serge Lesourd (Université Nice Sophia Antipolis), Jacques Nassif, Élizabeth Roudinesco e outros.

A Guillaume DELAUNAY, Chantal LATIN e Mme. THOMAZ, que enriqueceram a estadia em Paris, auxiliando meu trabalho de pesquisa na Bibliothèque Charcot.

A todos os doentes de Charcot, cujos dossiês foram descobertos: Mme. XXX; Mme. Marie Joséphine COMON; Mme. BYR; Mme. Alexandrine Anne CAUSSE; Mme. Marie Elizabeth LUC; Mme. Anne Pierrette ROGEAU; Mme. Adèle Marie SIMON; Mme. Joséphine LERUTH; Mme. Marie Louise Victoire ANDRÉ; Mme. Marie Joséphine BROISAT; Mme. Antoinette Émile CARPENTIER; Mme. Catherine COADON; Mme. Hortense Delphine BAUDOIN; Mme. Zima Adelaïde VINCHON; Mme. Pauline Joséphine BERZOT; Mme. Louise GAUTAREL; Mme. Marie FICHER; Mme. GUILBERT; Mme. Marie Héloise ROUSSEL; M. PASCUROT; M. Haron HIPP; Mme. Rosalie LECLAN; M. SIOEN; M. James Lévy; M. Maurice GIRARD; Mme. Anaïs MONACO; Mme. Joséphine DOISY.

E aos pacientes de outros médicos (M. Ernest-Charles LASÈGUE, M. Edmé Félix Alfred VULPIAN, M. Désiré-Magloire BOURNEVILLE, M. ZENKER, M. Pierre MARIE, M. JOFFROY, M. BERNARD, Prof. SKODA,

M. VALENTINES, M. ORDENSTEIN, M. L. GUERARD, M. Henri PARI-NAUD, M. PAUL, M. FIEUSALLES e M. Louis-Auguste DESMARRES) contemporâneos de Charcot: Mme. Marie Catherine LEBRUN; Mme. Dorette EIKE; Mme. Joséphine Célestine VAUTHIER; M. Georges GUILLAUME; M. Roger Eugène JULES; Mme. BLONDEAU, M. DOULET; Mme. Louise ANCEL; Mme. MAGNANS; M. NICOLAS.

À parisiense Isabelle Ribak, há 20 anos no Brasil, pela parceria no trabalho de revisão da tradução da língua francesa, que tem me ensinado desde os tempos da Aliança Francesa.

Ao neurologista Sávio Beniz, pela parceria na clínica em Goiânia.

Ao neurologista Marco Aurélio Fraga Borges pelo interesse e colaboração no processo de legendar os desenhos de doentes de Charcot.

À amiga Fabi (in memoriam), pela experiência de vida compartilhada diante da doença.

À Leilyane Masson, pela atenção flutuante e também concentrada dos assuntos que fazem questões.

Ao meu irmão Luiz Gonzaga dos Santos Filho, pelo interesse na leitura e escuta dos projetos de escrita.

Às amigas Raquel Ghetti, Vivian Ligeiro, Daniele Rodrigues, Juliana Cherobino, Ana Flávia Coutinho e Elizabeth Landi, pelas leituras, pelos estudos e comentários generosos de amizade companheira no caminho de pesquisa.

Ao companheiro de longa data, Alexandre de Castro Oliveira, pelo dia a dia de apoio amoroso e incentivo para continuar andando.

À psicanalista Mariana Lange, pela leitura atenta e contributiva ao conteúdo, e à Letícia Cardoso, pela revisão minuciosa das normas da Associação Brasileira de Normas Técnicas.

Toda a alma digna de si própria deseja viver a vida em Extremo.
(Bernardo Soares, semi pseudônimo de Fernando Pessoa – 1982, p. 162)

PREFÁCIO BRASILEIRO

A realidade capital/poder também se impõe sobre o fazer ciência, com efeitos particularmente devastadores sobre a exigência do fazer ciência na área PSI. Essa ciência dirige pesquisas para as observações de signos e delimitações de síndromes/transtornos que se multiplicam a cada nova edição do DMS, por exemplo, e que guiam prevalentemente nossas compreensões dos sofrimentos psíquicos atrelando a eles de modo quase automático o tratamento medicamentoso. Nesse momento a recordação do modo clássico de se abordar o sofrimento psíquico, tal como Elise Alves dos Santos nos faz lembrar ao visitar documentação inédita de Charcot, torna-se de importância maior do que a de uma revisão histórica de abordagens clínicas.

Muito além de cientificismos apregoados na tentativa de desbancar as abordagens humanas dos estados psíquicos e comportamentais, as anotações inéditas de casos acompanhados por Charcot, que Elise minuciosamente acolheu, traduziu e pesquisou, mostram um modo de fazer ciência que se debruça sobre a vida dos sujeitos e a descreve e se atenta vagarosamente para seus sofrimentos, suas origens e destinos. Para Charcot, segundo o testemunho de Freud, a clínica se torna a principal fonte de compreensão do sofrimento psicopatológico e, se ela colabora com a teoria, esta tem valor se vem em seu auxílio.

A clínica que se revela nas anotações de Charcot vai além de se ater ao presente da observação. Os registros de casos traduzidos e discutidos por Elise revelam uma preocupação com a história dos pacientes. Charcot busca a origem das manifestações psicopatológicas, suas evoluções ao longo do tempo, os eventos que as agravam ou os momentos de alívio; descreve, até onde ele consegue alcançar, as condições sociais e econômicas dos seus doentes, as mudanças nessas condições associadas a modificações nos estados dos doentes; busca e considera as descrições e queixas de seus pacientes (em alguns dos registros aparecem até mesmo trechos escritos por eles próprios); atenta-se às vivências traumáticas e, embora estivesse principalmente preocupado com as manifestações orgânicas, descreve os estados psíquicos dos doentes. Como aprendemos com Elise, os cuidados com os doentes mostram um Charcot voltado ao entendimento do adoecimento a partir de uma perspectiva biopsicossocial. Na postura investigativa de Charcot, sugere a autora, encontram-se gérmens da psicanálise na busca da etiologia das doenças.

Este livro vai além de cotejamentos da clínica revelada de Charcot como inspiração para a clínica freudiana. A autora é audaciosa e ensaia interpretações dos casos a partir da textualidade freudiana, e por vezes parece se aproximar de uma interpretação psicanalítica de fragmentos dos casos de Charcot.

Parte das anotações investigadas são datadas de antes do estágio de Freud na *Salpêtrière* com o próprio Charcot, mas se revela já aí uma clínica que inspirou Freud. Foi certamente essa clínica que despertou o interesse de Freud e abriu para ele uma perspectiva de trabalho que, distanciando-se em alguns aspectos de seu mestre, conduziu-se à criação da psicanálise. Para isso, Freud certamente radicalizou a atitude clínica que aprendeu com Charcot, debruçando-se fortemente sobre as palavras dos que serão seus/suas futuros(as) analisandos(as), creditando às palavras o alcance da verdade dos adoecidos.

Como sugeri logo de início, a visitação aos casos de Charcot nas mãos de Elise revela um interesse mais do que a de recuperação de registros históricos. Ela nos convoca à abordagem contemporânea da psicanálise abrindo espaço para as reflexões sobre o lugar do corpo na clínica psicanalítica. Corpo que não é somente natureza, mas também determinado pelas condições históricas, socioculturais, ambientais, políticas, sanitárias etc. Corpo que nem somente é composto de órgãos tornados fontes e objetos das pulsões, não é simplesmente de natureza pulsional em confronto com o cultural (para abreviar), em que se estabelece a vida e o como se vive. O sujeito (nomeação genérica) não possui um corpo, não tem uma relação de posse com o dito "seu" corpo. O corpo é o sujeito – eu sou antes de tudo, mas não somente no sentido de começo ou origem – corpo.

O encontro que Elise realiza entre os casos narrados de Charcot com a psicanálise, melhor dizer, encontro que realiza da psicanálise com Charcot, aponta para a necessidade das reflexões do corpo na psicanálise contemporânea. O que se torna particularmente importante, entendo, nos tempos atuais em que se propaga e se busca em muitos setores da sociedade a manipulação estética do corpo, ou exatamente no extremo inverso, a manipulação do corpo com as diversas drogas, cada vez mais variadas e "modernas", incluindo as drogas produzidas pelas empresas farmacêuticas, para o suposto alívio ou mesmo cura dos sofrimentos psíquicos. Além disso, a sociedade capitalista parece ignorar a pessoa, o sujeito, o indivíduo, a singularidade dos famintos, esses Eu-corpos que vagueiam pelas ruas das grandes, por vezes não tão grandes, cidades desse nosso sofrido país. Diante de tantas questões pelo orgânico e pelos corpos é oportuno investigar o que a psicanálise pode dizer a respeito, após, certamente, abrir seus ouvidos para sofrimentos dos corpos.

Brasília, 6 de dezembro de 2023.

Luiz Augusto M. Celes
Professor titular aposentado da Universidade de Brasília
Pesquisador colaborador do Programa de Pós-Graduação em Psicologia Clínica e
Cultura, Universidade de Brasília

PREFÁCIO FRANCO-BRASILEIRO

É com grande prazer que aceitei ser avalista da autora, pois tive a oportunidade de acompanhar seu trabalho de retomada de questões essenciais para a teorização psicanalítica em Paris. Relembro-me da primeira vez que a encontrei, quando na época buscava expandir seus estudos na França. Já em sua chegada em Paris no mês de agosto de 2017, Elise Alves começou a explorar o terreno do *Hôpital Pitié-Salpêtrière*. Mobilizada pelas descobertas que já tinha feito com os dossiês de Jean-Martin Charcot, ela inicia o recheio de seu "sanduíche" Brasil-França-Brasil. O doutorado sanduíche era o programa no qual foi aprovada na Universidade de Brasília, nome peculiar e interessante dado à modalidade de estágio doutoral pela Coordenação de Pessoal de Nível Superior do Ministério da Educação do Brasil – Capes.

Sua experiência de pesquisa e a relação com a intelectualidade da psicanálise em Paris consistiram na realização de um projeto antigo de planejamento pessoal e consistente. Ela chega diplomada pela Aliança Francesa, tendo estudado francês e se dedicado a essa cultura com a pulsão epistemológica que lhe é inerente. Os desafios da língua francesa, dos modos peculiares das falas dos palestrantes e professores, não a impediram de participar de vários seminários e mesmo apresentar seus avanços teóricos. Sob minha coorientação e com a autonomia que lhe é própria, Elise Alves se propôs a uma pesquisa original, que requereu atenção dedicada aos detalhes, às palavras escritas, nos vários documentos deixados por Jean-Martin Charcot e arquivados na biblioteca da Salpetrière. Pude perceber que o entusiasmo da autora se estendeu mesmo após a conclusão de seu doutorado. Ela continuou a rever os dossiês clínicos deixados por Jean-Martin Charcot. Buscou a revisão especializada da tradução dos manuscritos, o que inclui o trabalhoso processo de decifrar a caligrafia do médico e o linguajar técnico e às vezes até mesmo informal do grande mestre de Freud na França.

Seu trabalho cuidadoso de escrita e revisão desse conteúdo é fruto do trabalho que começou em Paris em 2017 e que continua e se atualiza sempre que retorna a França, país que, segundo a autora, elegeria para viver, amar e trabalhar. A escolha de suas referências, a identificação estilística e a relação transferencial estabelecida com os nomes de língua portuguesa, francesa e germânica fazem de seu livro uma obra multicultural.

Suas discussões possibilitam uma leitura inédita de material igualmente inédito, tendo se utilizado de um referencial psicanalítico que resgata, de modo especial, alguns elementos que participaram da obra freudiana e que ganham relevo em suas considerações. Dessa forma, a autora favorece a interlocução com campos de saber como a análise do discurso, a medicina, a história da psicanálise e sua clínica contemporânea.

Os casos de Jean-Martin Charcot descobertos lançam inspiração para se pensar temas caros para uma clínica psicanalítica do adoecimento e instigam a leitura do cuidadoso trabalho presente nas páginas que veremos adiante.

Cristina Lindenmeyer

Psicanalista, professora titular de Psicopatologia e Psicanálise, UTRPP,
Université Sorbonne Paris Nord

APRESENTAÇÃO

O interesse pela temática deste livro parte das experiências clínicas de trabalho em serviços públicos de atenção psicossocial à saúde do trabalhador e no consultório particular de psicanálise atendendo sujeitos diagnosticados com doenças autoimunes, cujo adoecimento tem sua etiologia desconhecida até os dias atuais. O começo do referido percurso de pesquisa é um esforço para contribuir na construção de hipóteses, análises e interpretações – a partir dos registros de Charcot sobre os doentes[1] que ele e alguns de seus colegas puderam atender e acompanhar – para a compreensão de acontecimentos no corpo autoimune e histérico e suas relações.

A revelação das fantasias na relação transferencial com Charcot, familiares ou colegas de trabalho possibilita o descobrimento do material de desgosto presente no aparelho psíquico dos doentes com neuroses de angústia. Os desgostos somáticos – uma outra ordem de reminiscências –, sem representação à qual possam se ligar, ligam-se diretamente à materialidade do corpo, sexual, mas sem alcançar o estatuto de representação.

É na relação transferencial que a desconexão entre a excitação e sua expressão psíquica pode encontrar uma via de ligação. A presença de Charcot, do uso da escrita e as comparações criativas foram eventualidades que permitem emergir novas possibilidades de cuidado com o próprio corpo-psiquismo que se vinga calado em si mesmo, marcado pelas escleroses do narcisismo e pelas lesões cerebrais inflamatórias da esclerose múltipla (EM).

As considerações do estudo dos dossiês de Charcot nos permitem, com suas anotações, buscar ligações do organismo vivo como suporte para o funcionamento psíquico. Embora ele não elaborasse hipóteses acerca de tais relações, seus registros sinalizam um destaque para o qual a perspectiva psicanalítica faria posteriormente: "considerar a existência e a importância

---

[1] Farei menção aos sujeitos investigados e tratados por Charcot da mesma maneira com que ele mesmo se referia a eles: *"malades"* (doentes). Ao decompormos a palavra temos a vantagem de compreendê-la com a língua portuguesa a partir da ideia de algo que nos adere, nos prende a um mal ou algo que nos acrescenta um mal. Sujeitos aderidos a um mal. Sujeitados a um mal acrescido. Entendendo os doentes com seu aspecto tabu, apresento Freud (1912-1913/2015, p. 45), citando o antropólogo Northcote W. Thomas, que transcreve o seguinte trecho comparativo sobre pessoas ou coisas vistas como tabu: "podem ser comparadas a objetos carregados de eletricidade; são a sede de um poder tremendo, que é transmissível por contato e pode ser liberado com efeito destrutivo, se os organismos que provocam sua descarga forem muito fracos para resistir a ele".

permanente da fantasia individual consciente, pré-consciente e inconsciente e seu papel de ligação e de tela intermediária entre a psique e corpo, o mundo, as outras psiques" (Anzieu, 1989, p. 4).

Ao analisar o caminho trilhado por Charcot em suas investigações faço algumas inferências com base nas evidências registradas nos manuscritos. Com essa análise busco sustentar a hipótese de que, em alguns casos, a clínica do corpo charcotiana, repleta de relatos de sintomas insólitos e acontecimentos estranhos, fazia parte da investigação da histeria nos casos de esclerose múltipla pesquisados. Assim, apresento uma seleção de passagens de alguns dossiês que permitem melhor discutir e ilustrar os intentos de compreensão da relação corpo-psiquismo a partir dos casos descritos e/ou revisados por Jean-Martin Charcot.

Na introdução compilamos trechos importantes da história de relação entre Sigmund Freud e Jean-Martin Charcot, o que dá base para os primórdios de investigação e tratamento do adoecimento autoimune a partir do diagnóstico de esclerose múltipla e histeria. O aporte psicanalítico já se mostra pertinente para pensar a noção charcotiana de desgosto, dado como antecedente que se faz presente na história de trabalho e condições de vida dos doentes. Tal noção ampliará o entendimento do adoecimento a partir de uma perspectiva biopsicossocial já presente nos registros de Charcot.

No capítulo I compartilho um caso acompanhado por Charcot, que traz elementos para a discussão psicanalítica que envolve a escrita, a transferência e a sexualidade no tratamento de Joséphine Leruth. O conteúdo do capítulo é uma versão do artigo de mesmo título publicado na *Revista Brasileira de Psicanálise* (Santos; Celes; Lindenmeyer, 2019).

O capítulo II apresenta dois fragmentos de casos inéditos atendidos por Jean-Martin Charcot (James Lévy e Sioen). Busca-se pensá-los a partir do referencial do Complexo de Édipo acerca de *flashes* da história de dois jovens diagnosticados com esclerose múltipla, cujas experiências são marcadas pela fuga de onde estavam e pelos "desejos poderosos de viajar". O texto é uma versão revisada do artigo publicado nos *Cadernos de Psicanálise* (Santos; Celes; Lindenmeyer, 2019).

O capítulo III contém a descrição de um caso que foi o primeiro a ser transcrito na *Biliothèque Charcot*. A capa de identificação do dossiê que põe esclerose múltipla e histeria conjugadas foi a informação decisiva para a empreitada de se lançar as descobertas que os registros de Charcot poderiam ainda hoje nos surpreender na seara de investigações da relação corpo-psiquismo.

O capítulo IV reúne temas que versam sobre as possibilidades diagnósticas e tratamentos na clínica psicanalítica do corpo adoecido ao extremo. São feitas considerações psicanalíticas acerca do termo que proponho "s(eu) jeito de adoecer", da etiologia e diagnóstico diferencial entre EM e histeria e conceitos importantes para a investigação na clínica psicanalítica do adoecimento.

LISTA DE FIGURAS

SUMÁRIO

CAPÍTULO IV

DIAGNÓSTICAS E TRATAMENTOS NA
CLÍNICA PSICANALÍTICA DO ADOECIMENTO

APÊNDICE A

INTRODUÇÃO

Após a imersão nos dossiês de Charcot, pescando palavras, frases e entrelinhas, percebo que os conteúdos referentes à relação corpo-psiquismo do adoecimento pela autoimunidade[2] na esclerose múltipla[3] podiam ser feitos já na história e/ou pré-história da psicanálise. A proposta de considerar psicanaliticamente o material referido desperta a atenção para a observação dos gérmens da psicanálise presentes na postura investigativa de Charcot, em seu interesse pelos antecedentes hereditários e pessoais de seus doentes para pesquisar a etiologia das doenças.

Se apenas hoje é possível fazer considerações psicanalíticas acerca do material descoberto, essa possibilidade se deve à relação existente entre Freud e Charcot e seus respectivos aportes teóricos e conceituais em construção. Se em Charcot a linguagem neurológica predominava, assim como em Freud no momento de seu estágio com Charcot em Paris, uma outra linguagem se despontava à medida que Charcot aguçava sua escuta a respeito das histórias de seus doentes. Vejamos como se deu o trabalho de Charcot quanto ao desenvolvimento das linguagens que aprendeu em sua clínica.

---

[2] Segundo Moreira (2008) o sistema imunológico dispõe de recursos básicos em um ser que acaba de nascer. A partir do momento em que entra em contato com o ambiente, inicia-se um processo de desenvolvimento e maturação, que visa proteger e adaptar o organismo às condições nas quais se encontra. Os linfócitos, células de defesa, sofrem um processo de aprendizagem, adquirindo, entre outras, a capacidade de discriminar o self (próprio) do não self (não próprio, estranho). Assim, a autora citando Abbas (2002) esclarece como o sistema imunológico pode produzir uma imensa destruição, uma subpopulação das células de defesa que cumprem a função de células supressoras, limitando e suprimindo a reação imunológica. Segundo ela: "Quando os linfócitos T em desenvolvimento encontram antígenos próprios e reagem com baixa afinidade, são estimulados a sobreviver, mas quando se ligam com alta afinidade a antígenos próprios, são eliminados. Isto elimina as células T que são fortemente reativas contra antígenos do self. Por esse processo o sistema imune torna-se autotolerante, evitando o fácil desenvolvimento de doenças autoimunes (Moreira, 2008, p. 3).

[3] A Esclerose Múltipla (EM) é uma condição neurológica que afeta o cérebro e a medula espinhal (o sistema nervoso central), que controla todas as funções corporais. A EM causa danos no revestimento que protege os nervos (mielina). A mielina isola os nervos, agindo como a cobertura de um fio elétrico. A perda de mielina (desmielinização) é acompanhada de uma perturbação na capacidade dos nervos para conduzir impulsos elétricos para o cérebro. Isso causa uma série de sintomas de EM, tais como visão desfocada, membros fracos, sensação de formigamento, tonturas e fadiga. Os sintomas da EM variam muito entre as pessoas. Para algumas pessoas, a EM é caracterizada por períodos de recaída e remissão, enquanto para outros tem um padrão progressivo. Para todos com a EM, a vida se torna imprevisível (King, 2020). A maior prevalência em mulheres (aproximadamente 70%), em média duas vezes mais que em homens, é um dado que se repete na França, segundo Vukusic e Confravreux (2010). Os autores também apontam para uma heterogeneidade individual importante que explica o caráter imprevisível da doença, bem como questionam a EM como sendo uma ou várias doenças.

Para alguns, as considerações iniciais relativas a uma linguagem ainda neurológica devem ser afastadas da psicanálise. Para outros, a psicanálise deve sim se ocupar das relações entre o funcionamento psíquico e o funcionamento do corpo, considerando que apesar de linguagens diferentes, o corpo do sujeito se apresenta por inteiro nas doenças, em especial nas autoimunes.

No entanto, interessa entender o adoecimento autoimune para além de sua categorização enquanto doença nervosa. Para avançar na incerteza de Jackson (2013, p. 241) sobre os "estados mentais inconscientes", utilizamos a ideia de esses estados vagos corresponderem às imagens ou às representações que estão presentes inconscientemente nos processos mais automáticos e menos organizados do corpo.

Reconhecendo a "lacuna explicativa" (Bezerra Júnior, 2013) entre processos objetivos do cérebro e experiência subjetiva de sujeitos adoecidos, reportamo-nos ao *Projeto para uma Psicologia Científica*, de Freud (1956 [1886]/1996), e consoante a ele mantemos, de certo modo, o entendimento acerca da formulação de que os fenômenos psicológicos e fenômenos neurais ocorrem em paralelo.

Diferentemente de Strachey (1996), consideramos que a ponte entre os trabalhos neurológicos e os psicológicos de Freud marca antes uma travessia no tempo, pois conforme Bezerra Júnior (2013, p. 46) "nem todos os leitores do *Projeto* concordam com a tese de que Freud simplesmente o abandonou por completo". Segundo esse autor, seria mais útil investigar que parte do *Projeto* teria sido deixada de lado e o que teria permanecido nas elaborações teóricas que se seguiram a ele.

A relação entre o *Projeto* e as concepções de Charcot sobre a EM parece conjugar um momento em que há uma mesma linguagem de entendimento para a doença neurológica e para a histeria. Na própria descrição científica que Charcot fazia da esclerose múltipla, Freud parecia poder enxergar a abordagem das neuroses a que Charcot se propunha, a começar pela semelhança dos sintomas de indicação somática entre EM e histeria.

As obras iniciais de Freud não seriam apenas "pré" psicanalíticas em um sentido de cronologia das publicações freudianas, mas compõem a construção da psicanálise e a psicanálise em construção. Celes (2010) afirma que "antigas formulações e achados não perdem seu valor nem se integram de todo às novas formulações; vigoram parcialmente no que se avança e permanecem podendo ser considerados em sua independência". Assim, justifica-se a pesquisa documental e as referências utilizadas para a discussão dos conteúdos presentes nos manuscritos de Charcot acerca das manifestações no corpo-psiquismo dos doentes que atendeu, diagnosticou, acompanhou e tratou.

O referido percurso se deu na década de 2010 em diante e seguido da pesquisa de doutorado, projetada em 2015 e aprovada pelo Programa de Psicologia Clínica e Cultura da Universidade de Brasília. Com o vínculo de doutorado sanduíche estabelecido na *Université Sorbonne Paris Cité – Paris 7*, o trabalho de estágio doutoral desenvolvido se deu na Bibliothèque Charcot, espaço do Instituto do Cérebro e da Medula Espinhal do Hospital *Pitié-Salpê-trière*, em Paris, local onde descobri e transcrevi em primeira mão manuscritos de Charcot e alguns de seus colegas, a respeito dos doentes que atendiam.

Apesar da diversidade das contribuições neurológicas na história da medicina, é em função de toda história com a histeria que Charcot ocupa um lugar único (André, 1999 *apud* Lepastier, 2004). Sendo que para Charcot aos seus próprios olhos a parte mais determinante de sua obra é a histeria (Lepastier, 2004). Charcot criou uma Biblioteca para os internos do *Salpêtrière* em 1866. Em 1907, o filho de Charcot havia doado para a Biblioteca do Hospital toda a biblioteca pessoal de seu pai, considerado um bibliófilo, falecido em 1893. Atualmente a Biblioteca conta com 7300 obras, 76 títulos de periódicos, coleções de teses, coleções temáticas e reimpressões (Delaunay, 2017; Garrabé, 2011).

A escrita deste livro está encharcada pela transferência e pela sexuali-dade. Sobre a experiência de pesquisa, já disse em outro lugar (Santos, 2018) que desde quando soube da oportunidade de morar em Paris, imaginava-me trabalhando no *Salpêtrière*. Como muitos psicanalistas, o desejo de "refazer" os passos do mestre ganhou força quando cheguei aos arredores do Hospital.

Embora não tenha encontrado o famoso quadro de Pinel libertando as histéricas, tive a sorte de descobrir a Bibliothèque Charcot em um prédio ultramoderno ao lado das construções mais antigas do *Salpêtrière*. A excelente recepção que tive por parte dos bibliotecários, em especial pelo trabalho de apresentação da biblioteca (Delaunay, 2017), foi determinante para reacender a fantasia de trabalhar nos lugares por onde Freud passou.

Já envolvida com a clínica do adoecimento autoimune, assim que soube dos dossiês escritos pela pena de Charcot referentes aos seus doentes com Esclerose Múltipla (EM) e que ainda não haviam sido sequer numerizados[4], considerei que ali havia encontrado um tesouro perdido.

---

[4] Em função da recente descoberta de tais dossiês, ainda hoje os manuscritos de Charcot não estão disponíveis de modo *on-line*. A expressão de tornar o material "numerizado" é usada para identificar a disponibilidade de um referido material a partir de um código numérico conforme os princípios organizativos da Biblioteca. Segundo informações verbais na última visita à Bibliothèque Charcot em 2023, soubemos que todo material não numerizado foi transferido para a grande biblioteca do Jussieu.

O mestre de Freud reunia as qualidades de médico, pedagogo e pesquisador em neurociências e a partir desses lugares passou a estudar a histeria. Tais habilidades encantaram Freud, que certamente teve conhecimento do desenho que Charcot fizera de um esquema do inconsciente. O que será que Charcot havia registrado nos dossiês de seus doentes com EM? Que leitura psicanalítica poderia fazer desse material bruto? O que imaginei no princípio foi ganhando forma à medida que fui trilhando junto a Charcot seu caminho investigativo referente à histeria e a acontecimentos traumáticos[5] como participantes da hipótese etiológica da Esclerose Múltipla.

Mais ao final do percurso de estágio no encontro com uma historiadora da psicanálise no glamouroso *Espace Analytique* de Paris, obtive como resposta à pergunta feita sobre a relação de amor entre Freud e Charcot, e as perspectivas de ligação entre Neurologia e Psicanálise, que Charcot "é uma figura que ficou no passado".

Apesar disso, havia uma convicção ainda que incipiente de que o contato direto com o material encontrado permitia questionamentos que iam além da relação transferencial entre Freud e Charcot. Tratava-se de refazer uma pergunta estranhamente atual que versa sobre a relação entre histeria e diversas doenças neurológicas autoimunes.

O trabalho de pesquisa realizado no prédio do Instituto do Cérebro e da Medula Espinhal, onde está situada a *Bibliothèque Charcot*, pôde mostrar que o incentivo para desenvolver pesquisa está antes de tudo presente na atitude das pessoas com as quais a pesquisadora pôde trabalhar. O objeto de satisfação da pulsão epistemofílica encontrou morada na Biblioteca de Charcot. O poder da transferência em um lugar de investimento libidinal, como é o trabalho de pesquisa, tem o seu valor[6].

Os dossiês consultados percorreram longo caminho até serem encontrados, certamente arquivados na Biblioteca de Charcot, que funcionava em um dos andares do Anfiteatro onde ele ministrava suas lições por decênios aos discípulos franceses e estrangeiros. Nesse antigo prédio, ele já havia reunido

---

[5] Foi a partir de uma longa observação do caso de Ler... (não sabemos qual o nome completo indicado por Lepastier (2004) do caso citado de Charcot, resta a dúvida se poderia ser o caso de Joséphine Leruth descrito neste livro) Charcot, atento aos signos psíquicos, discorre sobre o traumatismo em três tempos, de onde Freud vai tirar o conceito de *après-coup*.

[6] A escuta de Freud permitiu que ele ultrapassasse seu mestre. Charcot pôde dizer algo ao pai da Psicanálise. O caminho percorrido neste trabalho foi o de uma aposta de que, descobrindo o que está por detrás da letra, do estilo de escrita, e da língua do pai da Neurologia, ainda há o que se escutar e o que dizer aos pesquisadores do corpo e de seus sintomas.

uma coleção pessoal extraordinária de livros de história da medicina, textos publicados por ele ou por seus alunos, e valiosos documentos manuscritos inéditos (Garrabé, 2011, p. 527).

O prédio do antigo Anfiteatro fora destruído e a Biblioteca foi transferida de local em 1966 para um prédio novo. Em 1985 a Bibliothèque Charcot passa a fazer parte da *Université Pierre et Marie Curie – Sorbonne Universités*. Com a nova mudança de local da Biblioteca para o Instituto do Cérebro e da Medula Espinhal, foram recentemente descobertas algumas caixas que abrigavam folhas antigas, o que possibilitou o acesso de pesquisadores aos dossiês escritos pelo grande mestre de Freud.

Meu interesse pela transcrição do material foi acolhido com atenção e prestatividade, por meio de um acompanhamento personalizado por parte dos bibliotecários. A perspectiva de um trabalho inédito motivou tanto a pesquisadora como os servidores públicos da biblioteca envolvidos. Observando as orientações de cuidados necessários e condições de consulta para manuseio de material, o trabalho com os dossiês em estado tão delicado e em vias de desfazimento começou a revelar histórias de fragilidade das(os) *malades* de Charcot.

À medida que eram novamente tocadas, lidas e transcritas, cada folha de papel parecia ganhar vida. O "contato científico e pessoal" com o manuseio dos escritos de Charcot me fez assumir em sua casa de trabalho posição semelhante à de Freud em seu estágio em Paris, que confessou-se profundamente atraído pela "vivacidade, cordialidade e eloquência perfeita de Charcot, que costumamos atribuir ao caráter nacional dos franceses".

Se por um lado Freud dizia que os franceses podiam ser "caçadores imorais de sensações", "o povo das epidemias psicológicas, das históricas convulsões em massa" (Gay, 2012, p. 64) era também atraído pela sua "paciência e amor ao trabalho" (Gay, 2012, p. 68). Com a passagem dos séculos, sigo reivindicando ao Brasil e seus pesquisadores que a dívida intelectual para com a comunidade acadêmica encontre pagamento na tarefa de manter viva a obra, a autoria e autoridade das contribuições francesas de Charcot para o mundo.

Essa experiência me permitiu seguir até o término de minha estadia de seis meses em Paris no mês de janeiro de 2018 com a transcrição de cerca de 264 páginas referentes aos registros de 36 doentes com Esclerose Múltipla (dos 51 encontrados) acompanhados por Charcot e alguns de seus colegas de trabalho entre 1845 e 1891, ano que lançou seu esquema do inconsciente[7]. Após a defesa da tese de doutorado em 2019, outras leituras e novas experiências clínicas participaram para as elaborações que culminaram na publicação desta obra.

Figura 1 – Esquema do inconsciente de Charcot, 1892

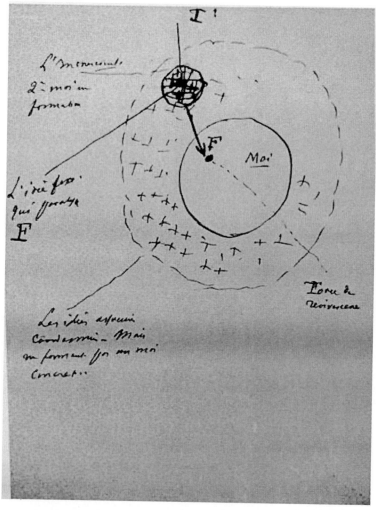

Fonte: Jean-Martin Charcot (1891 *apud* Bouchara, 2013, p. 151)

---

[7] Em 1891 Charcot desenha o esquema do inconsciente e introduz o conceito de "eu inconsciente" (Lepastier, 2004).

Algumas perguntas – que só puderam ser formuladas à medida que transcrevia os registros de Charcot – pareceram ter sido um guia sobre como buscar discussões teóricas justamente no que interessou o grande mestre de Freud. Interpretar esse material pode servir de reflexão ao diálogo atual entre neurociências e psicanálise. Tarefa que pode romper com discussões deterministas de causalidade única que versam acerca da etiologia da EM ou da histeria, e ainda repensar categorias de investigação, tratamento e acompanhamento de sujeitos com doenças neurológicas a partir do chão que Freud percorreu para chegar na psicanálise.

Dentre os 35 casos[8] de pacientes registrados e arquivados por Charcot em sua pasta nomeada *"Sclérose en plaques et hystérie"* (Esclerose múltipla e histeria) a maior parte são de mulheres (26), com idade entre 20 e 76 anos na data de admissão no *Salpêtrière*, que varia do ano de 1845 a 1891. O começo da doença é na maior parte das vezes manifesto anos antes da internação hospitalar e os sintomas geralmente se agravam depois da entrada no hospital. Charcot parecia buscar uma regularidade nos acontecimentos da doença que estava investigando.

Alguns casos da referida pasta possuem dossiês escritos por outros médicos, tais como Edmé Felix Alfred Vulpian[9], Ernest-Charles Lasègue, Pr. Royal e Pierre Marie[10], contemporâneos de Charcot. Alguns não estão identificados nem foram preenchidos no formato com que foram os casos de Charcot. No entanto, notamos, pela caligrafia, considerações importantes de Charcot em alguns deles, que parece ter revisado os casos e inserido novas afirmações, tais como nos casos da senhora Blondeau, senhor Doulet, senhor Georges Guillaume, senhora Louise Ancel e do senhor Roger Eugène Jules.

Em alguns dossiês (Adèle Marie Simon, Anne Pierrette Rogeau, Joséphine Leruth, Joséphine Célestine Vauthier, Marie Louise Victoire André, Pascurot, Sioen e outros) existem palavras que foram ilegíveis para mim e para os funcionários da biblioteca. As extremidades dos papéis de alguns dossiês estavam destruídos pela ação do tempo, ou recortadas, e por essas razões, foram perdidas definitivamente algumas palavras e trechos de frases.

Na descrição dos casos acompanhados e/ou revisados por Charcot, percebe-se uma tentativa de organizar os sintomas e circunstâncias por categorias: órgãos dos sentidos (visão, olfato, paladar, audição e sensibili-

---

[8]   No Brasil são 35 mil pessoas ou 15 casos por cada 100 mil habitantes diagnosticadas com EM (Brasil, 2019).

[9]   Homenageado em Paris com seu nome dado a uma rua da cidade.

[10]   Pierre Marie foi o sucessor de Charcot no *Salpêtrière* (Freud, 1897/1996).

dade); tipo de ocupação exercida pelo paciente, moradia, trabalho com seus acidentes e traumas, diversos acometimentos e acontecimentos traumáticos relacionados com o início das manifestações somáticas da doença (quedas no rio, na cave, perda de familiares – filhos, marido e/ou pais –, gravidez, casamento, desgostos, violência doméstica, abuso sexual, aborto, agorafobia[11], dores e sensibilidades) e "hipersensibilidades morais" a eventos relativamente simples do dia a dia.

Charcot também apontava as alterações da inteligência, memória; dores e sensações experimentadas à flor da pele e cabelos, ataques de nervos, histéricos e/ou sincopais, vertigens, paralisias, paraplegias, paresias, dormências, entorpecimentos, cãibras, tremores, convulsões, epilepsia, mal-estar geral, inapetência, sede viva, em alguns casos tão forte que fazia a doente "sofrer muito", em doentes que bebiam quase nada, ainda que tivessem boa deglutição, fome, hipomania, "recusa de comida durante 20 dias", vômitos, excreções com alterações inconstantes, habituais ou persistentes, menstruação, ereção; "movimentos" e as diversas condições corporais, especialmente musculares, que prejudicavam a marcha e autonomia dos doentes, interferências no sono, na voz, na fala e ocorrência de alucinações, temperatura, frios, calores e arrepios, respiração, pulso.

Os incômodos da fala e pronúncia foram registrados em alguns momentos atrelados à entrada no hospital para tratamento. O acompanhamento feito por Charcot a partir de suas observações mostrou que o atraso nas respostas, a lentificação da dicção ou escansão excessiva das palavras não impediam algumas doentes de se expressarem: "a doente falava muito durante o dia; palavras incompreensíveis". Em alguns casos os sintomas ligados à fala desapareciam ou se atenuavam após certo tempo, quando comparados ao início da afecção.

Mais ao final do acompanhamento de Marie Joséphine Broisat, por exemplo, Charcot anota simplesmente que a doente fala e depois registra: "Esta manhã a doente parece um pouco perdida, mas na realidade ela tem o conhecimento dela. Apenas palavras lentas e embaraçadas. Ela repete as mesmas palavras que não podemos compreender", embora quando questionada ela responda de forma muito direta, em voz fraca e articulada.

---

[11] A descrição de situações em que as doentes vivenciavam agorafobia apresenta nos escritos de Charcot os indícios de que as causas desses ataques histéricos relacionavam-se às anormalidades da vida sexual, tal como Freud supõe contradizer o mestre em um de seus apontamentos (Freud, 1996r, p. 181).

Nessas incontáveis descrições, em alguns momentos, Charcot parecia estar diante do doente, ou revendo mentalmente as imagens que registrou de sua observação. Sua escrita parecia se fazer de forma imediata e às vezes repetidamente em relação àquilo que lhe chamava atenção, e lhe saltava aos olhos, apresentando suas próprias associações das diversas manifestações de sintomas no doente.

Charcot e a clínica do corpo: de pertinho com a Psicanálise

O paciente tem sempre razão. A doença não deve ser para ele um
objeto de desprezo, mas, ao contrário, um adversário respeitável,
uma parte do seu ser que tem boas razões de existir e que lhe
deve permitir obter ensinamentos preciosos para o futuro.

(Andreas-Salomé, 1994, p. 27)

A diferença entre sintomas orgânicos (neurológicos) e histéricos foi tarefa que ocupou Charcot por longos anos, projeto que Freud também se interessou ao longo de toda sua obra ao ocupar-se da compreensão da relação corpo-psiquismo. Diferentes escolas de psicanálise lançam diversos olhares acerca do mesmo problema, a contar pelas publicações atuais feitas sobre o assunto (Ansermet, 2012; Ansermet; Magistretti, 2011; Davidovich; Winograd, 2010, Winograd, 2004, 2013, e outros). Iremos nos deter nas contribuições de Charcot, Freud e demais autores contemporâneos para propor as considerações acerca do material inédito sobre a esclerose múltipla e a histeria, cujo conteúdo antigo e repetido na história da ciência ainda traz novos ângulos para discussão da ampla temática das relações corpo-psiquismo na psicanálise.

Ao entrar nas discussões mais contemporâneas do que é o corpo para a psicanálise e do que interessa aos psicanalistas quando se fala de uma clínica do corpo, começo pelas origens da psicanálise e do corpo social que favoreceu seu surgimento. Esse retorno é importante não só em termos históricos, mas é essencial para cada psicanalista se inspirar em sua atuação clínica partindo do princípio de experiências que favoreceram o desenvolvimento dos estudos sobre a histeria, da escuta daquilo que está para além do que pode ser falado diretamente por um falante em potencial, ou seja, da escuta das manifestações corporais, em sua organicidade, em sua constituição somática, em sua complacência, em sua hereditariedade e suas relações com o mundo em sua volta.

Freud nos faz perceber a importância do primeiro nome que se deve lembrar quando falamos do começo da psicanálise, em Paris na *Salpêtrière* "brilhava o grande nome de Charcot" (Gay, 2012, p. 63), que gozava de um prestígio sem par. O mestre de Freud, em 1870, já era renomado mundialmente, alcançou fama no terreno da psiquiatria e neurologia na segunda metade do século XIX, tendo sido um dos maiores clínicos e professores de medicina da França juntamente a Guillaume Duchenne, o fundador da moderna neurologia.

O momento histórico em que Charcot participa é justamente o de a Medicina desenvolver um discurso racional de estrutura científica, que transforma sua experiência de trabalho a partir do olhar anátomo-clínico. Charcot tornou-se um médico conhecido, tivera pacientes de várias regiões da França, de outros países europeus e inclusive do imperador brasileiro, Dom Pedro II, do qual Charcot tornara-se médico particular e amigo íntimo (Teive *et al.*, 2001). É óbvio que pacientes pobres e não famosos também tivessem ido à procura dele uma vez que ele era antes de tudo um trabalhador do serviço público.

As crises histéricas de hoje se apresentam de modos diferentes das que Charcot observava no século XIX, embora elas continuem desafiando a compreensão da relação corpo-psiquismo nos casos com diagnósticos neurológicos. O trabalho de Charcot marca o esforço de compreensão, sendo ele o primeiro a tentar delimitar certos tipos clínicos em sua teoria das neuroses. Ele preocupava-se com o grupo extremamente difuso das neuroses e abordou o difícil problema da etiologia para além da mera descrição dos quadros clínicos. Segundo Ferenczi (2011, p. 399) "é a ele que devemos um diagnóstico diferencial mais refinado entre doenças orgânicas, funcionais e mistas".

Freud se formou médico em 1881 e seguindo a neurologia, atuou como pesquisador em laboratórios de fisiologia e de anatomia cerebral, e foi docente de doenças nervosas na Universidade de Viena. Ainda sem experiência clínica, Freud foi para Paris em 1885 se encontrar com o célebre doutor Charcot para estudar neuropatologia e estagiar no *Hospital Pitié-Salpêtrière* (conhecido também na época como *Hospice de la Vieillesse-Femmes*). Charcot foi um dos "maiores médicos" com "toque de gênio" (Freud, 1996o, p. 19) com quem Freud trabalhou antes de inventar a psicanálise. Aliás, como bem se sabe, foi para ver Charcot que Freud decidiu ir a Paris. A par da enorme admiração de Freud a Charcot e seu trabalho no *Salpêtrière* com as histéricas, ainda hoje o material produzido por Charcot suscita reflexões desde que é dele o mérito de ter diagnosticado a histeria como uma verdadeira enfermidade, e ao contrário de todas as ideias tradicionais, mostrou que a histeria poderia afligir tanto homens como mulheres.

Algumas características eram marcantes em Charcot: ele era teatral, claro, geralmente sério, mas às vezes humorístico para provar suas ideias. Peter Gay (2012) nos relata que cada uma de suas "fascinantes" conferências, julgava Freud, era "uma pequena obra de arte de construção e composição".

Freud se inspirava em Charcot com imenso prazer: "o momento em que Charcot aparecia mais grandioso para seus ouvintes era depois de ter se esforçado, apresentando detalhadamente seu raciocínio com a maior franqueza sobre suas dúvidas e hesitações, em reduzir a distância entre professor e aluno". Afinal, ele era antes de tudo um homem de grande coração, disse Gilles de la Tourette (1892/2015).

Em janeiro e fevereiro de 1886, algum tempo depois de seus trabalhos prosperarem em Paris, ele é convidado para as recepções na mansão de Charcot no *Boulevard Saint Germain* (hoje sede da *Maison de l'Amérique Latine*). Foi lá que Freud escutou de Charcot a constatação – apenas para os mais próximos – que a resposta para a compreensão das histéricas era sempre a coisa genital (Edelman, 2022).

Charcot distinguia Freud com atenção particular, toda essa cordialidade só fez com que Charcot se tornasse ainda mais apropriado como modelo para Freud. Como conferencista e defensor, Freud, que explorava habilmente suas próprias incertezas, procederia da mesma forma. Charcot inaugurou a pesquisa da origem, diagnóstico, tratamento, processos de formação de sintomas de várias doenças neurológicas e doenças mentais. Considerado pai da neurologia, ele também alcançou fama no terreno da psiquiatria na segunda metade do século XIX.

Charcot possuía uma enorme vontade de compreensão psicopatológica, e de alargamento do campo de trabalho para a antropologia, a sociologia e a história de onde aconteciam os fenômenos histéricos (Bouchara; Cohen; Laurent, 2014). Ele foi um dos maiores clínicos e professores de medicina da Europa, ele examinava a interação entre o morto e o vivo. Ele acompanhava o doente durante a vida até sua morte, pesquisando lesões que explicariam o óbito. Charcot ia além do método anátomo-clínico, seus trabalhos se cruzam com a histeria e a hipnose. Foi ele quem fez a histeria sair do campo do exorcismo e entrar no campo médico (Chambaz, 2014).

Charcot era casado com uma mulher que tinha recebido uma valiosa herança, e sua clínica particular representava a maior parte de seus rendimentos. Graças à condição financeira privilegiada, pôde trabalhar durante toda a sua vida no serviço público do hospital *Salpêtrière* – apesar da ínfima remuneração recebida. Em 1862 Charcot fora nomeado chefe de serviço no hospital, que era um grande campo de pesquisa com aproximadamente 4 mil pacientes, sendo 1.500 "alienados" (Morel, 2014). Gilles de la Tourette (2015) nos conta que Charcot permaneceu mais de 30 anos no *Salpêtrière*.

A observação no *Salpêtrière* de Charcot para diagnosticar e identificar doenças mentais específicas fazia Freud se recordar do mito de Adão a distinguir e nomear os animais (Gay, 2012). Nesse e em muitos outros aspectos, Freud foi discípulo de Charcot:

> Naqueles dias, era uma arte rara discriminar uma doença mental de outra e diferenciá-las dos males físicos: era a época em que Freud ainda ignorando totalmente as neuroses, seria capaz de diagnosticar as dores de cabeça crônicas de um neurótico como uma meningite, e dizia "autoridades maiores do que eu em Viena estavam acostumadas a diagnosticar a neurastenia como um tumor cerebral" (Gay, 2012, p. 66).

Como exímio pesquisador, seu interesse certamente era continuamente renovado pela heterogeneidade dos casos que lá podia se deparar – ele dizia que o hospital era um "museu patológico vivo", lugar sem o qual o conhecimento alcançado não seria possível em nenhum consultório particular ou hospital de menor porte para estudar os casos de EM (Delaunay, 2017).

O entusiasmo diante de um mestre como Charcot – "sempre estimulante, instrutivo e brilhante" de quem ele sentiria "terrivelmente sua falta em Viena – serviu de fonte de identificação para Freud. Ele mesmo confessou à Martha Bernays falando de Charcot: "um dos maiores médicos, um gênio, um homem sério, abala profundamente minhas ideias e intenções. Depois de algumas conferências, saio como se fosse de Notre Dame, com uma nova percepção da perfeição" (Gay, 2012, p. 65).

Comentador do trabalho de Charcot sobre a histeria, o autor do livro *A história da histeria,* Etienne Trillat (1991, p. 222) cita a correspondência de Freud com Marta Bernays (de 21 de outubro de 1885), sobre impressões que o aluno teve do professor: "Ele me impressionou por seu brilhante diagnóstico e o vivo interesse que mostra por tudo. Nenhuma relação com os ares de superioridade e de distinção superficial aos quais nossos excelentíssimos doutores nos habituaram".

No mesmo dia escreveu para outro correspondente:

> Charcot é ao mesmo tempo um dos maiores médicos e um homem cujo bom senso tem qualquer coisa de genial. Ele simplesmente transtorna minhas opiniões e minhas intenções...Eu não sei se a semente vai dar frutos, mas o que sei é que nunca um ser humano me impressionou tanto (Freud, 1885 *apud* Trillat, 1991, p. 222).

Nos últimos anos antes da morte de Charcot, Freud (1996o) justifica as notas de sua autoria acerca de algumas exposições de Charcot. Ele tem o cuidado de dizer que suas notas constituem explicações do texto e referências adicionais à bibliografia, mas que em parte também eram objeções e anotações críticas, "tais como as que podem ocorrer a quem está ouvindo uma conferência". E põe-se em defesa antecipada para começar a mostrar suas divergências das teorias do *Salpêtrière*:

> Espero que estes comentários não venham a ser entendidos como se eu estivesse tentando, de algum modo, colocar minhas opiniões acima da de meu respeitado mestre[12], a quem muito devo pessoalmente como seu discípulo. Simplesmente estou pretendendo exercer o direito de criticar, do qual se serve, por exemplo, todo autor de resenha de revista técnica, independentemente dos seus próprios méritos. Na neuropatologia existem tantas coisas ainda não explicadas e ainda passíveis de debate, e a compreensão das mesmas pode beneficiar-se tanto com esse debate, que me aventurei a pôr em discussão alguns desses pontos, mencionados de passagem nas conferências (Freud, 1996o, p. 178).

Freud deixou-se fecundar por esse brilhante cientista. Deu o nome de Jean-Martin para seu primeiro filho. Até que, por ironia do destino, ou fraqueza humana para valorizar a originalidade de seus próprios trabalhos, como Lepastier (2004) pondera, Freud deixa de dar crédito a Charcot e minimiza sua importância após sua morte.

---

[12] Neste momento consideramos a intenção de Freud de começar seu trabalho justamente de ir além, ultrapassar, e portanto colocar seu pensamento acima do mestre.

Em seu relatório de estudos em Paris e Berlim, Freud (1996bb) diz que embora tenha dado mais espaço à histeria, refere-se a algumas doenças orgânicas do sistema nervoso e mencionou dentre elas, a esclerose múltipla (EM) que, com todas as suas complicações, estava recebendo atenção especial durante a época em que frequentou o serviço e estudos de Charcot no Salpêtrière.

O começo do trabalho de Charcot é contemporâneo ao momento da medicina em que ela se funde à ciência e aproxima sistematicamente o sintoma da anatomia. A clínica da observação no leito do paciente no começo do século XVIII fez prosperar as observações de doentes com esclerose múltipla. Charles Prosper Ollivier d'Angers recolhe uma primeira observação de inflamações da substância branca ligada a um conjunto de sintomas da esclerose múltipla em seu livro *Traité des maladies de la moelle épinière*, de 1824. Charcot precisou esperar o atlas de anatomia patológica do escocês Carswell (1838) e o do francês Cruveilhier (1835-42) para obter no meio do século XIX a representação da EM.

Charcot estabelecia uma circularidade entre observação, texto e imagem. Na tese de medicina de Charcot a imagem prolonga o texto e o texto se transforma em imagem, a escrita se torna traço e inversamente. Quando o texto sozinho não esclarece a observação, a imagem faz a retransmissão. Charcot disse a Cruveilhier: "O médico deve por vezes se fazer artista e tomar socorro de um pincel estrangeiro" (Bouchara; Cohen; Laurent, 2014, p. 11).

Foi a partir de 1866 que Charcot vai, com seu amigo Dr. Vulpian[13], distinguir a EM de outras afecções nervosas, notadamente a "paralisia agitante". Charcot soube ler e sintetizar os dados clínicos da época sobre EM, contribuindo para distinção de duas doenças e as nomear: esclerose múltipla e doença de Parkinson, bem como contribuiu para lhes dar as descrições clínicas dos sintomas e sua evolução, sobreviventes ainda hoje.

É a partir do caso de Joséphine Vauthier – que também tive acesso em minha pesquisa – que Charcot tem o apoio necessário para desdobrar em suas obras completas, especialmente nas lições 6.ª a 8.ª, a anatomia patológica, a sintomatologia, a etiologia e a terapêutica. Charcot inaugurou a pesquisa da origem, diagnóstico, tratamento, processos de formação de sintomas de várias outras doenças neurológicas. Produziu muito conhecimento, ele era amplamente reconhecido pelo uso do método anátomo-clínico no campo das doenças nervosas orgânicas, tais como a doença de tabe, esclerose múltipla e esclerose lateral etc.

---

[13] Médico neurologista homenageado pela prefeitura do 13.º *arrondissement*, cujo nome leva uma das ruas do referido bairro do *Salpêtrière* em Paris. Imagem nos Apêndices.

Figura 2 – Secções transversais da medula evidenciando múltiplas lesões desmielinizantes na superfície lateral e posterior de Joséphine Célestine Vauthier

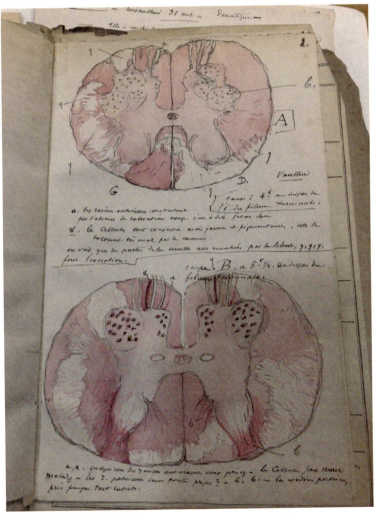

Fonte: Jean-Martin Charcot (1867)

Figura 3 – Secções transversais da medula evidenciando múltiplas lesões desmielinizantes na superfície lateral e posterior de Joséphine Célestine Vauthier

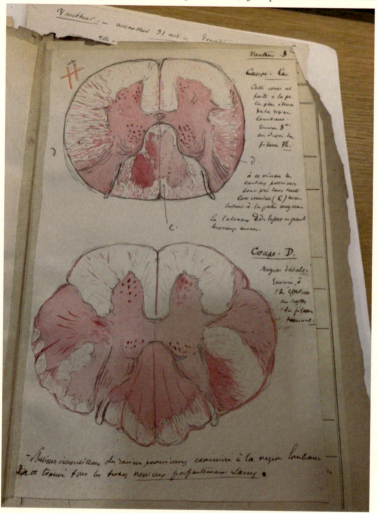

Fonte: Jean-Martin Charcot (1867)

Descobriu e nomeou inúmeras doenças de inúmeros "doentes". Ao lado ou juntamente das doenças neurológicas, a histeria se apresentava diante de seus olhos e era incitada no Anfiteatro onde apresentava suas conferências, mas também se apresentava um tanto menos encenada nas visitas que fazia aos quartos de cada doente com esclerose múltipla.

Ao separar as histéricas das alas dos doentes com epilepsia, Charcot organizou o terreno para investigar como se dava a capacidade de "clonagem" de outras doenças que a histérica carregava enquanto potência e ato. Era a histérica, atenta ao desejo do médico, que "dava aulas", no sentido de demonstrar seu poder de reprodução da doença, cujos determinantes já estariam, em seu corpo, previamente incubados – para usar ainda de termo comparativo ao estado latente de um vírus no corpo.

Na análise dos dossiês transcritos, percebemos que os registros de Charcot vão se distinguindo do simples relato de sintomas biológicos ao longo do tempo. Charcot levava a sério o comportamento tido como bizarro de seus doentes. Segundo Gay (2012) ao dar a mais cuidadosa e percuciente atenção a seu material humano ele se mostrava um artista, e segundo o próprio Charcot se denominava um *visuel* "um homem que vê".

Confiando no que via, ele defendia a prática acima da teoria; uma observação que se tornou a máxima de Charcot, imprimiu-se com ferro ardente, na mente de Freud e dos discípulos da psicanálise: *La théorie, c'est bon, mais ça n'empêche pas d'exister[14]*. Peter Gay (2012) nos leva a concordar com as transformações que Charcot permitiu ao mundo com seus incríveis trabalhos que podem encerrar a principal lição que ele teve a transmitir: a obediência submissa do cientista aos fatos não é a adversária, mas a fonte e a servidora da teoria.

Charcot tateou e vislumbrou o que Freud pôde escrever em seus estudos sobre a histeria: habituado que estava em verificar que, na histeria, uma parte considerável da "soma de excitação" do trauma é transformada em sintomas puramente somáticos, pois "a neurose histérica pode produzir sintomas em todos os sistemas, e dessa maneira, perturbar todas as funções orgânicas" (Freud, 2014b, p. 409). A pesquisa de Charcot vai na direção da investigação de sintomas somáticos que só podiam acontecer se houvesse uma condição que suportasse sua manifestação. Nem sempre, porém, essa condição começa necessariamente no orgânico do corpo.

Charcot é reconhecido por vários autores pela importância da psicologia na clínica da afeição, tendo analisado a maior parte das obras psicológicas em

---

[14] A teoria é boa, mas isso não impede de existir. Esse enunciado foi mais explicitado no trabalho de Charcot de 1888 das Lições de terça no *Salpêtrière*: "Vocês sabem que eu tenho por princípio de não levar em conta a teoria e de deixar de lado todos os preconceitos: se vocês querem ver claramente, é preciso tomar as coisas como elas são". Anos depois a citação é repetida por Freud (1996cc, p. 181) com o seguinte cogito: "Se ao menos se soubesse o que é que existe!". A referência à sexualidade como chave de compreensão das manifestações patológicas no problema das psiconeuroses foi respondida por Freud (2016b, p. 311) com essa mesma frase de Charcot.

1875, momento em que ele fazia diferentes cursos. Suas pesquisas tinham por objeto as imagens e teorias da linguagem, que o permitiram organizar um curso sobre as afasias (Lepastier, 2004), assunto que se tornará título do livro de Freud (1891) antes mesmo da morte de Charcot, que se deu dois anos depois.

Embora Charcot não estivesse investigando aspectos psíquicos detidamente desde o começo de seus trabalhos investigativos nos casos de EM, é justamente sobre esses aspectos que passa a se demorar na descrição. O primeiro médico a ocupar a cadeira de Neurologia no mundo vai, mais ao final de sua carreira (1889), demarcando uma atuação mais "psi", à medida que o discurso dos doentes ganha mais espaço (mais que os desenhos de autópsia que fazia de partes do sistema nervoso central[15] e de partes do corpo sintomáticas). Ele se ocupará cada vez mais em registrar quem eram seus doentes, quais suas características psicológicas, quais eram suas ocupações, suas queixas, qual sua realidade de vida, quais acontecimentos relatados pelos doentes que envolviam histórias de vivências traumáticas, tecendo assim suas hipóteses etiológicas para o adoecimento em questão.

A análise dos manuscritos de Charcot permite inferir que ele passou a dar mais tempo de fala aos doentes ou se ocupar mais dela, de modo que descrevia em maior número de páginas as realidades vivenciadas por eles ou ainda escrevia mais porque passou a escutar os doentes de um modo diferente, o que de alguma forma, parece ter possibilitado criações discursivas ao longo de sua relação com os doentes.

Ao invés de grandes ataques histéricos que poderiam ser desenhados por Charcot, na Esclerose múltipla, poderíamos dizer, eram os pequenos ataques remitentes e recorrentes que ocorriam nos pacientes, o que hoje é possibilitado pela imagem das inflamações realçadas em exames de ressonância magnética (que surgiram em meados de 1970). Charcot podia ver essas marcas escleróticas no momento em que ele realizava a autópsia de seus pacientes. Hoje, muitos desses "ataques" ou "crises assintomáticas" manifestadas pelas inflamações, apenas visualizadas em ressonâncias, passam desapercebidos aos olhos nus quando não apresentam sintomas somáticos perceptíveis.

A própria lesão cerebral, considerando Trillat (1991), poderia ser considerada um sintoma somático silencioso da histeria, uma vez que partes do corpo afetadas simpaticamente podem contrair uma "diátese[16]" permanente,

---

[15] Referido a partir de agora pela sigla SNC.

[16] Diátese: disposição geral em virtude da qual um indivíduo reage de maneiras especiais a determinados estímulos intrínsecos, o que lhe confere uma tendência a ser mais suscetível que o habitual a certas doenças (Ferreira, 2010, p. 711).

de modo que a afecção pode persistir depois da desaparição da causa[17]. Em seus últimos anos de vida, Charcot parecia investigar nessa direção, em alguns dos casos transcritos, notamos além dos sintomas repletos de agitação, também notamos a pobreza e o silêncio das histórias mal ou não contadas. Para Charcot, os desgostos violentos e repetidos formavam também a etiologia da doença esclerose múltipla observada[18].

Esses sintomas seriam análogos organicamente ao que poderíamos chamar de sintomas negativos, que evoluem para a perda de força e ou movimentos. Diferente da doença de Parkinson – paralisia agitante – que teria "sintomas positivos" tais como os tremores contínuos. Charcot anotava tudo que suas observações e associações permitiam para pensar a questão etiológica.

A epidemiologia que ele buscava realizar esbarrava com particularidades novas a cada novo paciente. Charcot era um homem que se interessava por muitas coisas, campos inexplorados, a fascinação de Freud por Charcot inclui a sede de investigação acerca das representações psíquicas e nervosas que cada caso podia fazer emergir. Esse assunto de a consciência representar acerca do "todo do organismo" foi estudado por John Hughlings Jackson[19] (1889), citado por Winograd (2013, p. 202), e influenciou o pensamento freudiano.

O professor de Freud era um homem de grandes proporções, que fazia jus ao "tamanho" de sua vontade de conhecer, transmitir seu pensamento e poder ensiná-lo por meio da escrita e de suas apresentações. Charcot orquestrava vários instrumentos para forçar o saber a "mudar de estado". A transformação do saber que vinha dos doentes se realiza pelo uso na clínica, da fotografia, do desenho, da observação sistemática, dos exames e de medições nos corpos do paciente e contava com o auxílio de um corpo clínico robusto de profissionais do hospital.

O corpo de Charcot fez parte do corpo social do Hospital, lugar onde escolheu assistir doentes durante toda sua vida. Até em sua despedida fez de sua presença forte impressão. Cohen (2014) nos conta que Charcot pediu

---

[17]   Segundo Trillat (1991, p. 266) Charcot se esforçava por relacionar a histeria a lesões funcionais corticais ou tronculares, a lesões das grandes vias sensitivo-sensoriais ou motoras voluntárias (a via piramidal). Ele se questionava por que os sintomas histéricos, os movimentos anormais, as perturbações tônicas, a própria crise, não poderiam, eles também ser considerados "manifestações automáticas de uma disfunção do cérebro arcaico (ou diencéfalo)".

[18]   Assim, a ideia de lesões dinâmicas persistentes ao longo do tempo cria modificações materiais mais profundas, lesões anatômicas são estabelecidas na forma de uma verdadeira esclerose. Charcot (1872-73) termina sua *Lição* sobre a contratura histérica apresentando observações que permitiriam discriminar contraturas reversíveis daquelas que não são mais (Lepastier, 2004).

[19]   Charcot conhecia bem os autores anglo-saxões e tinha exposto em seu consultório uma foto com dedicatória de John Hughlings Jackson (Lepastier, 2004). Jackson foi o fundador da neurologia inglesa e já tinha elaborado uma teoria que fazia do sistema nervoso um conjunto de formações ordenadas e hierarquizadas (Trillat, 1991).

que seu corpo morto fosse exposto na Capela Saint Louis, construída para o Hospital, antes de seu enterro.

Segundo Peter Gay (2012) a presença poderosa de Charcot, com seu estilo científico e encanto pessoal, afastou Freud do microscópio e impeliu-o a direção para a qual já vinha se encaminhando: a psicologia. Charcot costumava dizer que, de modo geral, a anatomia havia concluído seu trabalho e podia-se dizer que a teoria das doenças orgânicas estava completa; agora havia chegado o tempo das neuroses. Podemos dizer que foi graças a esse período de estágio de investigações acerca da histeria com Charcot que Freud pôde direcionar-se para a criação da psicanálise.

Chagrins: morrer de desgosto

Chagrin[20] é uma palavra recorrente nos manuscritos de Charcot (1872-1873, 2017-2018) nos casos de seus doentes com esclerose múltipla. A palavra aparece literalmente nos casos (de Joséphine Leruth, Sioen, Maurice Girard, Marie Héloise Roussel, Zima Adelaïde Vinchon, madame Byr) referindo-se a um estado moralmente doloroso, uma aflição ou desprazer causado por eventos específicos, pode também caracterizar um humor triste, melancólico.

No caso trágico de Marie Héloise Roussel, Charcot registrou que ela teve um irmão morto por acidente (esmagado) e sua mãe teve "infecção na mama", morrendo jovem de desgosto de ver sua filha doente e o pai bebedor, que abandonou a filha depois da morte da esposa. Com base em Rocha (2012), o que especifica o sujeito é o sintoma, e sendo ele um desgosto, pode inclusive, matar.

Charcot afirmou o nexo causal da morte da mãe de Marie Héloise Roussel que aconteceu em função do desgosto de ver a filha doente. Os desgostos são decorrentes seja de uma aflição ou desprazer causado por eventos específicos, traumáticos e/ou inesperados, como abuso sexual, gravidez, separação da família, perda do trabalho ou da fortuna, morte ou adoecimento de filhos ou cônjuge. Enfim, dissabores que poderiam representar os "desgostos domésticos" sofridos pelos doentes da época, provenientes em alguns casos de uma rotina violenta: "Depois de seu casamento por volta de cinco anos a doente 'sofreu sobretudo moralmente' em função dos hábitos viciosos de seu marido" (de brigar e bater nela).

---

[20] *Chagrin*: traduzi essa palavra como desgosto. *Chagrin* refere-se a um estado moralmente doloroso, uma aflição ou desprazer causado por eventos específicos, e pode também caracterizar um humor triste, melancólico.

Chagrin também tem o significado de "Couro cuja superfície tem peque-nos grãos, feitos da pele de jumento" (Rey, 2011, p. 217). Esta última acepção somada à primeira aparece no livro de Honoré de Balzac, *La peau de chagrin*, que traz em seu bojo o "ônus" de ter seus desejos todos satisfeitos à flor da pele.

A milagrosa pele de onagro (espécie de jumento do Oriente) confere a seu dono poderes especiais que permitem a satisfação de todos seus desejos. Porém há um feitiço nesse talismã, em que a cada desejo satisfeito ele enco-lhe e encurta a vida de seu proprietário. O fim da pele de onagro é o fim da vida. O protagonista percebe que "querer nos queima e poder nos destrói". A expressão francesa *c'est une peau de chagrin* remete àquilo que não cessa de encolher. Esse livro foi escolhido por Freud para ser lido no fim de sua vida.

Ao mesmo tempo os *chagrins* também são referidos como desgostos somáticos (caso de madame Blondeau), algumas vezes Charcot caracteriza a violência dos *chagrins*, associados aos maus tratamentos, considerados "causas ocasionais" da doença neurológica que portavam seus doentes que nunca tiveram ataques histéricos (Joséphine Célestine Vauthier). Os desgostos aproximam-se da ideia de afeto[21] da angústia[22] difusa em situações em que não há mediação da repressão em que a energia libidinal é transformada em inervação somática.

Charcot descreve a ligação do desgosto com o uso do verbo pronominal, comum no francês, o que torna o sujeito um tanto ativo em seus envolvi-mentos com os desgostos: *"il s'engage dans le chagrins"*. Fruto de sua cultura e/ou de sua intuição, Charcot parece referir-se a um querer inconsciente, sem representação, que sequer pode ter sido inscrito na memória. A ideia de que a principal parte de nossa atividade psíquica é inconsciente está em pleno acordo com a neurofisiologia (Chauchard, 1954) nos permite pensar o desgosto como ingrediente principal das excitações corporais.

O mesmo parece acontecer no caso relatado por Charcot da identifi-cação de uma criança que desenvolve a mesma doença de pele que sua mãe (Hortense Delphine Badoin). Segundo Green (1988, p. 153) a identificação suprime a distância que separa o objeto ("fator de excitações") do Eu. Quanto às alterações da superfície da pele a partir de uma ideia de presença do outro incorporada, o caso de Georges Guillaume ilustra uma relação de como suas

---

[21] Freud (1996m) reforça que "afeto sexual" deve ser tomado no seu sentido mais amplo, como uma excitação de quantidade definida.

[22] De forma geral, consideramos com base em Freud (1996m) a angústia como uma sensação de acumulação de estímulos endógenos, tensões físicas, incapazes de serem psiquicamente elaborados. São justamente as vias de inervação do corpo que a tensão psicossexual comumente percorre, mesmo quando está por ser transformada psiquicamente.

manchas nas mucosas na língua, na garganta e no ânus estavam atreladas ao período em que o doente era soldado em Metz, considerando que não teve erupções no corpo quando uma de suas filhas morreu após oito dias de idade.

Charcot toma nota de uma ocorrência de cinco anos antes da admissão de Joséphine Leruth no *Salpêtrière* (26-27 anos de idade), referindo-se a uma história misteriosa com um homem que a teria sequestrado e estuprado, e que disso teria decorrido uma possível gravidez. Informação de *chagrins* que coincidem com a idade do início de suas queixas relativas aos sintomas somáticos. A informação referente ao sequestro, estupro e criança, ao que tudo indica, não foi dada por Joséphine.

Para pensar no que consistem os desgostos presentes ou presentificados nos doentes de Charcot, pode ser válido apontar que alguns dos sintomas de EM se assemelham aos da histeria. Freud (1996bb, p. 66-67) lista alguns dos sintomas observados no caso grave de hemianestesia em um homem histérico: "cansaço com muita facilidade"; "reflexos mais vivos que o normal"; "áreas dolorosas". No caso de Joséphine Leruth os sintomas comuns à esclerose múltipla partilhavam lugar com os sintomas histéricos, disse Charcot sobre os sintomas de Joséphine: "dores de cabeça, frequentes cãibras nos membros inferiores várias vezes por semana. Embora jamais tivesse tido ataque de nervos[23], estava sujeita a experimentar a sensação de bola histérica"[24].

Os *chagrins* de Sioen aparecem quando as vertigens se acalmaram. No caso de Vinchon os desgostos prolongados – dos quais a doente não explica claramente – teriam precedido a doença e segundo ela, teriam sido a causa

---

[23] Segundo Dalgalarrondo (2008) os *"ataques de nervios"* são síndromes relacionadas à cultura da América Latina (principalmente hispânica, tendo sido descrita primeiramente na Costa Rica), semelhantes no contexto ocidental aos transtornos somatoformes, hipocondria e ansiedade generalizada. Tem como características principais: "queixas de cefaleia, insônia, inapetência, medos, raivas, tremores, quedas, fadiga e desespero".

[24] "No fundo da garganta das palavras, são despertadas as camadas surdo-mudas da linguagem" (Fédida, 1991, p. 52). Segundo Delasiauve – de quem Charcot herdou o serviço no *Salpêtrière* (Lepastier, 2004) – em seu *Tratado de epilepsia* (1854) citado por Trillat (1991) na histeria os sintomas são mais torácicos: "o sentimento de uma bola, emanando do hipogástrio, parece, pela constrição laríngea que ele determina, ter o aparelho sintomático parcialmente sob sua dependência. As convulsões, então, não são mais puramente automáticas, mas quase voluntárias; dir-se-ia que os pacientes, impossibilitados de se livrarem do obstáculo respiratório que os oprime, atormentados por uma espécie de delírio, abandonam-se a uma raiva desesperada"... Pierre Janet (1910) descreve o fenômeno clinicamente: ela começa por uma sensação de incômodo na base do ventre que parece subir e se propagar a outros órgãos, estendendo-se até o epigástrio, no peito, depois até a garganta. Ali se forma a *bola*, há muito tempo considerada característica da histeria: "A doente sente como uma bola, como um objeto grosso demais que se instala em seu pescoço e que a sufoca. Ela faz um esforço, seja para engolir, seja para expulsar esse pedaço grosso. Outros pontos e outras sensações podem intervir irregularmente no peito, nos ombros, nos olhos, na cabeça, e eles parecem depender de fenômenos exclusivamente físicos" (Lepastier, 2004, p. 934).

disso. Charcot toma conhecimento quando Vinchon retorna ao hospital, de que quando tinha saído teve tosse e expectoração de sangue mais frequentes.

A característica de "hipersensibilidade moral" descrita por Charcot para alguns de seus pacientes relaciona-a a uma conduta de agitação nervosa e impressionabilidade, que contrastavam com a calma, quietude e um estado de estar "sem alma" em outros momentos. Charcot relata sobre Louise Ancel "Na sua juventude ela era de uma sensibilidade excessiva, desmaiava a uma simples narração de um acidente".

Segundo Charcot, Maurice Girard sempre foi muito impressionável, receoso; a menor reprovação, a menor contrariedade[25] o transtornava. Em seu trabalho de cuteleiro, os menores contratempos, a mais leve reprovação de seu contramestre o colocava em um estado de aborrecimento, de "desgosto raivoso" que ele não podia superar.

Embora Charcot sempre apresentasse os eventos acidentais, considerados traumáticos relativos ao início da doença, percebe-se que ele ponderava acerca de esse evento ter sido ou não importante para o desenvolvimento do estado atual do doente em questão. Logo após o estágio de Freud com Charcot, o ex-estagiário escreve *Observação de um caso grave de hemianestesia[26] em um homem histérico* (Freud, 1996bb) dissertando sobre a histeria masculina em um homem que apresentou uma paralisia histérica consecutiva a uma queda de um andaime.

Logo, Freud (2016) aproxima-se muito do que seu mestre Charcot já havia enunciado como hipóteses as indicações somáticas da histeria em seus registros, de modo que o discípulo aproxima-se muito da posição em que o que interessava não era necessariamente o que um indivíduo havia experimentado de excitações sexuais, mas principalmente o modo de reação diante dessas vivências. Charcot parecia antecipar o entendimento acerca do uso de defesas por doentes impressionáveis, mais tarde essas defesas diante tais impressões foram nomeadas por Freud como repressão.

Certamente a experiência clínica favoreceu os questionamentos de Charcot para desenvolver um esquema do inconsciente feito por ele em 1892. Freud em 1894 vai dissertar como os processos que ocorrem fora da consciência se dão pela separação da representação sexual de seu afeto incompreensivelmente forte e a ligação deste com outra representação.

---

[25] Charcot escreve uma observação de H. Landouzy, também citado por P. Briquet, ratificando a ideia de que as contrariedades vivas engendram histeria.

[26] Hemianestesia: ausência de sensibilidade em uma das metades do corpo.

Charcot presumia a existência de representações de ordem sexual, mas não podia dizer sobre elas, talvez porque algumas delas nem chegassem ao estatuto de representação.

O reconhecimento da coisa sexual feito por Charcot não foi acompanhado de um dizer responsável, pois a situação informal em uma recepção em sua casa torna essa consideração algo do nível de palavras soltas, descompromissadas com seu discurso assumidamente profissional. A ideia de sexualidade ampliada estava longe de estar ao seu alcance. Charcot conhecia algumas letras da ordem do sexual, mas pode-se dizer que o seu protótipo de abecedário estava ainda muito precário para uma linguagem do sexual, ele não pôde esposar a ideia da sexualidade com todos os seus deveres e dificuldades, como Freud fizera posteriormente. Charcot, de certa maneira, transmitiu um conhecimento a Freud, que nem ele próprio possuía. Ou seja, algo se transmitiu de inconsciente para inconsciente.

Freud (1996m, p. 60) chega a ponderar acerca das manifestações sintomáticas na esfera psicofísica:

> Talvez fosse mais correto dizer que tais processos não são absolutamente de natureza psíquica, e sim processos físicos cujas consequências psíquicas se apresentam como se de fato tivesse ocorrido o que se expressa pelos termos "separação entre a representação e seu afeto" e "falsa ligação" deste último.

Investigar a coincidência de sintomas somáticos em doentes que acumulam sintomas notáveis, tais como os sintomas de fobia e suas alterações permanecem na esfera psíquica e a relação entre a excitação psíquica e a inervação somática, não sofre mudanças nesses casos. Mas quando se agrega a essas manifestações o diagnóstico de EM a complexidade na manifestação dos sintomas é quase incrível; mesmo para um pesquisador como Charcot que já podia compreender sintomas mistos de histeria e os decorrentes de lesões cerebrais, dinâmicas ou não.

A angústia sim tomada pelo corpo

O tempo de incubação de uma angústia – dos desgostos relatados por Charcot – coincide com um acontecimento atual desencadeante dela e remete à expressão "desenvolvimento de angústia" forjada por Freud nas Conferências introdutórias sobre a psicanálise e em Inibição, Sintoma e Angústia. Essa expressão, que não é traduzida por um equivalente único nas traduções francesas, denota o crescimento ou acúmulo de angústia conforme o desenrolar do tempo.

"O desenvolvimento de angústia" segundo Laplanche e Pontalis (1991e) exprime o processo que faz passar do sinal de angústia para a angústia automática, considerando que se o sinal de angústia – destinado a evitar o aparecimento da angústia automática – não tiver sido eficaz, a angústia que não pode ser dominada, aparece automaticamente.

Assim, a ideia comum de que tudo que é descoberto precocemente há um melhor tratamento não foge à lógica de tratamento da angústia. Parece existir uma espécie de vigilância no funcionamento corpo-psiquismo em que a memória auxilia a expressão de um sinal, mas conforme a relação de forças entre a excitação e a resistência a ela, essa vigilância fracassa e não consegue dominar a angústia de uma situação traumática.

Fica evidente no relato de Charcot, descrevendo o caso de Antoinette Émile Carpentier (1868), o quanto ele presta atenção às circunstâncias humanas e sociais dos enfermos e o quanto atenta aos dados somáticos e sintomas patológicos e de sofrimento gerados por essas circunstâncias, mais tarde também valorizados por Freud:

> Ela não bebeu a não ser água durante os primeiros anos que ela ficou na hospedagem de Madame de Vaugiraud: insônia, dores de cabeça, algumas dores no ombro esquerdo, sem histeria, menstruação sempre bem regulada.

> Má alimentação em estadia em um alojamento... úmido na casa da Madame de Vaugiraud. Veio para Paris aos 17 anos. Na sua chegada, ela teria vivido em um quarto úmido, voltado para o norte (5º andar). Os papeis da parede estavam úmidos, molhados. Ela ficou 7 anos no mesmo lugar (24 anos). Indo para o campo a cada verão. Desnutrida, casou-se aos 26 anos de idade. Deixando a estadia na casa de Madame Vaugiraud, ela foi para a casa da irmã algumas vezes, onde ficou por seis semanas. De lá ela foi trabalhar como camareira em outro

lugar: bem alojada, bem alimentada, saudável. Ela se casou, e ficou neste lugar, com a idade de 26 anos (1859). Ela trabalhava [?] com costura. Depois ela morou na Rua de Fossés St. Jacques, um entre-sol úmido, estreito e obscuro, onde ela fica grande parte do dia. Seis meses depois de estar nesse local ela começou a sofrer. Dormia no chão. Então apareceram dores de cabeça e tonturas: sensação de uma barra de madeira que dava medo de cair; sem hemiopia. Suas tonturas eram acompanhadas de uma dor no nível das têmporas; elas voltavam quase diariamente.

Viver de uma forma que literalmente dava dor de cabeça se somava ao fato de que a senhora Carpentier tinha o diagnóstico de esclerose cérebro-espinhal com seus respectivos sintomas. Na figura a seguir, da autópsia da doente, notamos a semelhança da imagem do cerebelo com a imagem do útero, o que nos leva a derivar que a origem da palavra histeria também podendo se representar em outros órgãos.

Figura 4 – Desenho do cerebelo de Antoinette Émile Carpentier

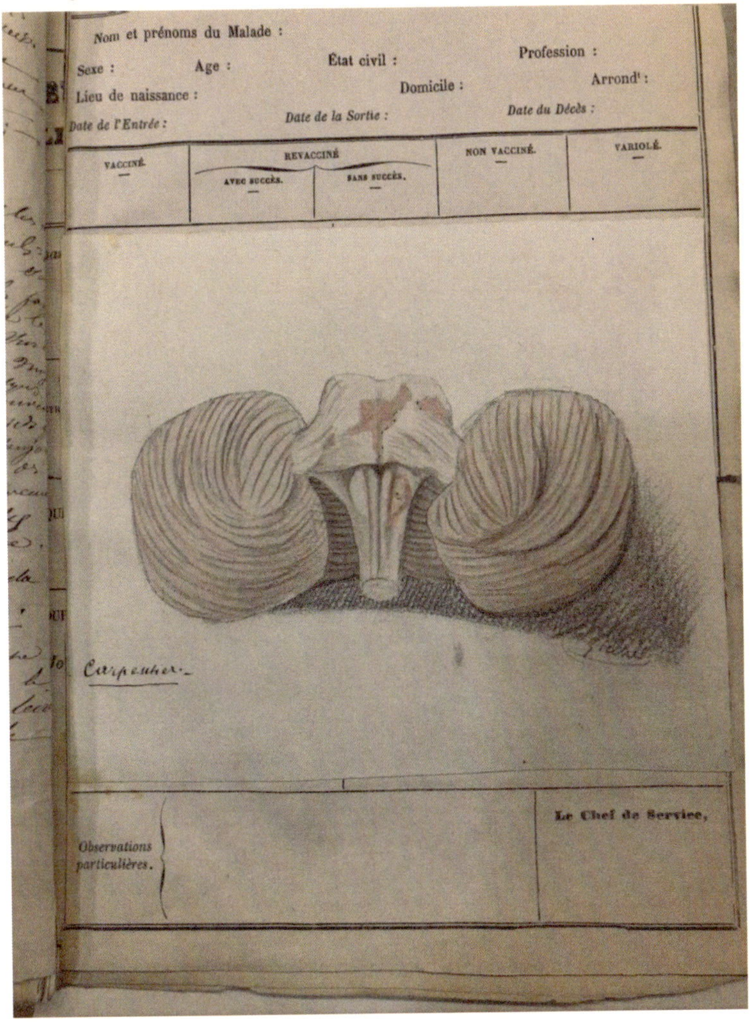

Fonte: Jean-Martin Charcot (1868)

Figura 5 – Desenho da microscopia de lesão desmielinizante de Antoinette Émile Carpentier

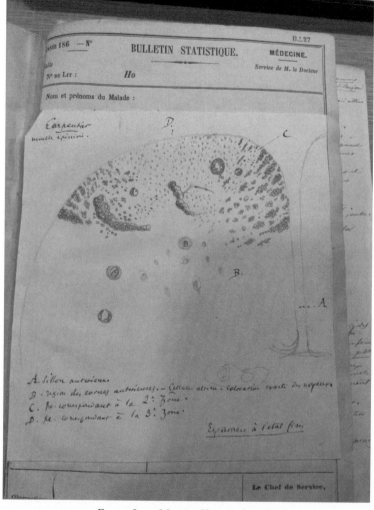

Fonte: Jean-Martin Charcot (1868)

Embora com o mesmo diagnóstico da senhora Carpentier, Pascurot e Blondeau não tinham vertigens. Joséphine Doisy teve vertigens apenas no começo, e Joséphine Leruth tinha apenas algumas tonturas e vertigens. Ao passo que Joséphine Célestine Vauthier tinha tonturas vertiginosas muito frequentes. Para Marie Héloise Roussel, as violentas e frequentes vertigens pareciam consequências do "medo de homens".

Observando repetidamente os dossiês de Charcot, é notável a presença dos registros referentes às irregularidades na menstruação de algumas das doentes. Alexandrine Anne Causse, Antoineth Émile Carpentier e Joséphine Leruth tiveram supressão da menstruação coincidente à sua entrada no hospital. Marie Joséphine Comon e Marie Joséphine Broisat tiveram a menstruação suprimida durante algum tempo após queda em uma cave. Mais tarde, com a progressão da doença, Alexandrine passa a ter uma menstruação irregular. Em Marie Elizabeth Luc a menstruação parou inexplicavelmente por um período de seis meses, "mas ficaram depois desta época até hoje perfeitamente regulares embora pouco abundantes". E Rosalie Leclan cujas "regras não voltaram desde 9 de junho", sem maiores explicações. Para Dorette Eike a menstruação cessou de aparecer após os ataques cardiálgicos e a doença piorou. Em 18 de janeiro de 1868, Hortense Délphine Baudoin viveu momentos de pressão e dores, ocasião em que a menstruação reapareceu. Em 20 de janeiro a dor mencionada reapareceu e então a menstruação foi suprimida.

Charcot parecia atento à potência das dores para desencadear ou cessar a menstruação. Já madame xxx (assim nomeada por Charcot, a única que não teve seu nome revelado por ele) "menstruou normalmente até 1856, ano em que começou a doença atual". Segundo a anotação de Charcot ela "não tinha jamais sofrido até o momento da menstruação, e nessa época ela ficou incomodada durante muitos anos". E também há o curioso caso de Louise Ancel, que "depois da idade de 45 anos suas regras ficaram mais abundantes e ainda que elas venham com regularidade elas continuam de 6 dias no lugar de 2 dias como antes".

Assoun (2013) considera o turbilhão de vertigens, assim como as intensificações de enxaquecas, o destino físico da dor, fricção, frio, calor, e até mesmo a experiência periódica da menstruação, como excitações submetidas a uma somatização, como uma "neurose de angústia com um processo orgânico de base". Sintomas como esses e outros relatados nos doentes de Charcot mostram a caracterização de uma angústia reacional. O que se opera então é uma desconexão do "complexo somático" e do "grupo psíquico". É de se pensar como uma espécie de autonomização da "excitação sexual somática" que contrasta com "a excitação sexual psíquica" própria da histeria.

Hortense Délphine Baudoin não teve seu diagnóstico declarado, porém recebeu as seguintes anotações de Charcot que se referiam à vida e morte de pessoas da família: "casou aos 23 anos, teve 3 filhos e abortos espontâneos. Os dois primeiros mortos. O primeiro morreu com um ano".

Na sequência dessas informações Charcot empreende a tarefa de relatar o desastre da morte de um dos filhos de Baudoin e da situação em que se deu seu aborto: "sua mãe teve uma queda, a cabeça da criança bateu no ângulo de uma parede. Ela estava grávida de cinco meses. A criança (mais velha) morreu 4 ou 5 dias após o nascimento". O filho de quatro anos e meio teria tido convulsões por volta dos 18 meses. E assim como a mãe, o filho ficou coberto de crostas (doença do couro cabeludo) e com doença nos olhos. Nesse caso o apartamento da doente torna-se um lugar coincidente onde ela teria começado a ficar doente.

Rosalie Leclan e Louise Ancel também possuíam histórias de crianças que morreram e sintomas relacionados às experiências da gravidez e parto. Sobre Rosalie Leclan, Charcot escreve:

> Ela é casada. Sem aborto. Duas crianças morreram, uma com 13 dias de atrepsia e outra com 2 anos de tuberculose pulmonar. Há 5 anos. Três meses depois dos últimos partos que foram fáceis, ela contraiu uma febre tifóide de intensidade média sem acidentes nervosos bem marcados. Durante a convalescência (um mês depois do começo da febre tifóide) ela percebeu que sua perna esquerda tremia.

Louise Ancel casou-se com 20 anos, teve uma filha com 21 anos que perdeu devido à meningite quando estava com cinco anos de idade. Segundo Charcot, "nessa época não tinha nada nas mãos", expressão que nos remete justamente à perda de sua filha. No entanto, é só depois que Louise Ancel apresentará tremores no braço direito. Embora o tremor fosse muito forte, "a doente podia sempre escrever ainda que de uma forma legível".

Esse tremor, segundo Charcot, era suscetível de grandes variações e podia ser muito forte um dia e muito fraco no dia seguinte. Os tremores eram caracterizados por Charcot da seguinte maneira quando se ocupava dos membros acometidos: "A tremulação inicialmente pequena dura mais e mais enquanto o experimento é prolongado". No caso de Marie Louise Victoire André, seus tremores começaram repentinamente do lado direito quando ela foi informada que seu marido estava gravemente ferido.

O frustrado, ou a descarga das tensões vivenciadas, enquanto caracterização mais material das frustrações, é descrito por Assoun (2013) como uma energia que está fadada a se afastar do psíquico, a não se "psiquicizar". Com a neurose de angústia, se produz uma desconexão entre a excitação e sua expressão psíquica.

Após a leitura do texto de Mezan, *Tempo de muda* (1995), é possível compreender a escolha de uma doente tendo em vista que é preciso "ser artista para não enlouquecer", ou no mínimo para morrer menos em tempos de amputações reais e simbólicas. Contudo, as criações de artistas renomados não impediram muitas vezes que acabassem se aproximando mais da morte. A capacidade de transformar a emoção em prol da gênese de uma obra de arte remete à formação de sintomas. Segundo Mezan (1995, p. 65):

> [...] é preciso que o artista dê forma à sua experiência, e a forma não é uma questão de afetos. É uma questão de cultura, neste termo estando incluído o domínio das técnicas apropriadas a cada meio, a história das obras que nele já se compuseram, o estilo, os debates contemporâneos, o repertório das maneiras de representação comuns a uma época ou a um círculo, e outros elementos mais.

Assim, "a questão de cultura ou o domínio de técnicas apropriadas" está encarnada na estruturação psíquica do sujeito, no que ele consegue ou não representar, na "escolha" que sua angústia traça de caminho. A possibilidade do humano em dar forma às loucuras da vida depende do que foi erigido em sua história.

Logo, a intensidade afetiva que traz certas experiências irrepresentáveis, que podemos chamar comumente de "loucuras da vida", pode incitar o funcionamento de desligamento, especialmente para aqueles temas que não estão sujeitos à possibilidade de vincular representações, porque tais experiências não têm explicação plausível, ou história vivida para se derivar criação de estórias.

Semelhante aos doentes de Charcot, ainda hoje alguns pacientes chegam ao consultório do psicanalista ou ao serviço de atenção psicossocial, buscando alívio de sua dor psíquica – muitas vezes manifesta pela dor física de sintomas de origem incompreensíveis, na forma de falta de ar, tonturas, dores de cabeça, diarreia, vômitos – mostram-se abalados em sua existência pelos (re) cortes infligidos em suas vidas, por exemplo, de uma doença inesperada, de uma cirurgia de emergência, a ameaça de morte e perdas significativas sem motivo aparente. Nesses pacientes, considerando a dimensão do encontro de um litoral corpo-linguagem, a perda "é da ordem da violência de um ato originário, que incide no corpo do sujeito" (Costa, 2012, p. 72).

Tais pacientes que procuram atendimento podem ser comparados a artistas plásticos que trabalham no material denso, concreto, dando marretadas em seu próprio mármore, derretendo seus metais, cerrando sua madeira, arrancando suas massas, lixando suas arestas, destruindo um material que é sua própria extensão, sua própria constituição fazendo desaparecer um tanto para talvez construir um outro que não sabe o que é, sendo que não tem consciência desse processo. Para alguns assuntos é mais difícil criar um drama, por mais infernal que sejam as emoções vividas, o sujeito que não domina essa técnica não tem estrutura nem para se inspirar.

É como se fosse mais complexo criar um drama para o sujeito que carece de uma capacidade para a metáfora, mas sem uma estrutura "técnica", para tanto não se tem arte para suportar as loucuras da vida, sem que se destrua seu próprio material. Uma das fantasias que parece mais assombrar esses pacientes é a de que seus objetos de rejeição ou paixão (seu próprio Eu por meio de sua doença, seus sintomas somáticos e sua angústia) desapareçam, desmaterializem-se. Seu fantasma aparece justamente porque deseja negar a morte. Expressão de um ódio inconsciente ao inimigo que se instalou, ou ao mesmo tempo, de amor que passa a existir para conseguir lidar com ele.

Embora as perdas reais ou imaginárias relativas à doença com seus sintomas corporais sejam profundamente dolorosas, desvencilhar-se desse modo de funcionamento requer renunciar o único caminho que soube percorrer. Seria preciso assumir um trajeto desconhecido, que reacende ainda mais o desamparo, de quem não tem pernas para fazer a passagem para uma nova produção. Como não produziu outra forma de expressar suas emoções, como não pôde desenvolver outra estrutura para suportar as loucuras da vida, suas psicossomatoses se mantêm, e sua doença crônica se manifesta no silêncio dos órgãos, sempre capaz de se recidivar, tanto pela "técnica" ou pelo "dom" da complacência somática, como por suas incapacidades em se expressar de outras formas. Para autores como Alberti (2006) e Costa (2012) as reações inflamadas de sujeitos que não souberam contar uma história dramática se acusam diretamente em doenças autoimunes inflamatórias.

Nas histórias dos doentes de Charcot na singularidade de cada caso tem-se em comum o sofrimento vindo da fragilidade do próprio corpo, do mundo externo e da insuficiência das normas que regulam os vínculos humanos. Todas essas diferentes formas de viver o mal-estar parece algo relativamente fácil de experimentar, pois "somos feitos de modo a poder fruir intensamente só o contraste, muito pouco o estado" (Freud, 2010e, p. 31). Logo, será justamente nas situações de adoecimento em contraste com o bem-estar da saúde, no "nervoso" e estressado em contraste com o "calmo" e pacificado em que as intensidades poderão ser fruídas.

Há um "objeto autônomo" (Green, 1988, p. 166) no sujeito adoecido que parece intolerável para o Eu, que o olha alternadamente como parte de si mesmo e como estranho absoluto. Para Freud (2010d, p. 363) "o efeito inquietante da epilepsia e da loucura tem a mesma origem". Os leigos veem nelas a manifestação de forças que não suspeitavam existir no seu próximo, mas que sentem obscuramente mover-se em cantos remotos de sua própria personalidade.

Ao examinar pessoas e coisas, impressões, eventos e situações que despertam a sensação do inquietante, produzido pelo ataque epilético e pelas manifestações de loucura, Freud mostra que se provoca no espectador a suspeita de que "processos automáticos – mecânicos – podem se esconder por trás da imagem habitual que temos do ser vivo" (Freud, 2010d, p. 340).

A força traumática da significação de estar doente é algo que torna-se facilmente assustador e inquietante, devido à sua novidade não familiar. Freud utiliza essa expressão na análise da fobia do pequeno Hans, e notamos que essa espécie de novidade não familiar comparece nos doentes de Charcot. A força traumática das sensações do adoecimento surge quando os doentes são admitidos no *Salpêtrière*. Lembrando que no contexto do século XIX ser internado para tratamento de saúde no *Salpêtrière* indicava uma grande proximidade com a morte. Essa experiência afetaria ainda mais o estado de saúde e a fragilidade narcísica dos doentes, pois reforçava a perspectiva de mudança em relação ao signo ideal de saúde – além da perspectiva real de morte –, frequentemente um substituto para o medo da castração.

O efeito inquietante, segundo Freud (2010d), é fácil e frequentemente atingido quando a fronteira entre a fantasia e a realidade é apagada. A analogia do copo (corpo) cuja água (libido) transbordou[27] serve para explicar e também interpretar o que se passa com os sujeitos que – normalmente descritos como vivendo "confusão mental" – perdem sua capacidade normativa e adoecem repentinamente, por causas estranhas, desconhecidas ou sem causa aparente.

Nessa esteira de pensamento, Green (1988) aborda a ideia de sedimentos de acontecimentos traumáticos (do fundo do copo) muito antigos que são reativados, ou, melhor dizendo, revividos em situações análogas como símbolos mnêmicos. É dessa forma que Freud reitera sua concepção dos estados afetivos incorporados à vida psíquica, e a partir dessa concepção pode-se compreender a angústia das estruturas narcisistas para falar em

---

[27] Realidade que aconteceu literalmente com Alexandrine Anne Causse, e outros tantos relatados por Charcot, que não conseguia segurar um copo com água sem derrubá-lo, a colocava em "mau humor".

como a dor psíquica é de um estado produto de "traumatismos cumulativos" (Masud Khan *apud* Green, 1988, p. 163).

O ideal do Eu, "herdeiro do narcisismo primário" (Green, 1988, p. 170), conclama um bem-estar para o Eu, pois como afirma o autor "sua ataraxia, sua quietude para realizar suas tarefas ideais, não são mais estados de segurança bem-aventurada, mas imperativos". O oposto do extremo é também um extremo. Para Green essa necessidade do "Eu sentir paz" é uma procura vã e, além do mais, perigosa, pois "nada se parece mais com a paz do que a mortificação da esclerose, signo anunciador da morte psíquica" (Green, 1988, p. 170).

Nesse sentido, a experiência propriamente humana tem uma dimensão estranha e extraordinária de poder tornar-se indiferente, ou até mesmo avessa, às normas do funcionamento vital. Os doentes de Charcot parecem viver nas bordas dos limites, o que é essencialmente do lugar do extremo. Viver a cronicidade da doença transforma o extremo em um lugar aparentemente normal em curva de análise.

O "último desafio" do saber e da razão que a histeria apresenta continua inquietando os estudiosos desde o século XIX. Com as contribuições de Charcot na descoberta e sistematização de diagnósticos neurológicos em suas especificidades, muitos esclarecimentos médicos se desenvolveram no decorrer do tempo. Porém, ainda que a histeria e a EM configurem dois tipos de adoecimentos distintos, ambos objetos de interesse de Charcot, nota-se um crescente interesse pela relação corpo-psiquismo, que permanece enigmática e cujo interesse se revela ainda maior na contemporaneidade.

Nesse ponto, justifica-se a apresentação de casos atendidos por Charcot que parecem indicar muito mais que "nada ou tão pouco" do ponto de vista terapêutico e também do ponto de vista etiológico da EM e da histeria da época, bem diferentes que os propostos pelo compressor de ovário, da medicação química, da metaloscopia[28], da eletroterapia ou ainda da hipnose.

Adoecer no trabalho

Freud (1996cc) já havia tomado nota de que Charcot expressara sua opinião sobre o excesso de trabalho como causa de "neurastenia cerebral". E acrescenta que todas essas discussões etiológicas referentes à neurastenia são incompletas na medida em que não são consideradas as influências nocivas

---

[28] Estudo dos efeitos que produz no sistema nervoso o contato dos metais na pele.

sexuais, que para Freud, em sua experiência, constituíam o fator mais importante, o único fator etiológico indispensável. A depreciação inicial de Freud, da importância etiológica de fatores tais como "o trabalho excessivo" data, segundo nota de Strachey, de aproximadamente 1892. Momento em que ele ainda não havia pensado o trabalho como lugar privilegiado de exercício da sexualidade.

Freud observa, ao resenhar o trabalho do médico Averbeck nomeado *Neurastenia aguda, um quadro médico e social*, que a assistência em saúde deve abrir para discussão e objetar o serviço militar obrigatório (trabalho onde se desencadeia as crises de EM e histeria do jovem Maurice Girard e de Sioen). Nessa resenha, Freud também apresenta a proposição de recuperação periódica para os trabalhadores em épocas de boa saúde, por intermédio da assistência do Estado, iniciativas essas inexistentes na época de Charcot, que trabalhava na assistência pública no *Salpêtrière*.

Somente em 1937, Freud concede importância etiológica a fatores "não específicos" como o trabalho excessivo, o choque, a doença e a exaustão em *Análise Terminável e Interminável* (1996j, p. 241). Freud reconhece como a psicanálise relegou para segundo plano esses fatores que diminuem a força do Eu e que participam da definição de saúde, mas que só podem ser definidos em termos metapsicológicos, isto é, por referência às relações dinâmicas entre as instâncias do aparelho psíquico.

"Uma nevralgia pode sobrevir após um sofrimento mental" nas histerias (Freud, 1996o, p. 41). Nos casos atendidos por Charcot presumimos que outros prejuízos em nível cerebral podem ter acontecido considerando a intensidade dos eventos psíquicos que precederam um adoecimento no corpo. Por outro lado, as causas do adoecimento nem sempre apontam para a vida sexual (Freud, 2014b, p. 512): "um doente podia, de fato, ter adoecido... em razão de ter perdido sua fortuna ou de ter passado por uma doença orgânica extenuante". Pois uma pessoa só adoece de neurose quando seu Eu perde a capacidade de acomodar de alguma maneira a libido.

Uma particularidade notável nos doentes de esclerose múltipla de Charcot é que eles manifestaram no trabalho sintomas atrelados à dificuldade de marcha, doenças cutâneas e ataques de nervos pouco diferenciados dos ataques histéricos. As experiências traumáticas, vividas trabalhando, também compunham a configuração da instalação da doença, tal como revisado por Charcot no caso do funcionário da Estrada de Ferro, Roger Eugène Jules:

Exercitou uma profissão um pouco penível, mas obrigado a sair ao ar livre; muitas vezes tomou frio, estava sempre molhado. Em 1878 foi atropelado por uma locomotiva e foi dois meses após que começaram os primeiros sintomas. O começo, diz o doente, ocorreu pelos olhos e pelo embaraço da fala. A visão ficou turva, mas não houve nem estrabismo nem diplopia. A fala tornou-se gradualmente lenta e difícil; no começo havia algum tipo de acesso de agravamento com remissões. Então as pernas começaram a enfraquecer; a marcha ficou menos certa, andando o doente agarrava a parte inferior das pernas.

No caso de Roger Eugène Jules o tremor que de início era leve aumentou pouco a pouco e seis meses após o doente foi forçado a interromper seu trabalho. A fraqueza, os tremores convulsivos (dos membros e da fala), as tonturas, as vertigens e os problemas com a visão perfazem sintomas que marcaram prejuízos e impossibilidades em diversas circunstâncias, especialmente no trabalho e ocupações diárias com a família, no caso das mulheres.

Charcot reconhecia que havia um grave excesso de trabalho na vida dessas doentes, ilustrado claramente no caso de Antoineth Émile Carpentier, que precisou trabalhar como faxineira, cuidar do marido doente e ainda alimentar sua criança simultaneamente, durante três meses "ela se cansava, passava noites em claro". Elas, em sua maioria, trabalhavam como costureiras, camareiras ou atendentes de loja.

No caso de Alexandrine Anne Causse seu trabalho manual com os tecidos tornou-se impossível depois do parto de seu filho, coincidente com o embaraço que surge em sua fala. As dificuldades para ler e escrever eram queixas frequentes. Ainda assim a leitura era possível para a doente que fechava um dos olhos para possibilitar a leitura, de alguma forma ainda que tremendo era possível para algumas escrever e trabalhar na agulha e no tricô.

Os sintomas que iam se acentuando geravam incerteza e constrangimento de não ser mais capaz de realizar trabalhos rotineiros. Ou ainda a emergência de sintomas tais como vertigens, dores fulgurantes e diplopia após eventos traumáticos chegavam ao ponto de tornar a doente incapaz ao trabalho: "Desde a idade de 17 anos, a doente não pode se envolver em nenhum trabalho". Trabalhar podia ser impossível pela simples sensação de parecer que "sua cabeça está vazia" (Charcot referindo-se à Marie Joséphine Comon).

CAPÍTULO I

CAMINHOS DE UM CASO ACOMPANHADO POR CHARCOT: ESCRITA, TRANSFERÊNCIA E SEXUALIDADE

> *[...] quanto mais penetrantes nossos olhos se tornam, mais*
> *copiosamente esses fatos nos impressionam.*
>
> *(Freud, 1996j, p. 260)*

Dentre os casos acompanhados por Charcot, começo pelo de Joséphine Leruth, uma mulher natural da cidade de Liège, que foi ao encontro de seu tratamento ou de seu médico no hospital da Salpêtrière. O caso de Joséphine Leruth desperta interesse especial, pois permite a discussão da transferência na clínica do adoecimento, afinal, estão entre os histéricos os que mais desenvolvem a disposição para a transferência (Pontalis, 1973). Esse caso foi registrado por Charcot no mesmo ano de seu primeiro texto escrito sobre a histeria em 1865[29], informação colhida por Gladys Swain (1997). Desde essa comunicação de 1865, o acento é colocado na importância das lesões dinâmicas e, por consequência, na necessidade de levar em conta a vida inteira do paciente (Lepastier, 2004).

A senhorita Joséphine Leruth teve seu dossiê preenchido no ano de 1864 por Jean-Martin Charcot[30]. Nele, Charcot registrou informações que podem levar a reflexões psicanalíticas acerca dos caminhos para o tratamento dessa jovem com "esclerose múltipla cérebro-espinhal". Como Joséphine não podia andar, Charcot ia até o seu encontro.

Chama atenção nesse caso que, embora Charcot ainda estivesse bastante descritivo acerca dos sinais e sintomas no corpo das doentes, ele registra em

---

[29] Lepastier (2004) confirma a informação de que a histeria está presente nos artigos de Charcot desde 1865.

[30] Charcot escreve uma nota na primeira folha do dossiê de Joséphine informando uma publicação bem resumida por "Ordenstein e Bourneville (p. 150, obs. XVI)", a que não tivemos acesso. Bourneville era assistente de Charcot e depois percorreu uma importante carreira política (Lepastier, 2004).

uma nota destacada do dossiê de Joséphine de uma experiência traumática vivida por ela, cinco anos antes de sua admissão no *Salpêtrière* (26-27 anos de idade). Uma história misteriosa com um homem que a teria sequestrado e estuprado, e que disso teria decorrido uma possível gravidez. Informação que coincide com a idade do início de suas queixas relativas aos sintomas somáticos. A informação referente a sequestro, estupro e criança, ao que tudo indica, não foi dada por Joséphine.

Esse pequeno trecho brevemente relatado em nota foi particularmente difícil de ser decifrado tendo em vista uma letra menos legível que a usual caligrafia de Charcot[31]. As notas que Charcot fazia de casos que já haviam sido descritos com mais extensão nos dossiês têm a característica de serem nomeados como "notas" por ele mesmo, ou ainda de simplesmente iniciá-las com o sobrenome dos pacientes. As notas do caso de Joséphine Leruth são referidas curiosamente como "Lembranças de Leruth".

Essa denominação reforça a suposição de que esse teria sido um caso importante para as lembranças próprias a Charcot. Não há como dizer que esse caso pudesse ter tido algum valor afetivo para ele. No entanto, é o único caso que se tem registros de bilhetes de uma paciente que *usa* de sua escrita para referir-se afetivamente ao "Doutor Charcot".

Nesse sentido, uma transferência positiva de Joséphine Leruth em relação à figura do Doutor Charcot vai ao encontro da referência de André (2013, p. 108) sobre a consideração freudiana de que no fim de um tratamento analítico a transferência tenha sido ela mesma uma *abgetragen*, palavra rara em alemão, utilizada por Freud com o sentido de algo que deve ser "usado". Partindo do princípio da transferência, Joséphine usa inconscientemente dessa via para se dar a conhecer.

Charcot relata que tanto o pai quanto a mãe e irmãos da paciente gozavam de boa saúde. Seu pai havia morrido com 83 anos de um "catarro pulmonar" e conta que ela tinha um tio com paralisia. Transcreve a informação de que Joséphine havia menstruado com 15 anos, e tinha menstruações abundantes e regulares. Uma mulher cheia de fluído vital.

Joséphine Leruth gozava de boa saúde até a idade de 26 anos. Era solteira. Antes de ser admitida no Hospital *Salpêtrière*, tinha como profissão a função de ser dirigente de uma pensão, o que nos faz supor uma rotina de trabalho, cujas atividades compunham um lugar privilegiado

---

[31]   Tanto por mim, que já estava habituada com a letra de Charcot, quanto pelo bibliotecário responsável pela Bibliothèque Charcot.

de investimento libidinal. Sua entrada no hospital marca a saída de seu mundo. Numa época em que não existia telefone, numa região marcada pela pobreza, o hospital era localizado em uma espécie de periferia, o atual 13.º distrito, anexado a Paris em 1860[32]. A internação de Joséphine é marcada por perdas caracterizadas pela marginalização, separação dos lugares e pessoas com as quais estava ligada.

Com a idade de 26 anos, em 1862, ela já não podia mais andar, mas "escrevia bem, ainda que dificilmente". A partir dessa época começou a ter dores de cabeça, frequentes cãibras nos membros inferiores – várias vezes por semana. Embora jamais tivesse tido ataque de nervos[33], estava sujeita a experimentar a sensação de bola histérica. É também aos 26 anos que ela percebe que o enfraquecimento das pernas toma o lugar das cãibras, que desaparecem completamente. Na mesma época o enfraquecimento se manifesta nos membros superiores menos pronunciado e nos membros inferiores, de forma mais presente no lado esquerdo.

Dois ou três anos depois, a vista é um pouco enfraquecida, ela começa a ter dores na cintura e a ver duplo (diplopia) e os objetos vacilam e giram diante de seus olhos. Em 24 de setembro 1864 ela é admitida no *Salpêtrière*, data que marca a separação de sua família, residente na Bélgica. Os movimentos de seus membros inferiores estão completamente abolidos. Aos 33 anos já estava confinada à cama, sua condição de vida foi assim descrita por Charcot:

> [...] a doente escreve dificilmente, não pode costurar, mas ela diz que é por causa de sua visão. A sensibilidade está bem conservada nos membros superiores e inferiores. A visão ainda está bem conservada, a doente pode ler fechando o olho direito que está menos enfraquecido. Atualmente a doente se queixa de dor[34] na cabeça com peso depois da refeição, é sobretudo nesse momento que se apresentam os problemas da visão. Dores na cintura. Não tem dores nos membros. Dor nos rins. Algumas tonturas e vertigens. Inteligência perfeitamente sã, fala um pouco lenta mas clara e bem articulada. Nada no peito nem no coração. Apetite um pouco diminuído. Constipação habitual. No entanto, a

---

[32] Consulta em: https://fr.wikipedia.org/wiki/13e_arrondissement_de_Paris. Acesso em: 28 jan. 2024.

[33] A partir daqui começamos a questionar o que seriam para Charcot esses ataques de nervos.

[34] Vale lembrar que a dor corresponde a um retraimento narcísico, segundo Freud (1914/2010). Leruth tinha 4 tipos ou mais de dores diferentes.

doente pode ir ao banheiro normalmente. Às vezes retenção de urina, às vezes urina involuntária. Menstruações regulares até sua entrada no Salpêtrière[35]. Desde sua entrada as regras vieram somente em 26 de dezembro.

A jovem cheia de vida e *nada no peito nem no coração*, teve sua menstruação interrompida a partir do momento que foi admitida no hospital. A ação hormonal no humano pode ser analisada pelo aparelho de linguagem, no sentido de observar e relatar quais estímulos têm um valor de significação maior que afeta o corpo e suas reações em relação ao outro ou a si mesmo. A transferência de conduta segundo Soulairac (1954) refere-se a uma ação global dos hormônios sobre o SNC, exemplificado na situação de um animal que recebe uma quantidade[36] hiperfisiológica de hormônios sexuais, tem seu comportamento sexual aumentado.

No entanto, se ele [um animal] não encontra a presença de um parceiro específico gerador de estímulos significativos para essa conduta – como no caso dos doentes isolados do mundo, internados no hospital –, a hiperexcitabilidade do SNC é afetada pela montagem de certas condutas não específicas como a atividade geral, a agressividade etc. Na falta de estímulos significativos, a hiperexcitabilidade nervosa hormonal provoca condutas sem especificidade, que conduzem a atividades vazias, ou sem utilidade evidente. Como se a lógica do funcionamento corporal dissesse "não há porque menstruar".

Nesse sentido, a psicanálise, por meio da potência da relação de transferência entre analista e analisante, pode conduzir, por meio do tratamento pela fala, a um escoamento do excesso pulsional, que no limite entre o somático e o psíquico, faz trabalhar, ou dá trabalho. A psicanálise pode oferecer a chance de se trabalhar a significação de estímulos presentes ou ausentes na vida de relação que agem complacentes aos hormônios atuantes no sistema nervoso do sujeito determinado e determinante por sua constituição e pelo seu trabalho, seu ser no mundo, enquanto evento acidental construído.

---

[35] A internação em uma instituição hospitalar resultava, na maioria das vezes, em separação da família e demais ocupações. Os pacientes de Charcot, via de regra, experimentavam a perda da referência de suas vidas cotidianas, o que coincidia com diversas manifestações, dentre elas a desregulação menstrual e a aparição de novas sintomatologias. A perda sanguínea é um acontecimento orgânico que não vem desacompanhado das circunstâncias vividas atualmente ou precocemente, que por sua vez estão sob o substrato das fantasias inconscientes de morte e desamparo. Os relatos clínicos de Charcot e os obtidos na clínica contemporânea dão suporte a essa hipótese.

[36] O uso desse termo aparece ao longo do livro, e o tópico reservado para a excitação é no qual faremos uma discussão mais pormenorizada da noção de "quantidade".

Não se trata de dizer que a psicanálise poderá agir diretamente sobre o sistema nervoso tal qual os hormônios. Porém, a modificação do valor significativo de estímulos específicos pode ser questionada, compreendida e até mesmo ressignificada. A primeira cena constitutiva estará sempre lá em sua complacência somática, mas as outras cenas vindouras que podem reeditar a primeira podem ser elaboradas, metabolizadas – se podemos nos utilizar da metáfora biológica.

O esforço do uso de outras linguagens tem a potência de reduzir a quantidade traumática, pois em parte os processos psíquicos têm um poder erótico de poupar a destruição ou a desagregação das mensagens não enviadas, perdidas, ou reprimidas no meio do caminho. Para estender a comparação, é como se na análise pudéssemos trazer fatores protetivos – como a ACTH[37] e o cortisona – para impedir em parte a destruição rápida da acetilcolina. Esse hormônio neurotransmissor, preservado, no nível das transmissões sinápticas atuaria como mecanismo mensageiro entre neurônios, sendo capaz de levar mensagens, pois ele estará cumprindo sua função agindo diretamente na regulação de funções importantes para o corpo-psiquismo como a memória, o aprendizado e o sono.

É de se supor que o grande médico estivesse investigando a coordenação motora fina de Joséphine e eventualmente a solicitasse para escrever algo em pedaços de papel. Em nove de maio de 1865, em letra tremida quase ilegível, Joséphine escreve: "Eu estou no *Salpêtrière* desde 20 de setembro de 1864".

---

[37] ACTH (Adrenocorticotropic hormone em inglês), refere-se ao hormônio adrenocorticotrófico que atua sobre as células da camada cortical da glândula adrenal, estimulando-as a sintetizar e liberar seus hormônios, principalmente o cortisol.

Figura 6 – Folha do dossiê de Joséphine Leruth com frase escrita por ela

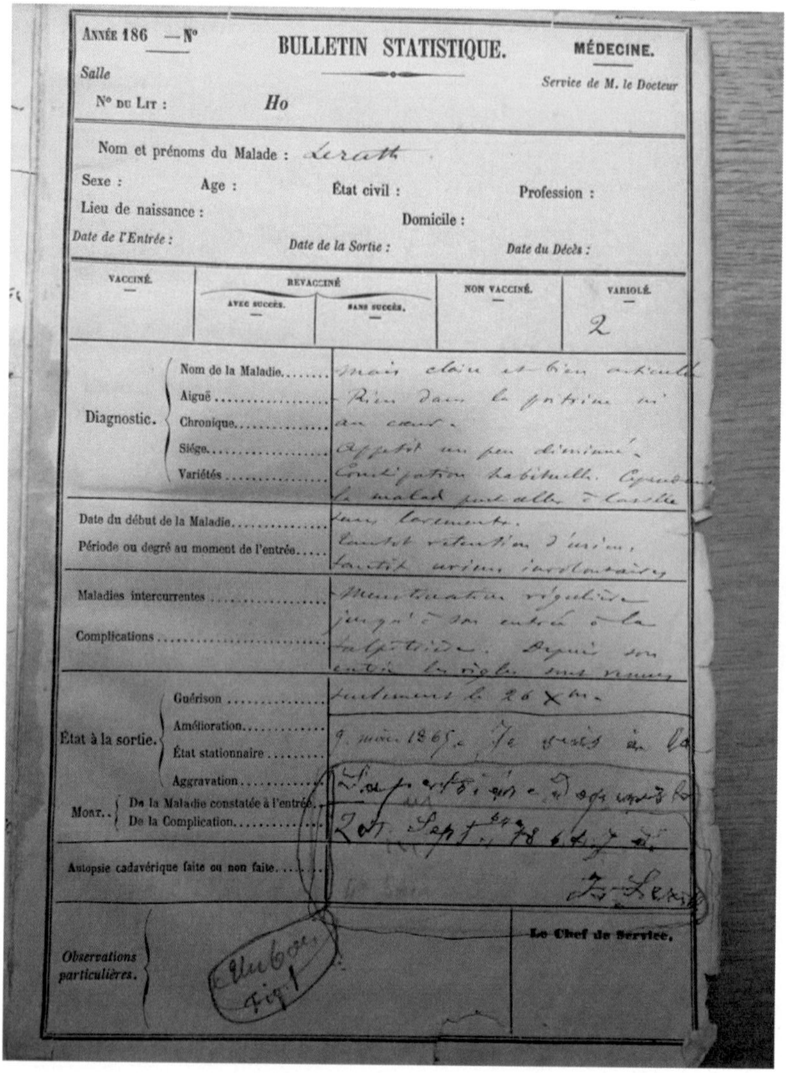

Année 186 — N°

BULLETIN STATISTIQUE.

MÉDECINE.

Salle

Service de M. le Docteur

N° du Lit : Ho

Nom et prénoms du Malade : Leruth

Sexe : Age : État civil : Profession :

Lieu de naissance : Domicile :

Date de l'Entrée : Date de la Sortie : Date du Décès :

Vacciné.	Revacciné. Avec succès.	Revacciné. Sans succès.	Non vacciné.	Variolé.
—	—	—	—	2

Diagnostic. Nom de la Maladie. Aiguë. Chronique. Siége. Variétés.

Date du début de la Maladie.

Période ou degré au moment de l'entrée.

Maladies intercurrentes.

Complications.

État à la sortie. Guérison. Amélioration. État stationnaire. Aggravation.

Mort. De la Maladie constatée à l'entrée. De la Complication.

Autopsie cadavérique faite ou non faite.

Observations particulières.

Le Chef de Service.

Fonte: Jean-Martin Charcot (1864)

A partir de então, Charcot vai acompanhá-la registrando durante o próximo ano suas observações até a morte de Joséphine em 17 de junho de 1866. A sexualidade cuja etimologia é designada também pela palavra "acompanhar" (Chabert, 2013, p. 8, 31) evidencia a ordenação da dinâmica da vida de Joséphine, que reclusa no hospital, tem seus dias marcados pela separação. E tem na presença de Charcot uma das vias de acompanhamento das mais preciosas. Charcot olhou Joséphine repetidas vezes até que ela começou a falar por si mesma. Freud (1996e) depois reconhece a importância deste conselho de Charcot para seu aprendizado.

Em 24 de junho Joséphine recebe seu segundo tratamento: pílulas diárias de nitrato de prata. No dia 26 de junho ela se queixa que as pílulas lhe produziram agitação e tonturas, mas como as "regras" tinham vindo neste dia, Charcot se questiona se este efeito é devido às pílulas. E nós, podemos nos perguntar se este e outros efeitos diversos acontecem também devido à presença de Charcot por uma espécie de entrecorpos erogeneizantes. No dia seguinte (27 de junho) Charcot registra que as tonturas aumentaram. Uma excitação a mais no corpo se impôs. No próximo dia (28 de junho) as tonturas já haviam diminuído bem. Depois do dia seguinte (30 de junho) ela teve cãibras, não muito dolorosas nas pernas durante a noite. De manhã ela estava em seu estado ordinário.

Dois dias depois (dois de julho) ela teve fortes *sacudidas na perna direita à noite e na perna esquerda de manhã*. Nesse dia, ao invés de pedaços soltos de papel que ele entregava, Charcot oferece seu material, o próprio dossiê de Joséphine para ela escrever algo. Há duas palavras aparentemente. Uma começando com a letra E e outra iniciando com a letra J. Ambas ilegíveis. De alguma forma, Joséphine teve a chance de inscrever algo da ordem de sua produção no material de trabalho de Charcot.

No dia 24 de julho a "doente" percebeu que sua constipação intestinal melhorou. Seus movimentos peristálticos estão facilitados apesar de sua incapacidade de andar. O tremor não modificou, a escrita é sempre ruim, Charcot tomava nota. O beliscar da pele do pé leva a movimentos reflexos bem pronunciados em toda a extensão dos membros inferiores que são agitados de sobressalto.

Charcot decide administrar um terceiro tratamento, dessa vez com quatro pílulas por dia. No dia 9 de agosto de 1865, Charcot solicita novamente para Joséphine escrever em seu dossiê (documento de Charcot sobre Joséphine). Passo a pensar que agora essas folhas pertencem aos dois. E ela escreve de lápis uma primeira vez, com a letra ainda muito tremida, mas bem menos que na vez passada, seu primeiro nome abreviado e seu nome de família: *J. Leruth* e depois mais duas vezes, aparentemente de caneta, seu primeiro nome: *Joséphine Joséphine*.

Figura 7 – Folha do dossiê de Joséphine Leruth com a escrita de seu nome por ela

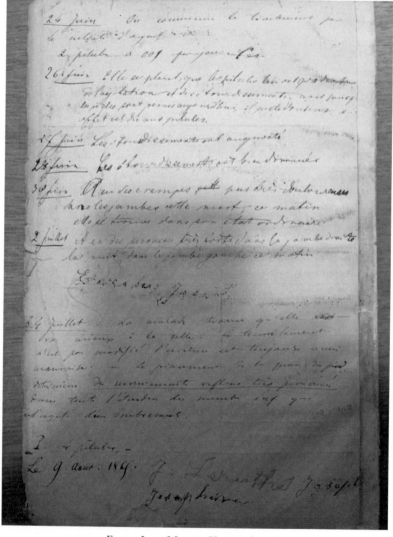

Fonte: Jean-Martin Charcot (1864)

Enquanto fica registrada para Joséphine a referida experiência de escrita de seu próprio nome, Charcot continua sua descrição:

> A doente continua a tomar 4 pílulas. Ela quase não sente mais sobressaltos nos membros inferiores quando ela toma essas pílulas. Existe sob vários relatos uma melhora evidente. Primeiro vemos que a escrita está menos ruim. A doente confessa menos tremores. Ela agora segura a urina, no entanto sua cama ainda se molha. Ela fica menos constipada [...] parece ter menos embaraço na fala, menos tremor das mãos e adquiriu 1º Alguns movimentos do pé direito, abdução e adução. Dobra um pouco o joelho, mas ainda não pode tirar seu calcanhar da cama. 2º Alguns movimentos de lateralidade do pé esquerdo os quais não existiam. Não pode definitivamente mover o joelho esquerdo. 3º Não tem cócegas na planta do pé direito. Movimentos reflexos convulsivos como em toda a extensão do membro. Exageração convulsiva (espécie de tremor) de todos os movimentos que ela executa espontaneamente. À esquerda alguns movimentos reflexos dos músculos da perna e do pé esquerdo. Esses movimentos reflexos à direita e à esquerda se prolongam um pouco depois da excitação. A doente diz ser mais sensível quando fazemos cócegas.

Charcot tocava sua paciente para saber sobre seu estado clínico. No trecho acima notamos que o trabalho de investigação de Charcot no corpo de Joséphine trazia mudanças na sensibilidade dela. Na sequência do dossiê de Joséphine seguem-se quatro pedaços de papeis colados, escritos por ela, conjugados em primeira pessoa, presentificando seu direcionamento ao doutor Charcot: *10 de agosto de 1865. Eu sou muito grata[38] ao Senhor doutor por toda melhora que ele me deu até o presente. J. Leruth.*

Joséphine usa de uma figura de linguagem metonímica, referindo-se diretamente a Charcot como responsável por sua melhora. Parece não haver diferenciação entre o tratamento dado por Charcot e sua própria figura. Um processo transferencial estava se desenvolvendo com Charcot: *Eu não estou contente comigo hoje porque estou tremendo mais, mas está fazendo muito calor esses dias e essa é a única causa de minha agitação. J. Leruth. 6 de setembro de 1865.*

---

[38] Joséphine utilizou o verbo *"obliger"* em francês que carrega uma significação mais próxima da ideia de sentir-se em obrigação com a pessoa que a favoreceu. O sentido de sentir-se obrigada é mais forte do que o de agradecida, que vem verbo *remercier*. Na tradução, porém, optei pelo termo "grata" ou "agradecida" em outros momentos. Uma hipersensibilidade moral na utilização do termo *"obligée"* para referir-se à gratidão parece remeter à nostalgia com a figura paterna em que as vozes do superego, alimentam a ideia de um pai super-herói ou super-erotizado, cujas vozes "obrigam" a paciente a ser eternamente grata ou obrigada para com ele. A descrição de uma hipersensibilidade moral também é descrita em outros casos de pacientes de Charcot.

O relato de Joséphine indica uma projeção massiva do que pode haver de mal em si própria para as condições externas a ela e a Charcot. Se seu corpo manifesta tremores que a descontentam, não pode ser devido ao tratamento que recebe de seu bem-amado. É tanta sua convicção de que Charcot é o grande homem responsável por sua melhora que no dia seguinte pode agradecê-lo novamente e ainda mais: *Hoje estou um pouco melhor. Eu tremo menos e sou mais e mais agradecida ao Senhor Charcot. Joséphine Leruth. 13 de setembro de 1865.*

Joséphine parece querer dar provas de sua melhora, invocando a escrita para sua mãe, mostrando que sua luta pela melhora deve-se a Charcot, que por sua vez tem lutado para torná-la melhor depois de três anos de tratamento:

> É verdadeiramente prodigioso ver o progresso que eu estou fazendo, porque depois de três anos minha escrita se tornou bastante ilegível e quinta passada minha mãe ficou encantada de poder ler algumas palavras que eu escrevi. Também sou muito agradecida ao Senhor Charcot pela melhora que eu sinto agora. Joséphine Leruth. 16 de outubro de 1865.

Figura 8 – Folha do dossiê de Joséphine Leruth com textos escritos por ela

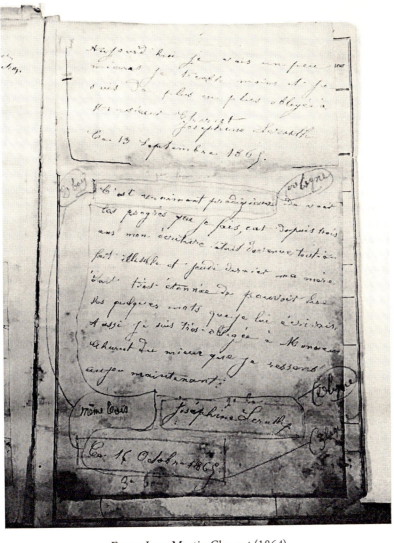

Fonte: Jean-Martin Charcot (1864)

Para Freud (2010e) é possível em alguns casos atribuir ao mundo externo o que evidentemente surgiu no Eu (Joséphine Leruth atribuindo sua melhora na escrita a Charcot). De forma que o sentimento do Eu fica sujeito aos transtornos, demonstrando como as fronteiras do Eu não são permanentes, em que se pode observar a potência da relação transferencial entre cuidador e doente na transformação dos quadros sintomáticos apresentados.

Apesar das intensificações das vivências de sofrimento do sujeito que passou a ter uma doença crônica, são, paradoxalmente, essas mesmas inevitáveis sensações de dor e desprazer que, o princípio de prazer busca eliminar e evitar, em sua ilimitada vigência. Então, cresce a tendência em isolar do Eu tudo o que pode se tornar fonte de tal desprazer. A cronicidade da doença, então, pode também colocar em movimento a formação de um "primitivo Eu-de-prazer".

Toda uma série de acontecimentos – sentimento de identidade, redistribuição libidinal – nos leva a questionar um "vivido intemporal". Sendo que um diagnóstico, ou os sintomas dele que se apresentam na do-ente[39] são prova de realidade que lhe impõe algum trabalho psíquico em relação à doença crônica. A vivência intemporal de uma doença crônica gera – utilizando o termo de McDougall (2000) – uma modificação na "homeostase narcísica".

Mesmo o último bilhete de Joséphine afixado no dossiê datado de cinco meses antes de sua morte é de agradecimento pelas dores a menos que pôde sentir:

> Há cerca de 2 meses meu estado é quase o mesmo, no entanto meus rins me fazem menos mal e quando estou sentada eu quase não tenho dores; coisa que me faz infinitamente feliz porque eles me faziam muito mal e como Senhor Charcot, o único que trouxe o melhor que eu sinto. Agradeço-lhe sinceramente. Joséphine Leruth. 7 de janeiro de 1866.

---

[39] Considero o termo "ente" enquanto voltado para a sua finitude, preocupado com sua morte, com base no uso feito por Martin Heidegger no livro *O ser e tempo*.

Figura 9 – Bilhete de agradecimento ao "Doutor Charcot" escrito por Joséphine Leruth

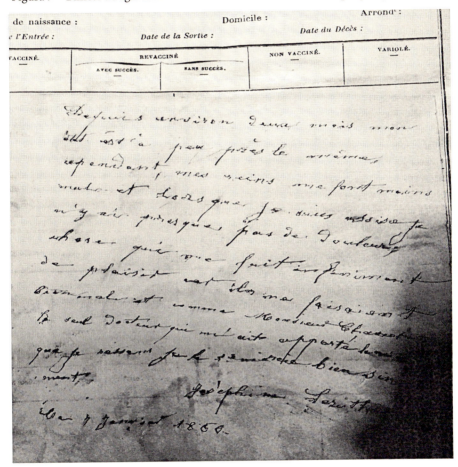

Fonte: Jean-Martin Charcot (1866)

Figura 10 – Frases de Joséphine Leruth relatando sua condição de saúde

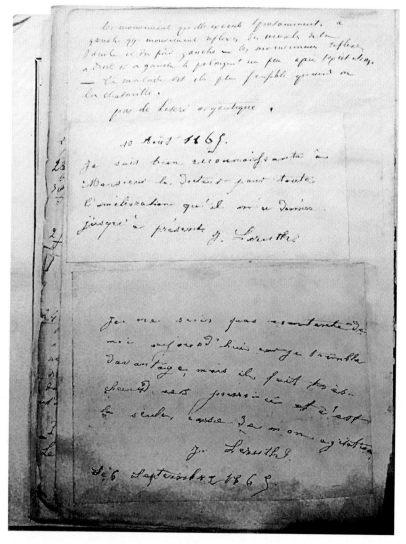

Fonte: Jean-Martin Charcot (1866)

No dia 9 de abril, Charcot anota a prescrição do quarto tratamento para Joséphine que passou a tomar seis pílulas de nitrato de prata. No dia 26, ela teria tido uma espécie de *delirium* e egofonia[40]. No dia 27, dentre outros informes (ilegíveis) Charcot informa que a doente se queixa da barriga, vomita e tem febre. Seu rosto ficou alterado, apresentou uma dificuldade maior da fala, apresentou manchas roxas no rosto, pele quente[41] e sudoreica. Dia 28: *O derrame pleural direito que parece ter aumentado ontem à noite, diminuiu notavelmente essa manhã. Estado geral melhor.*

Em junho de 1866, Charcot observa que uma escara enorme se produziu no sacro. E informa logo a seguir que *a doente se enfraqueceu progressivamente e sucumbiu, em um estado tanásico, espécie de estupor* – inibição psicomotora e/ou afetiva – *não hipnoide. Nós infelizmente não examinamos suas urinas nos últimos tempos de sua vida. Morte em 17 de junho de 1866.*

As folhas soltas com as "Lembranças de Leruth" tem uma caligrafia muito difícil de decifrar. Percebemos que tais "lembranças" especificavam sintomas relativos aos tremores das mãos, situações em que seu corpo tremia, a forma como escandia as palavras com a fala embaraçada, embora não tivesse nenhum traço de afasia. Charcot deu nota à sua "inteligência perfeita", a forma como havia emagrecido, a forma como se movimentava, a dificuldade com que flexionava os músculos, dizendo da resistência, rigidez e contraturas, suas reações ao calor e frio. Charcot desenhou as pernas da doente, falou das cócegas nos pés e verificou a ausência de estrabismo. O dossiê de Joséphine é finalizado com anotações sobre sua autópsia, descrições do cérebro e da medula com observações e localização das placas de esclerose em três desenhos.

---

[40] Egofonia é uma ressonância aumentada da voz com som anasalado quando os pulmões são auscultados.

[41] A presença de Charcot na investigação dos sintomas de temperatura corporal nos remete aos processos mentais que se acompanham de manifestações físicas. Lembremos do texto freudiano sobre *A aquisição e o controle do fogo* que mostra como o calor que se irradia na paixão do amor de transferência evoca a mesma sensação que acompanha um estado de excitação sexual. Assoun (2016) ao afirmar que a transferência dá a temperatura da sessão, pois o sintoma se endereça ao Outro de maneira holofrásica, quando nenhuma frase é possível, em um momento interjetivo de solidificação do significante. O autor afirma que é abusivo falar em "linguagem do corpo" porque é o momento em que o *"parlêtre"* se encontra no esgotamento de seus recursos que o real do corpo dispara (o que se chama poeticamente o "desabrochar" do sintoma somático) ou "se mistura na conversa", mais ou menos ruidosamente. "Nada está mais próximo do real do que o corpo, de fato" (Assoun, 2016, p. 50). Para uma discussão sobre a excitabilidade e a rejeição enquanto "quente e frio" na histeria, consultar o capítulo com mesmo nome, de Bollas (2000) e Bollas (2017). Antonin Artaud [1896-1948] em *Van Gogh, le suicidé de la société*, 1947, citado por Deleuze e Guattari em O anti-Édipo, p. 13, escreve o seguinte poema: O corpo sob a pele é uma fábrica superaquecida / e por fora / o doente brilha, / reluz, / em todos os seus poros, / estourados. Charcot chega a citar um caso de estado de mal histeroepiléptico pode evoluir para a morte, após hipertermia (Lepastier, 2004, p. 133).

Figura 11 – Desenho de parte do abdome, das pernas e pés de Joséphine Leruth

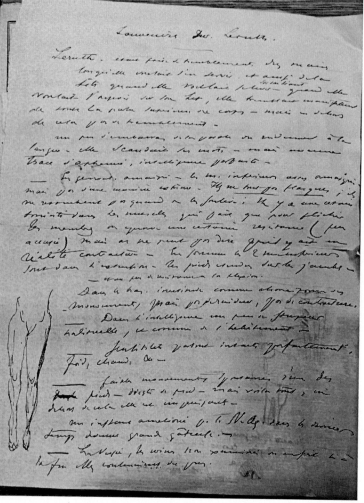

Fonte: Jean-Martin Charcot (1864)

Figura 12 – Desenho identificado com o ano 1866, seguido do mês (junho): A. Placa de esclerose na parede do ventrículo lateral. Parede superior, de Joséphine Leruth

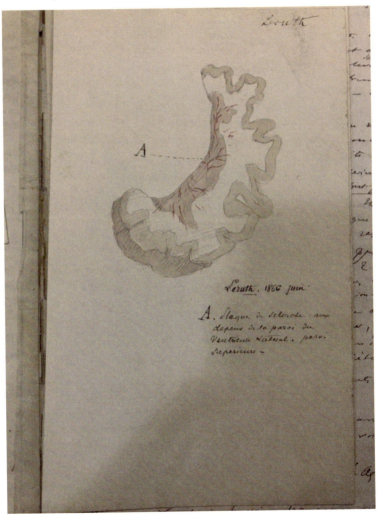

Fonte: Jean-Martin Charcot (1866)

Figura 13 – Leruth, junho de 1866: Corte da protuberância da metade superior vista pela face inferior, de Joséphine Leruth

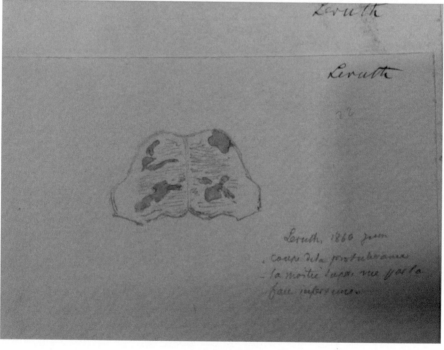

Fonte: Jean-Martin Charcot (1866)

Figura 14 – Leruth, 19 de junho de 1866: a. a. col.marrom da xxxx / sem nit. de prata / o o o placas de esclerose / Medula = A abaixo do Renfl (?) Braquial / B – no meio da medula / C – 3 centímetros abaixo da terminação da medula de Joséphine Leruth

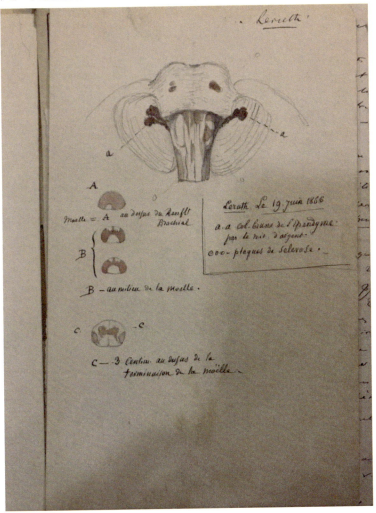

Fonte: Jean-Martin Charcot (1866)

Figura 15 – Quatro desenhos de autópsia de Joséphine Leruth

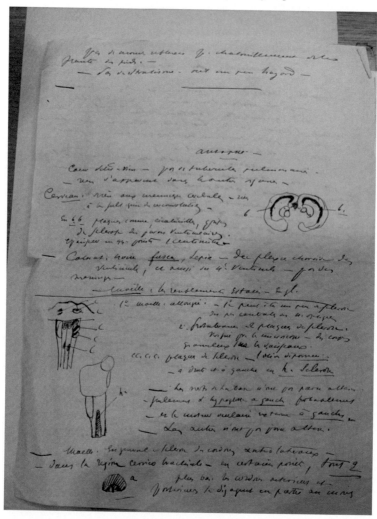

Fonte: Jean-Martin Charcot (1866)

Figura 16 – Outros quatros desenhos de autópsia de Joséphine Leruth

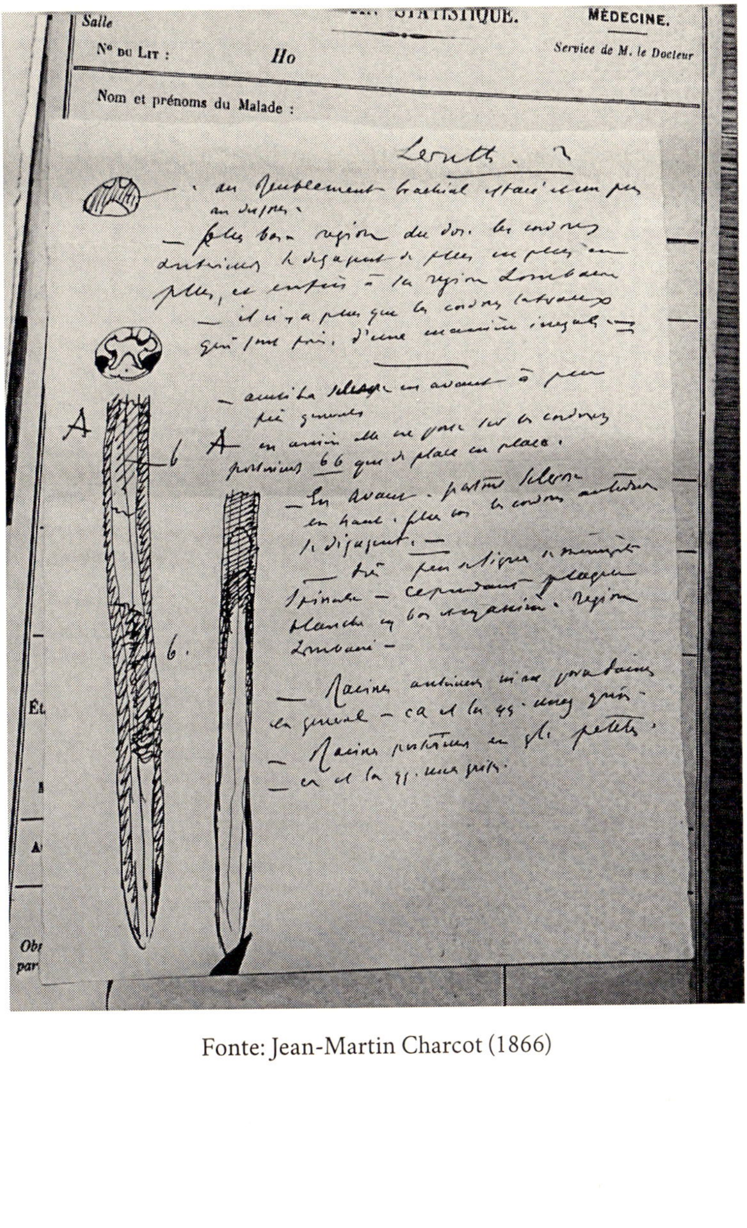

Fonte: Jean-Martin Charcot (1866)

Joséphine foi vista e tocada pelo médico Charcot, que parece ter sido transferido por sua doente para um lugar de figura cuidadosa que pôde erotizar seu corpo pela simples rotina de conhecer e tratar sua doença. A transferência entre-corpos no tratamento incidiu na sexualidade do corpo doente de Joséphine, conforme a expressão de Assoun (2013, p. 44) de caráter "visceralmente conflitual do corpo, entre vida e morte".

Embora não saibamos exatamente se os casos descritos foram atendidos também pela via do serviço ambulatorial instituído no hospital por Charcot (Lepastier, 2004), supomos que assim como o caso de Joséphine, em especial, existem pistas de que o modo de acompanhamento dos doentes por Charcot tenha possibilitado um lugar de saída da rotina (de inércia, talvez) do médico que exclusivamente visita o doente em seu leito.

O movimento de implicar o sujeito em seu deslocamento seja ao anfiteatro para exposição a uma plateia, seja ao ambulatório para uma exposição ao médico e a si mesmo, aparentemente, incide no tratamento, movimenta o Eu em suas diferentes instâncias, transitando entre níveis conscientes e inconscientes, muda a perspectiva de olhar, de escuta, de diagnóstico e tratamento, e essencialmente de partilha entre cuidadores e cuidados.

Tratamentos para Joséphine Leruth

Joséphine teve seu primeiro tratamento em 1863 no Hospital Charité, prescrito pelo médico Pierre Adolphe Piorry: eletricidade e estricnina[42]. Joséphine apresenta uma melhora passageira que dura um mês, em que podia se sustentar sobre suas pernas e dar alguns passos. No ano seguinte, recebe o tratamento de pílulas de nitrato de prata com Charcot.

Os estudos neurológicos atuais concordam que os sintomas somáticos não poderiam ter sido curados pela medicação administrada, pois não possuem efeitos para o tratamento médico da esclerose múltipla. Freud (1996ii, p. 245) afirmou que certas doenças, e muito particularmente as psiconeuroses, são muito mais acessíveis às influências anímicas do que qualquer outra medicação. Era o corpo de Charcot que de algum modo se presentificou na ordem do real do corpo de Joséphine pela via da transferência, a frequência repetida da presença física parece ter exercido uma influência psíquica em relação às avaliações acerca das manifestações somáticas apresentadas por Joséphine.

---

[42] Alcaloide tóxico extraído da noz-vômica, que provoca contrações e, em seguida, a paralisia. Em pequenas doses é estimulante nervoso e tônico.

Joséphine lutou pela sua paz, à sua maneira: viveu a reclusão no *Salpêtrière* sempre na expectativa desejosa de melhorar. Ela perdia e recuperava movimentos; submetia-se aos tratamentos medicamentosos, aderia e reclamava de seus efeitos; era colaborativa com todos os procedimentos e atividades que lhe eram propostas; piora e melhora em relação à manifestação de seus sintomas que redimem e remitem; se alegra e se entristece à medida que eles somem e reaparecem; na época de seus últimos tratamentos cria explicações para sua piora e melhora. O calor, o único responsável por sua piora, e Charcot, pela melhora.

Em 1888, ainda sob influência de Charcot, Freud questionava até que ponto a influência psíquica desempenha um papel em tratamentos aparentemente físicos: "Assim, por exemplo, as contraturas podem ser curadas quando se consegue efetuar um *transfert* por meio de um ímã. Repetindo-se os *transferts*, a contratura torna-se mais débil e, afinal, desaparece" (Freud, 1888, p. 93).

Curioso Freud utilizar a palavra "transferência" em francês nessa ocasião – embora ela ainda não pudesse ser entendida sob a luz dos ensaios para uma teoria da sexualidade –, pois a operação física repetida para atenuar sintomas somáticos parece ter sido justamente as aparições de Charcot no acompanhamento de Joséphine, cuja presença repetida transforma-se em uma operação de tratamento de seu corpo-psiquismo ainda que detido à investigação de sintomas somáticos. Metaforicamente, podemos sugerir uma interpretação magnética, em que como um ímã, Charcot em seu polo positivo é atraído pelo desejo de descobrir um tratamento, burilar um diagnóstico e Joséphine em seu polo negativo é atraída pelo desejo de que Charcot, sendo seu curador, pudesse livrá-la de sua doença ou atenuar seus sintomas.

Nas palavras de Pierre Janet[43], o aluno mais famoso de Charcot, os pacientes que eram hipnotizados desenvolviam uma "paixão magnética" pelo hipnotizador – um sentimento de amor, seja de caráter filial, maternal ou puramente erótico (Gay, 2012, p. 66). Se Janet porventura tivesse discutido o caso de Joséphine com Charcot, provavelmente teria dito a ele sobre a transferência filial que Joséphine teria desenvolvido por ele por meio desta paixão magnética, que mais tarde Freud consideraria como um exemplo de transferência e viria empregá-lo como poderoso instrumento de técnica psicanalítica.

---

[43] Charcot confiou à Janet, um filósofo interessado em psicopatologia, a direção do Laboratório de Psicologia da Clínica das Doenças do Sistema Nervoso do *Salpêtrière* (Lepastier, 2004, p. 937).

A transferência enquanto conceito psicanalítico evidentemente ainda não existia na época de Charcot, mas sua pulsão epistemofílica e seu interesse no caso de Joséphine Leruth foi o que levou provavelmente essa mulher a assumir um papel de "pacífica lutadora" diante de sua doença, e a encontrar uma espécie de tratamento que, segundo disse a própria paciente, a fez melhorar de seus sintomas.

Joséphine Leruth atribuiu a melhora de suas contraturas ao seu médico, como se ele fosse um suporte de investimento libidinal suficiente para seu corpo com sua motricidade tornar hábil novamente para escrever cartas à sua mãe. Chamamos atenção para os registros feitos por Joséphine, que começou escrevendo unicamente seu nome e depois o assinava ao término de mensagens que passou a escrever.

O desenho das letras de seu nome, o trabalho com a escrita feito por Joséphine, a pedido de Charcot inicialmente, favorece a projeção de seu Eu, enquanto superfície corporal, para um lugar onde seu nome e seu insondável recebem espaço nos pedaços de papeis que Charcot oferece e que a fazem (re)existir.

Com Charcot, Joséphine nomeia seu estado geral com suas expressões peculiares, com nomes que ela mesma escolhe em função de sua avaliação, de seu poder, de sua presença e de sua força, de sua ausência ou desgaste. Uma situação que deve ter se iniciado como avaliação de motricidade fina, parece ter ganhado um lugar que favoreceu a possibilidade de Joséphine registrar seu nome próprio, escrevendo com suas palavras reveladoras do desejo de comunicar-se com a mãe, de agradecer Charcot e responsabilizá--lo pela melhora de seus sintomas. A própria relação com a vida, seu corpo e seus desejos de cura começaram a aparecer quando ela escrevia, seja a pedido de Charcot, seja por iniciativa própria. Não há como chegar a uma conclusão acerca desta iniciativa pelos registros do caso, seguimos confiando em nossas associações.

A história misteriosa de sequestro e estupro, com suspeita de gravidez decorrente deste evento é deixada de lado por Leruth, que não pôde ser assumida em primeira pessoa. Para esse tipo de enunciação, Joséphine não estava familiarizada, não foi despertada, não pôde dizer. Mais uma vez Charcot utiliza-se da palavra fundamental "mistério" e "desgosto" para referir-se a este acontecido, que também ele deixa de lado. Somente em confissões privadas é que Charcot poderia assumir que casos como este deviam ser considerados à luz de que "é sempre a coisa sexual, sempre... sempre... sempre" (Freud, 1996e, p. 24).

O reconhecimento da coisa sexual feito por Charcot não foi acompanhado de um dizer responsável, pois a situação informal em uma recepção em sua casa torna esta consideração algo do nível de palavras soltas, descompromissadas com seu discurso e registros nos dossiês de suas doentes. A ideia de sexualidade ampliada estava longe de estar ao seu alcance. Charcot conhecia algumas letras da ordem do sexual, mas pode-se dizer que o seu protótipo de abecedário estava ainda muito precário para uma linguagem do sexual, ele não pôde esposar a ideia da sexualidade com todos os seus deveres e dificuldades, como Freud fizera à posteriori. Charcot transmitiu um conhecimento à Freud, que nem ele próprio possuía. O surgimento da transferência pela via da sexualidade, no caso de Joséphine, apresentou-se pela afeição a Charcot.

Aulagnier (2016), por outro lado, nos ajuda a perceber como algumas das "falas" nos escritos de Charcot fazem existir "coisas" pela enunciação e pelo efeito da emoção, da surpresa que elas provocam. Joséphine caracteriza seu desempenho de "prodigioso". Ela está afetada por isso, ela realmente melhora.

Alguns anos depois, Charcot em suas *Leçons sur les Maladies du système nerveux* (1872-1873) reproduz a imagem da escrita de Joséphine Leruth (Figura 13, p. 201). É no ano de 1872 que Charcot recebe a presença simultânea de cinco grandes histórias que serão objeto de ensinamento (Lepastier, 2004). Em sua ilustração, compara a escrita de Joséphine em maio de 1865 e em outubro do mesmo ano para mostrar o progresso feito pela paciente, atribuído ao tratamento prescrito de nitrato de prata. Charcot defende que é uma especificidade da esclerose múltipla os tremores acontecerem apenas em ocasião de movimentos intencionais de uma certa extensão, quando a doente, por exemplo, levava o copo cheio de água até a boca. Os tremores cessavam assim que os músculos eram deixados em repouso completo. Charcot observou:

> Com base nas espécimes que possuímos, é muito difícil de se formar uma opinião acerca das características da escrita dos doentes com esclerose múltipla. O mais frequente, por outro lado, nós temos observado os doentes à uma época avançada de sua afecção: então, é quase impossível de obter outra coisa senão rabiscos sem significação, de forma que não temos termos de comparação (Charcot, 1872-1873, p. 202).

Percebemos com o relato de Charcot que ele tinha outros materiais escritos por outros pacientes. Mas os de Joséphine foram os únicos encontrados que permitiriam uma comparação, a qual ele não apresentou em suas *Lições*. Esse talvez seja o único caso em que Charcot tenha promovido ainda que sem saber a possibilidade de a paciente ter um lugar em seu tratamento favorecido por meio da escrita. Sinais de que este instrumento de fazê-la escrever ainda que usado para outro fim, estava atravessado pela transferência.

Essa possibilidade de expressão parece fazer a jovem Joséphine sair do "nada" do anonimato de um Hospício para Mulheres Velhas – antigo nome do *Salpêtrière* – para voltar a ser "tudo" para sua mãe quando pode escrever a ela, e engoda Charcot colocando-o na posição daquele que é o único responsável por sua melhora, o "tudo" de bom para sua recuperação, para quem ela também poderia ser "a prodigiosa paciente". Ela parece ficar, segundo Lebrun (2004) em um "entre-dois", entre Charcot e sua mãe, às voltas com seu desejo de curar-se de sua condição de rigidez, tremor, abandono à própria fraqueza e imobilidade. Escrevendo, Joséphine não era doente de esclerose, no sentido de não enrijecida, podia lidar de outra forma com sua condição que envolvia certamente muitas perdas.

Em breves momentos, ao escavar o vazio pela escrita, desenhando formas e letras, Charcot propicia a investigação da "coisidade da coisa" (Rivera, 2007, p. 92) do corpo adoecido que reside justamente no vazio que ele contém, e que não se reduz à aparência imaginária que ele traçou. O corpo vai se prestando a uma modelagem dada pelos espaços de histórias contadas, arranjos entre palavras e imagens que vão se projetando.

A clínica do corpo de Charcot conta a pré-história do que será anos após nomeado por Freud como: sexualidade e transferência. A leitura psicanalítica da clínica com esta paciente com esclerose múltipla, só pôde se fazer em outro tempo, distante mais de um século de seu autor, por outro lado próxima a ele. Casos como esse registrados por Charcot tiveram de aguardar o interesse de uma pesquisadora, com experiência na clínica psicanalítica do adoecimento neurológico autoimune para receber novo tratamento, cuja condição de interpretação somente a distância temporal e a transferência com a história da psicanálise puderam favorecer.

As anotações de Charcot não costuravam suas suspeitas acerca da sexualidade humana, ele tateava o escuro dos objetos à luz de sua curiosidade persistente. Mantinha-se acompanhado de sua própria curiosidade infantil, curiosidade esta necessária para todo pesquisador. Seguia anotando, repetindo apontamentos, desenhando, acumulando uma série de objetos relativos aos corpos adoecidos que investigava, sem demarcar a diferença entre vivos e mortos, sem furar a agulha da medicina no tecido psíquico opaco que passou a enxergar ao longo do tempo com a suspeita da "coisa sexual".

Tanto a saúde psíquica como a doença devem ao corpo pulsional, corpo da sexualidade infantil (Lindenmeyer, 2012). Entendendo que a sexualidade designa não apenas as atividades e o prazer que dependem do funcionamento genital, a sexualidade consiste numa série de excitações e de atividades presentes desde a infância, seu lugar de nascimento (André, 2015). No sentido, clareado por André (2015), de que a sexualidade infantil por não respeitar nada, por tocar em tudo, por alimentar-se com todo tipo de lenha, correndo o risco de destruir o que a estimula, por sentir prazer tanto em desmantelar quanto em inventar formas inéditas, ela é como o inconsciente, não tem idade, ignora o tempo, se choca com nossos conformismos, com nossa censura, com nosso bem-comportado equilíbrio.

Todas as atividades humanas sem exceção são suscetíveis de excitar a sexualidade infantil, que é polimorfa, que em outras palavras, não sabe o que quer, definitivamente, sem fim. Pela via da transferência, Joséphine parece ter tido sua sexualidade excitada por Charcot, no sentido de que pôde satisfazer durante seu tratamento o *furor investigationis* de Charcot com seu próprio *furor curandis*. O poder de transformação da sexualidade infantil investe não somente os orifícios, mas todo o corpo participa da construção do fantasma (ou fantasia).

Ainda que distante do recurso das interpretações, a relação de Charcot com Joséphine é prova viva de uma das primeiras descobertas da psicanálise em jogo no tratamento: o desenvolvimento na paciente de sentimentos vivos de apego como ajuda positiva no tratamento (Klauber, 1973). Assim, como cada indivíduo possui sua própria sexualidade, seu próprio corpo-psiquismo, a cada um, s(eu)jeito de adoecer e melhorar, com a potência que a transferência pode oferecer em uma relação de tratamento.

A relação transferencial de Joséphine com Charcot até os últimos dias permitiu considerarmos a singularidade da morte dessa doente que tornou a sua vida viva, a partir da experiência de sentir menos dores, sentir-se agradecida a Charcot e poder escrever. Com base em Matos e Collado (2021), o caso de Joséphine acompanhada por Charcot, no remete a capacidade de pensar a própria experiência, quem sabe até mesmo em uma espécie de antecipação da morte que dá sentido à existência, pois nos conscientiza da finitude e da necessidade de, portanto, viver.

CAPÍTULO II

FRAGMENTOS DE DOIS CASOS ATENDIDOS POR CHARCOT: VONTADES DE VIAJAR, ADOECIMENTO E COMPLEXO DE ÉDIPO[44]

[...] Un matin nous partons, le cerveau plein de flamme,
Le coeur gros de rancune et de désirs amers,
Et nous allons, suivant le rythme de la lame,
Berçant notre infini sur le fini des mers
(Charles Baudelaire, [1859]-1984, "Le Voyage")[45]

Freud escreve sobre *A hereditariedade e a etiologia das neuroses*, em 1886, ano que termina seu estágio com Charcot. Ele começa o texto dirigindo-se "aos discípulos de J.-M. Charcot", condição que parece já ter abolido de sua identidade a esta altura, embora ainda escreva referindo ao "nosso mestre". Nesse texto ele afirma que as neuroses podem prescindir facilmente da cooperação de uma predisposição hereditária (biológica). Posicionamento que já era superado por Charcot em sua prática clínica. A afirmação freudiana acerca do trabalho de Charcot de que a "hereditariedade nervosa" seria a única causa verdadeira e indispensável da teoria etiológica das afecções neuróticas, não corresponde ao que Charcot registrou enquanto "antecedentes hereditários" ou "temperamento".

Nota-se nos casos de Charcot que desde meados de 1885 ele apresentava a questão da hereditariedade de forma semelhante à que Freud (1996s) irá apresentar no caso Dora. Em 1885 foi feita uma estatística no Salpêtrière (Lepastier, 2004) referente a seis meses de atendimentos em que, de 1020 doentes, 860 eram "nervosas", e as histéricas representam 96 casos, aproxima-

---

44 Este capítulo é uma nova versão do artigo publicado na *Revista Cadernos de Psicanálise* (Santos; Celes; Lindenmeyer, 2019).

45 [...] Uma manhã nós partimos, o cérebro cheio de chamas / O coração repleto de rancor e desejos amargos / E nós vamos, de acordo com o ritmo da lâmina / Balançando nosso infinito no fim dos mares.

damente 10% do total da população considerada. Em seu estudo, considerava a hereditariedade, mas não a partir de um ponto de vista que a considerasse como única etiologia, nem como uma hereditariedade puramente biológica, aproximando-a de uma ideia de "constituição", descrita por Freud (1996s, p. 31).

A hereditariedade, todavia, era para o mestre de Freud uma categoria de investigação bem mais ampliada do que o jovem Freud pôde contar, ao criticar o mestre (Freud, 1996d, 2023). O médico pesquisador do *Salpêtrière* já dava sinais de compreender a hereditariedade como o Freud (1996v) maduro ao fim de sua obra, podendo incluir não apenas o que o sujeito experimentou, mas também traços de memória das experiências das gerações anteriores, ampliando significativamente a extensão da importância da herança arcaica[46].

Embora eu não tenha localizado uma definição explícita do termo "hereditariedade" feita por Charcot, com a leitura dos dossiês, em especial dos jovens James Lévy e Sioen, fica clara a ideia de hereditariedade como maior que o adjetivo que a segue: "nervosa" (de nervos, ou células nervosas do sistema nervoso) de transmissão estritamente biológica, de informações genéticas herdadas pela via da reprodução humana[47].

As outras influências etiológicas na teoria de Charcot, segundo Freud (2023) poderiam aspirar apenas ao nome de "agentes provocadores", termo que Freud deixa escrito em francês, talvez para torná-lo ainda mais estranho para seu público, imediatamente, alemão. As anotações de Charcot nos dossiês guardados ao longo dos séculos nos permite visualizar uma compreensão mais ampliada, inclusive relativas à sexualidade em relação às fantasias originárias[48], a partir de registros que nos permitem hipoteti-

---

[46] Contardo Calligaris em um dos episódios do seriado PSI apresenta a questão no episódio "A herança". Em carta à Fliess, Freud (1894/1996m), refere-se aos afetos sexuais perturbados hereditariamente, o que faz desenvolver "neuroses hereditárias". Com base nessa noção, sustentamos a hipótese de que os jovens atendidos por Charcot tivessem passado por uma "conflagração" febril de sintomas de EM manifestos numa espécie de degeneração aguda proveniente da história de catástrofes e neuroses traumáticas desenvolvidas por James Lévy e Sioen. Aqui a ideia de hereditariedade – no sentido ampliado investigado por Charcot e defendido por Freud (1996ff) – é tida como uma precondição a mais, no sentido de que ela facilita e aumenta o afeto (ou efeito) patológico da neurose – isto é, a precondição que, predominantemente, torna possíveis as gradações entre o normal e o caso extremo.

[47] Penso que se Freud estivesse lendo a interpretação feita aqui, ele mesmo pudesse ficar nervoso, mas não em função de sua hereditariedade nervosa, mas sim por sua discípula estar lhe incitando a fazer as pazes entre os pais, cada um com sua marca de contribuições (seja como pai da neurologia ou como pai da psicanálise). Talvez ele, usando nossa linguagem informal, pudesse dizer que estou viajando. Viajando nos papeis velhos e despedaçados de Charcot.

[48] Laplanche e Pontalis (1991i, p. 471) descrevem as fantasias originárias como "restos mnésicos transmitidos de experiências vividas na história da espécie humana". Assim, é preciso pensar os fragmentos de casos a partir do pressuposto de que a sexualidade é estruturada por algo que lhe vem como que do exterior – a relação entre os pais, o desejo dos outros que preexistem ao desejo do s(eu)jeito e lhe dá forma. Assim, a estruturação da sexualidade do povo judeu, em tese, também contou com a participação determinante de seus agressores. De forma que a luta pela vida que pertence a Eros tenha sido fortemente afetada pelas experiências de violência sofridas ao longo das gerações.

zar teorizações em curso. Os *chagrins* e diversas perturbações emocionais relativas às condições de vida eram decididamente agentes provocadores de adoecimentos (esclerose múltipla e histeria).

Freud escreve em *Um comentário sobre o anti-semitismo* (1996pp) que a verdade é que, por longos séculos, o povo judeu foi tratado injustamente. O tratamento – enquanto dever moral – para impedir tal transmissão de injustiça ao longo das gerações seria tratado, segundo Freud (1996pp, p. 312) de começo por admitir nossa culpa de proceder julgamentos de que os judeus em sua diferença, seriam piores ou inferiores: "não temos direito a olhá-los de cima".

No entanto, é possível que uma espécie de herança cultural da "pulsão de agressão" (Laplanche; Pontalis, 1991b, p. 13), enquanto parte da pulsão de morte[49] dirigida ao judeus pode ter realçado o próprio princípio da agressividade que seria justamente a tendência para a autoagressão ou autodestruição deles como retorno para si da agressividade que deveria ter se voltado para fora. O estudo de Kurt Lewin sobre *O ódio de si entre os judeus* mostra como o "fenômeno camuflado por racionalizações de toda espécie" pode ser encarado ao mesmo tempo como um fenômeno de grupo e sobretudo como um fenômeno social. O ódio de si que também está presente na histeria, especialmente nas neuroses de fracasso, é observado especialmente em minorias discriminadas (Bollas, 2000; Mailhiot, 1985, p. 36).

Nesse sentido, o ódio que os judeus atraem para si era uma questão pertinente, que assaltou Freud em sua correspondência com Zweig (Fuks, 2018). Mailhiot (1985) ao apresentar a psicologia das minorias judias de Kurt Lewin nos permite compreender como o povo judeu foi traumatizado pelas discriminações, injustiças, vexames e ostracismo submetidos pelos nazistas. Enquanto minoria psicológica, o destino coletivo dos judeus dependia da vontade de grupo xenofóbico, que os submeteu a perda de direitos e liberdades que obstaculizou a orientação judaica nos sentidos mais favoráveis a seu futuro, situação que incitou o povo judeu, ao logo das gerações a se perceber como menor, ou em estado de tutela.

Heimann e Isaacs (1986) afirmam que o ódio e agressão suscitados pela frustração que dá início ao processo defensivo de regressão acarreta imediatamente o medo do superego, o objeto interno carregado de ódio e vingança;

---

[49] Noção que deve ser pensada a partir da compulsão à repetição, das tendências masoquistas do Eu, a dualidade pulsional vida e morte presente na luta pela vida e a especificidade do desejo inconsciente de redução absoluta das tensões.

e isso estimula a necessidade de odiar e lutar de novo. Assim, lançamos a hipótese de que o corpo social destes doentes – dito de maneira não muito rigorosa para se referir à cultura do povo judeu – perpassa os processos de regressão deles em seu corpo. Uma certa transmissão intergeracional do ódio aos malfeitores e a vontade de vingança poderiam ser armas latentes usadas contra os próprios meios de funcionamento do corpo.

A esclerose múltipla (EM) indica ser um suporte onde a histeria pode se manifestar. Do mesmo modo que a histeria pode ser uma complacência psíquica que agrava os sintomas da EM. Discute-se a possibilidade de reconhecer um desejo de vingança inconsciente contra o objeto original, em que a negação do ódio e a impossibilidade de descolamento do objeto no sujeito melancólico, impele-o ao restabelecimento de uma passividade do corpo, em que com a própria doença tortura o ente amado a fim de evitar a expressão de sua hostilidade para com ele.

Fuks (2014) nos conta que Freud vai então estudar o livro do Êxodo, palavra que resume a essência de tal obra que narra o êxodo dos escravizados hebreus do Egito. Segundo a autora, qualquer que seja a identidade cultural, ela só se realiza como um jogo transitório de diferenças e antagonismos – as identificações; como um jogo minado e redesenhado pela memória de uma escrita de traços, pelos traços de memória escritos e ou letras intraduzíveis – a herança arcaica –, mas, por outro lado, traduzíveis, na medida em que são lidos e narrados. Nesse ponto é a ideia partir de um lugar a outro, como rota de fuga que nos interessa aqui para pensarmos como Charcot pudera se interessar em determinados pontos nos casos narrados pela escrita de pedaços de história de Sioen e Lévy, recuperados entre as ruínas dos séculos.

A esclerose múltipla (EM) doença neurológica pesquisada por Charcot juntamente com a histeria, aponta uma etiologia que combina predisposição genética e fatores ambientais. Buscando entender os desejos de viajar dos jovens James Lévy e Sioen, ambos diagnosticados com EM, proponho articular a leitura dos casos com as contribuições da psicanálise, considerando estudos da neurologia e da psicologia.

Os casos que seguem ajudam a ilustrar como Charcot ensinou a Freud o que mais tarde ele iria sistematizar em teoria e na observação dos casos clínicos. Apesar da falta de créditos a Charcot cometida por Freud (Lepastier, 2004), a interlocução da psicanálise com a medicina segue necessária.

Adoecer jovem

Coincidentemente, ou não, os doentes atendidos por Charcot, cujos casos foram selecionados para protagonizar nesta obra, estavam na faixa dos 20 e poucos anos de idade quando iniciaram o atendimento médico, sendo que de dois deles sabemos o início da manifestação de sintomas aos 16 anos. Dayan (2016), inspirado na literatura de Shakespeare (*Conto de inverno*), formula uma hipótese, acerca da faixa etária entre os 16 e 23 anos, em que há um movimento de maturação cerebral bastante específico, que começa nos arredores da puberdade e termina por volta dos 23-25 anos.

Para ele, o elemento-chave consiste no fato de que essa maturação é um duplo movimento, o primeiro – e o mais espetacular – sendo uma redução massiva do número de sinapses. A destruição é tão importante que ela conduz a uma diminuição, visível pelas técnicas de imagem, da quantidade de substância cinzenta em certas áreas cerebrais. Além dessa destruição neuronal e com uma dinâmica mais lenta e contínua constitui-se, um desenvolvimento das fibras brancas, ferramentas de conexão das diferentes áreas cerebrais, que unem à destruição maturativa a ligação maturativa.

Essas áreas (do córtex pré-frontal principalmente) implicam os processos mais específicos do *homo sapiens*: cognição social e outras funções cognitivas entre as mais elaboradas (Maurice Girard parecia uma criança, segundo sua esposa ao caracterizá-lo em um momento de crise). Assim a maturação é – nesse período – essencialmente um procedimento de destruição, mas também de ligação. Como compreender isso?

Para explicar as condutas de risco, de exploração, (as fugas de casa, os desejos incontroláveis de viajar e viver longe dos pais, passando por situações de extrema necessidade), de adição (muito tabaco, álcool e café), gregarismo (a estadia obediente de viver o resto da vida em um hospital) são próprios de uma fase da vida, que poderíamos dizer de jovens adultos de ontem que seriam os adolescentes de hoje.

As interpretações propostas pela neurociência, segundo Dayan (2016) destacam a imaturidade das estruturas implicadas no processo decisional de alto nível. Esses processos estariam então sob a influência excessiva do sistema límbico, quer dizer, emocional. O cérebro adolescente "deficitário" ou "imaturo" cederia ao aperto da emoção.

Chauchard (1954) por sua vez, considera que enquanto "um sujeito normal" controla uma emoção violenta em plena consciência, um sujeito neurótico esquece o desagradável por inibição condicionada, sendo que as pulsações reprimidas do córtex irão se manifestar no nível visceral. Esse autor considera em última instância uma natureza psíquica rudimentar da consciência celular: "não é a vida que se explica pelo espírito, é o espírito que aparece com a vida" (Chauchard, 1954, p. 639).

Uma outra interpretação supõe a experimentação – em particular social – repetida e prolongada, necessária à formatação ideal das regiões cerebrais de alto nível. A regulação emocional e experiência social – com suas provas – desempenharão um papel essencial, guiando os processos de destruição, que é um processo de seleção de redes pertinentes, notadamente pela organização da vida social. Essa interpretação abre para outras hipóteses, como as da emoção como a marca de um processo cognitivo, compreendido no sentido mais amplo de uma interpretação do mundo e seus desafios.

James Lévy e Sioen

Ao investigar os "antecedentes hereditários", termo quase sempre abreviado com as letras A. H. em seus registros, Charcot inicia o dossiê de James Lévy, que tinha 29 anos na época. O avô, o pai e o tio dele eram judeus[50], sendo o tio, artista da pintura. A mãe era nervosa, mas não tinha crises, nem antecedentes semitas[51]. A história de James Lévy é marcada por um nome de família derivado de ancestrais judaicos. Charcot aparentemente interessado pela herança cultural, escreve no campo "temperamento" do dossiê: "originário de Genebra".

O nome dos doentes de Charcot era referido na maioria das vezes, seguindo a cultura francesa, escrevendo o nome de família em maiúsculas, seguida do nome próprio em letras minúsculas: LÉVY, James. Tal circunstância social que envolve a questão da origem da família do doente certamente era de interesse de Charcot. Tradicionalmente é o nome da família do pai que é transmitido no nome dos descendentes. O sobrenome Lévy é especificamente

---

[50] Há mais de 2000 anos, os judeus foram, repetidamente, expulsos de suas terras natais originais ou das áreas onde estavam residindo. Foram difamados como grupo inferior, sendo que os antissemitas negam que eles sejam parte das nações em que residem. Interessante notar que Freud (1996b, p. 111) considera que se poderia ousar encarar a própria constituição (fatores inatos) como um "precipitado de efeitos acidentais produzidos na cadeia infindavelmente longa de nossos ancestrais".

[51] Os semitas foram os primeiros povos a professar uma religião monoteísta, cultuando um único Deus. Lebrun (2004, p. 48) nota que, em nossa civilização, "a representatividade garantida pelo Pai pode ser atribuída à influência do monoteísmo". As dolorosas decepções experimentadas na história dos judeus auxiliam na hipótese freudiana de que é a decepção que pode levar ao fim do complexo de Édipo.

judaico na natureza: derivado de ancestrais tribais que foram gravadas pelo povo judeu e reconhecido em sinagoga com várias distinções[52].

James Lévy urinou na cama[53] até os 5 ou 6 anos, idade em que caiu no Rio Rhônes e após seu resgate, ficou rindo muito por duas horas sem conseguir parar. Aos 16 anos, o jovem suíço abandonou furtivamente a casa de seus pais. Fez viagens para a América do Sul até os 20 anos. Durante sua estadia na República da Argentina[54], ele teve dois ou três acessos de febre. Com 20 anos ele voltou à França *bien portant* ("bem de saúde") e foi "bem se portando" que, sendo contador, foi empregado em um banco durante seis ou sete meses. Aparentemente deixando de se com-portar, as "vontades de viajar" o retomam e ele se engaja na Legião Estrangeira[55].

Nos cinco anos que esteve no sul oranês[56], acampava frequentemente e no penúltimo ano de serviço militar, tinha 25 anos, tinha várias repetições de febres intermitentes, recidivas de 2 e 3 meses cada. No final de 1885, ele teve seus últimos acessos de febre e começou a ter diplopia (visão dupla), que persistiu por dois anos enquanto esteve na África. Liberado do serviço militar, ele retornou à França com 26 anos, em 1886 e continuava a enxergar duplo.

No fim de agosto do ano anterior começou a ter rigidez e fraqueza das pernas, que pioraram pouco a pouco, o que afetou a marcha que ele tem hoje, com a perna esquerda muito mais fraca, a fala embaraçada. Embora os tremores da mão fossem leves, o jovem não pôde mais tocar piano, quando

---

[52] Disponível em: https://www.coisasjudaicas.com/2010/04/nomes-judaicos_29.html. Acesso em: 4 set. 2018.

[53] Em uma carta a Fliess, Freud (1898/1996n) declara que "uma criança que regularmente urina na cama até os sete anos..., deve ter experimentado excitação sexual na infância", demonstrando que afeto e sintoma vinculam-se pela percepção interna. Segundo o editor inglês, Freud insistiu repetidamente, em diversas ocasiões que o problema da enurese é sexual (no caso Dora, nos *Três Ensaios sobre a teoria da Sexualidade,* no artigo sobre ataques histéricos, na *História de uma neurose infantil,* no texto sobre *A dissolução do complexo de Édipo,* no artigo sobre a diferença anatômica dos sexos, no caso do *Homem dos Lobos*). A enurese pode equivaler à masturbação e acontecer com a ameaça da castração, que ocorre no complexo de Édipo. Há na obra freudiana uma estreita associação fisiológica e psicológica, entre as duas funções genitais. A água do jato de urina é o que vem como solução, pois "Apagando o próprio fogo da excitação sexual, domará a força natural de outro fogo" (Strachey em nota n'*O Mal-estar na Civilização* de Freud [1996z]). Podendo o fogo ser compreendido como análogo à paixão do amor, símbolo da libido. A criança une as duas funções na enurese que o pênis do homem realiza ao urinar, assim como para criar o seu semelhante (utilizando o verso o poeta Heine citado por Freud [1996a]).

[54] A Argentina situa-se a aproximadamente 11670 quilômetros de Paris.

[55] A Legião Estrangeira é um destacamento militar criado por um país e formado por voluntários estrangeiros. Uma vez que os seus membros estão permanentemente em serviço, não seguem a mesma estrutura de um regimento padrão. Normalmente, a expressão "Legião Estrangeira" é usada em alusão à Legião Estrangeira Francesa que é uma unidade militar de grande desempenho da França criada no século XIX (1831) por Louis Philippe I de França, cuja sede fica na cidade de Aubagne (aproximadamente 800 quilômetros de Paris). Atualmente é a mais famosa e única legião estrangeira cuja tropa de elite está em operação no mundo.

[56] Oran a mais de 2200 quilômetros de distância de Paris, uma das maiores cidades da Argélia Francesa, na época era território francês além-mar.

ele tentava fazer os acordes, ele tinha sempre dois ou três dedos que se atrasavam em relação aos outros. É curioso que a expressão artística tenha sido suprimida – com os sintomas de EM manifestantes – após o período em que trabalhou no serviço militar.

O fim do registro do caso de James Lévy coincide com uma escrita sem desfecho. Charcot conclui descrevendo os sintomas de esclerose múltipla do "estado atual", tais como paraplegia espasmódica, com marcha titubeante, contratura da perna direita maior que a esquerda, formigamento nos membros, paresia facial do lado esquerdo, hemiespasmo glossolabial do lado direito[57], língua desviada à esquerda, fala lenta e embaraçada, nistagmo etc. Em nota posterior, Charcot realçou dentre alguns pontos que Lévy era semita de origem "convertido, não sabemos porquê" (convertido provavelmente ao cristianismo). Ao final de 1889 sem mais registros, imagino que o jovem provavelmente, abandonou o acompanhamento médico.

O caso de Sioen, registrado por Charcot, também atravessa a temática da fuga, do desejo de viajar. Esse doente de 24 anos foi avaliado em 25 de fevereiro de 1888, referido apenas por seu nome de família. Os breves escritos de Charcot sobre os antecedentes hereditários de Sioen remetem à sua "mãe um pouco viva, mas não histérica" e ao seu pai saudável, não tendo, portanto, "pais alienados". Os antecedentes pessoais de Sioen foram registrados na forma de uma historieta. Com 14 anos, estando no colégio da Argélia, fugiu para Marselha[58]. Seu pai furioso o embarca como espuma[59] a bordo de um três mastros[60] americano que viaja Inglaterra-Nova Iorque e retorna à Argélia. Seu pai o recebe friamente e o envia à escola agrícola no departamento de Isère[61] quando tinha 16 anos. Algum tempo depois disso, ele entra na Escola de Agricultura de Montpellier[62], de onde sai diplomado.

---

[57] O espasmo glossolabial é um desvio espasmódico da comissura labial. A partir das observações de Charcot, Loureiro (1917) afirma que embora fosse impossível sugerir uma paralisia facial, não era raro ver-se produzir por sugestão um espasmo glossolabiado em algumas paralisias histéricas. De modo que a face é respeitada numa hemiplegia histérica, mas a paralisia facial é simulada por um espasmo glossolabiado.

[58] São 1728 quilômetros de travessia do continente africano (Argélia) para a costa marítima francesa do Mediterrâneo (Marselha).

[59] Em francês a palavra *mousse* nesse contexto significa jovem menino, sobre um navio de comércio, que aprende o trabalho de um marinheiro. A mesma palavra também apresenta o significado de espuma proveniente de águas agitadas, bem como musgos que se acumulam em pedras.

[60] Navio de comércio.

[61] Situado no sul da França, quase dois mil quilômetros distante da Argélia.

[62] Aproximadamente 340 quilômetros de distância de Isère.

Sioen é desestimado por seu pai, que com fúria aplica um castigo de colocá-lo em viagens marítimas intercontinentais. E no retorno, após aproximadamente dois anos, o recebe friamente. A partir desse momento, ele é "retomado pela vontade de viajar". Ele volta para Nova York. Lá ele se torna miserável – faltava tudo. Foi obrigado a "figurar" em um teatro para conseguir pão. Parte para o Panamá – lá durante sua estadia que durou oito meses ele teve numerosos acessos de febre intermitente.

De volta para a França, ele ainda teve alguns acessos de febre a bordo do barco. Em sua chegada na França ele tinha 20 anos; quando deixou de ter seus acessos de febre intermitente, ele apresentou os primeiros sintomas de sua afecção atual. Charcot registrou que, de tempos em tempos, Sioen tinha vertigens, sua vista tremia, via os objetos girar, e era obrigado a se segurar para não cair, mas nunca perdeu a consciência. As vertigens não deixavam sequelas, mas em 25 de dezembro teve problemas na visão e via como "através de um nevoeiro". Sioen no registro escrito que fez em fevereiro de 1888 (provavelmente a pedido de Charcot para observar sua escrita), afirmou que sua visão se ofuscava ao levantar, via os objetos ampliados, e enxergava menos claramente quando andava do que quando estava em repouso.

Depois de dois meses, as vertigens se acalmaram e é nesse momento que ele "entra em desgostos". Pelo relato de Charcot não há como saber se houve pontualmente uma intervenção de natureza psíquica, mas o próprio fato de os sintomas de natureza biológica (as vertigens) terem se acalmado parece fazer variar a distribuição das excitações no sistema nervoso, de forma que os desgostos apareceram na sequência.

Para James Lévy, Charcot não registrou nada acerca de possíveis relacionamentos com mulheres. Já no caso de Sioen "Excesso de mulheres – de tabaco – de café", fazendo referência aos extremos entre um e outro no que se refere a possíveis satisfações corporais diante de situações em que a sexualidade está implicada. Apesar do "excesso de mulheres" as ereções do jovem eram raras, "inutilizáveis". Os reflexos cremasterianos eram abolidos durante o exame com o doente em vigília, mas durante o sono a polução acontecia.

Nesse ponto, observamos Charcot atento às manifestações corporais para além da vigília e consciência. Sioen passa uma segunda temporada na Argélia, onde então assume uma marcha claramente titubeante. Na entrada no hospital de Oran apresentou vertigens, titubeação e rigidez nas pernas e fora enviado ao hospital militar de Bordeaux três meses depois (novembro de 1887).

Durante os exercícios a pé – seus superiores militares reprovaram-no por não andar direito, por fazer ziguezagues. Em 27 de janeiro saiu do hospital militar reformado com as pernas rígidas de tal modo que não podia andar senão apoiado por um acompanhante. Era à noite, o momento relatado por Sioen, quando estava cansado que sua perna esquerda obedecia menos a seus comandos. Por fim, Sioen escreveu e sublinhou em seu dossiê: "Quando me inclino, eu cairei inevitavelmente se não me segurar". Sioen foi aposentado aos 24 anos de idade.

O adoecimento aparece descrito por Charcot como se houvesse uma percepção da relação corpo-psiquismo que aparece aqui como hipótese não declarada ou de pano de fundo, em que Charcot pôde escutar os conflitos edipianos como pista para considerar a etiologia da doença.

Leituras psicanalíticas

Os casos são marcados pela saída da terra de origem, vontades imponentes de viajar milhares de quilômetros percorridos por diferentes continentes distantes geograficamente e longe da família e da cultura de origem. Os casos de James Lévy e Sioen – que considero "casos extremos" – para usar a expressão de Freud (1996b, 1996d), ainda que analisados separadamente, em sua singularidade apresentam um conjunto comum de fatores etiológicos para a condução da vida erótica. Uma carga de herança simbólica em que a instância psíquica do Eu enquanto superfície corporal encarrega-se de encontrar lugar pela via dos desejos de viajar.

O corpo é levado, literalmente, a se movimentar em longas distâncias para chegar ao extremo possível de outras posições, ainda que no mapa geográfico e ao adoecimento ligado à constituição, como um precipitado dos efeitos acidentais produzidos na cadeia infindavelmente longa de seus ancestrais. As viagens podem ser consideradas como uma resposta diante do confronto com a figura paterna, já que "é no confronto entre as gerações que o homem inventa o que é herdado dos pais" (Fuks, 2014, p. 28).

Lévy e Sioen pareciam sentir-se perdidos, buscando lugares para estar no mundo. A sensação de estar perdido no mundo, digamos de uma certa inquietude, relaciona-se ao indizível, ao interdito, ao recalcado. O problema especial da natureza da força motora, que permite a repressão operar, constitui uma fonte constante de preocupação para Freud, sendo a angústia uma das principais forças motoras que conduzem à repressão (Strachey, 1996).

Vale lembrar que o inquietante é também uma espécie de coisa assustadora que remonta ao que é bastante familiar (Freud, 2010d), que se apossa do corpo e ganha vazão pela realização das viagens. A viagem de barco para longe de casa, que em outro momento teria sido um castigo de seu pai, o retorno à terra natal, à cultura de origem e à família são momentos de manifestação do adoecimento para Sioen. A par da coincidência temporal, Charcot parecia estar atento ao fato de que o início de sua doença pudesse ter relação com um movimento de fuga/retorno às origens.

A fuga, considerando Freud (1915/2010c, p. 149), representa a fuga do Eu, que se manifesta na retirada do investimento consciente e ocorre de maneira bem mais profunda e radical nas neuroses narcísicas. As fugas[63] ou a realização dos desejos de viajar consistem então na retirada do investimento pulsional dos lugares que representam a inconsciente representação de objeto.

A "apreensão ansiosa" vivida, seja durante o serviço militar, seja nas ereções "inutilizáveis", ou em situações de miséria aconteciam na tentativa de fugir do desamparo (embora acabasse o encontrando). É possível que, segundo Assoun (2013), haja uma espera por catástrofes ou malogros em que a angústia aparece pela via de um estado febril de excitação. O riso histérico de James Lévy após sua queda no rio Rhônes parece carregar o símbolo mnêmico do traumatismo cujo malogro do qual conseguiu escapar. Sioen, diante inúmeras desgraças – vou nomear assim a quantidade de sintomas físicos listados por Charcot[64] – também tinha explosões de riso "por causa de nada sem poder se conter".

As explosões de riso e a falta de continência apontam para modificações na distribuição normal das magnitudes de excitações sobre o sistema nervoso. Segundo Charcot, citado por Lepastier (2004), os risos, choros e soluços costumam marcar o final de uma crise histeroepiléptica. O excedente de excitação, os excessos se exteriorizariam ora inibindo, ora estimulando a formação de excitações e se deslocariam livremente em meio às excitações cerebrais e psíquicas.

O reconhecimento da diferença da qualidade de insatisfação presente na histeria e na neurose de angústia[65] não impede Assoun (2013) de esta-

---

[63] Exemplos mais recentes sobre a fuga de estímulos podem ser encontrados em Inglez-Mazzarella (2006).

[64] Marcha titubeante e espasmódica; câimbras; reflexos da patela exagerados; trepidação; tremor intencional clássico (prova do copo d'água); nistagmo bem nítido; problemas na visão; não possui sinais pupilares; esfíncteres apresentando falsas necessidades; pressão frequente com micção difícil; ereções raras, inutilizáveis; constipação intestinal, dieta sem farináceos; problemas de memória e lentidão na fala.

[65] A neurose de angústia exibe um quadro clínico de irritabilidade, estados de expectativa angustiada, fobias, ataques de angústia completos ou rudimentares, ataques de medo e de vertigem, tremores, suores, congestão, dispneia, taquicardia, diarreia crônica, vertigem locomotora crônica, hiperestesia, insônia etc. (Freud, 1896/1996d). A etiologia das neuroses de angústia é composta pelo acúmulo de excitação e pela abstinência forçada; pela excitação de origem somática não aliviada que não termina em gratificação; pela natureza sexual que perturba o equilíbrio das funções psíquicas e somáticas e pelo impedimento ou diminuição da participação psíquica necessária para libertar a economia nervosa da tensão sexual (Freud, 1996d, 1996gg).

belecer "relações íntimas" entre elas, visto que um "pedaço" de neurose de angústia não faltará nas histerias como também em outras "psiconeuroses".

Segundo Green (2010) o Édipo descoberto em 1897, só será verdadeiramente teorizado depois de 1920; foi preciso esperar os *Três ensaios sobre a teoria da sexualidade*, e um tempo particularmente demorado, como se a "articulação sexualidade infantil-complexo de Édipo fosse também particularmente demorada a se formar". É considerando esse dever do psicanalista de investigar o complexo de Édipo descrito por Freud, que Charcot, na cronologia pregressa à psicanálise, parecia descrever os casos atendidos. O pensamento voltado ao tratamento pode ser inspirado pela seguinte frase: "todo ser humano enfrenta a tarefa de lidar com o complexo de Édipo", que é o "complexo nuclear da neurose" (Freud, 2016, p. 148-149).

A vivência do conflito edipiano (não só com o pai real, o furioso, mas a cultura antissemita, agressiva, desde tempos ancestrais) nos jovens atendidos por Charcot pode ser inferida na busca impetuosa de um lugar onde pudessem se posicionar diante do desejo do outro. A aceitação de condições que os colocavam em sacrifício parecia evitar uma porção da realidade de suas origens, mediante a fuga. A fuga, segundo Green (1988, p. 126), "é uma atitude, se é que se pode dizer, 'ativamente passiva'".

É pela via do trabalho com a arte – figurar em um teatro[66] – para poder comprar pão, que Sioen sai da inércia masoquista de não ter o que comer – e busca uma saída ao desamparo revivido na América, esboçando nessa ocasião uma espécie de ação específica diante dos conflitos edípicos e das exigências da vida. A noção de princípio de realidade já é uma noção presente no *Projeto para uma psicologia científica* de Freud (1895[1950]/1996) (Bezerra Júnior, 2013)[67], que afirma que o organismo não pode esquivar-se ou fugir dos estímulos endógenos, ao contrário do que faz com os estímulos externos. Tais estímulos só poderiam cessar mediante certas condições, que devem ser realizadas no mundo externo (por exemplo, satisfazer a necessidade de nutrição).

Para efetuar a ação de fugir e aparentemente não perceber as ameaças, os viajantes precisavam tolerar a manutenção de um acúmulo de Q[68] suficiente

---

[66] A possibilidade de atuar no teatro, lugar onde "realidade e/ou fantasia se condensam" (Gaulejac, 2014, p. 148), parece auxiliar de alguma forma na criação do romance familiar, pois ao contar uma história é possível incitar a própria trajetória psicossocial.

[67] Vale lembrar que a ênfase deste texto está colocada no impacto do meio sobre o organismo e na reação do organismo ao meio.

[68] A *Q* refere-se a uma concepção da energia do sistema nervoso central distribuída pelo cérebro de maneira modificável, sujeita a leis gerais do movimento (Freud, 1950[1895]/1996). A *Q* enquanto excitações pode ser entendida como um protótipo para a noção de pulsões.

para satisfazer as exigências de uma ação específica. De modo que o sistema nervoso é obrigado a abandonar sua tendência original à inércia (isto é, a reduzir o nível da Qn a zero). Afinal, "todas as funções do sistema nervoso podem ser compreendidas sob o aspecto das funções primária – descarga nos mecanismos musculares – ou secundária – fuga do estímulo – impostas pelas exigências da vida" (Freud, 1895[1950]/1996, p. 349 *apud* Bezerra Júnior, 2013).

Diante do maior perigo de manter-se onde estavam, de entrar em contato com a fonte da angústia vivida, os jovens não podiam se dar conta das situações vulneráveis às quais podiam se colocar nas viagens intempestivas. Em *O Ego e o Id*, Freud (1996x) afirma que quando o Ego, sede real da angústia, está ameaçado por perigos diversos, ele desenvolve o reflexo de fuga retirando seu próprio investimento da percepção ameaçadora ou do processo semelhantemente considerado no id, e emitindo-o como angústia.

James Lévy decidiu não seguir com a herança judia da família do pai ao se converter provavelmente ao catolicismo, suposta religião de origem da mãe. Tal conversão, ou negação da origem semita, parece chamar a atenção de Charcot, que volta nossa atenção para a ideia edipiana de anular/matar o pai. A história de conversão da religião, de sua relação com o Pai simbólico, ou do desejo de se desligar do ambiente doméstico, podem ser fatores importantes na manifestação da EM, uma vez que ela parece ter eclodido depois de originariamente passar por um processo de implosão em que o esfacelamento de barreiras imunológicas chegaram a um extremo de sua capacidade normativa em determinado momento. De modo que os sintomas de EM dos jovens mantêm ligação com as vivências singulares de angústia, desgostos e repressão.

Em ambos os casos, a escolha dos objetos de amor, as circunstâncias que os levaram a diferentes lugares geográficos parecem marcadas pelos investimentos de objeto e identificações inerentes ao complexo de Édipo. Os jovens adoecidos pareciam reagir ao buscar inconscientemente a destruição da figura paterna, no entanto acabavam revertendo a destruição para seus próprios corpos, durante viagens e decisões que os colocavam em situações de risco.

Consoante a Freud (2015a), no texto sobre *Considerações gerais sobre o ataque histérico*, sugiro que as fantasias edípicas sobrepostas e as inervações somáticas levam os doentes de Charcot a realizar o desejo de viajar. Tais vontades contemplam tanto um desejo recente como indicam uma impressão infantil reavivada. As viagens repentinas ou fugas intempestivas podem atuar como uma espécie de condensação para a criação de uma forma de ataque histérico.

Os registros da pluma charcotiana são breves e pontuais, o que parece refletir também um discurso enigmático, desinvestido[69] ou sem maior elaboração por parte dos doentes. As fugas e a atitude que se esboça na descrição dos casos, são uma demonstração do (não) saber – inconsciente – diante da relação corpo-psiquismo como uma suspeita acerca da sexualidade, enquanto agente provocador do adoecimento no corpo.

Segundo Bouchara, Cohen e Laurent (2014), para Charcot, que era um viajante frequente, "a viagem é uma cura". Freud, que também adorava viajar, parece ter herdado mais esse ensinamento da vida de seu antigo mestre. Por mais que o corpo de James Lévy e Sioen sofressem os sintomas orgânicos da esclerose múltipla, e das misérias sociais que puderam viver longe de casa, as viagens tomam o lugar da cura buscada no processo de tentativa de dissolução de conflitos eminentemente edipianos, considerando o Édipo um complexo sociossexual, que envolve a cultura herdada desde antes do nascimento dos jovens do-entes.

O complexo de Édipo para pensar os relatos

Bastos (2011) nos ajuda pensar como a segunda tópica freudiana, sujeita ao dualismo de Eros e da pulsão de morte, reitera as superações das dicotomias corpo/psiquismo e individual/social. O id, aberto para o corpo, e as instâncias dele decorrentes forjadas pelas identificações, o ego, como superfície psíquica e corporal, e o superego, herdeiro do complexo de Édipo, mostram a imbricada rede amorosa e destrutiva que correlaciona o corpo e o psíquico, o individual e o social.

Com base em Lacan (1999), a não ultrapassagem do complexo de Édipo, no sentido da não aceitação da privação do falo parece ter mantido esses dois jovens numa certa forma de identificação com o objeto da mãe, um objeto rival, que comparece nos momentos em que os jovens manifestam ações ou reações em um corpo sacrificado pelas viagens e pela doença.

Com base em Inglez-Mazzarella (2001) supomos que a atitude dos jovens atendidos por Charcot de não conseguir ficar muito tempo dentro de casa pode significar uma identificação (que assumiu um aspecto agressivo) com a figura do pai. A autora considera a contextualização do século

---

[69] Com razão, Freud (1896/2023, p. 148-149) criticava: os médicos adquiriram o hábito de não os investigar [os distúrbios sexuais] se o próprio paciente não os apontava.

XVIII em que a vida doméstica das mulheres estava vinculada ao "dentro de casa" e a dos homens ao "fora de casa". Parece que os jovens precisavam sair recorrentemente de casa para poderem voltar e então serem recebidos após períodos de sacrifícios pessoais.

A ideia de "fuga patológica" era comum no final do século XIX na Europa, em parte ligada a uma mutação social e cultural que participava da democratização do turismo, que possibilitou alargar o horizonte fantasmático dos europeus. Essa espécie de viagens incontroláveis poderia ser considerada menos viagens de descobertas de si que tentativas de eliminar-se a si mesmo.

Quando esses jovens adoecidos pareciam reagir, buscando, inconscientemente, a destruição da figura paterna e acabavam revertendo a destruição para seus próprios corpos adoecidos, para sua própria atuação em viagens e decisões que os colocavam em risco de vida. Seria o caso de se pensar, com base em Freud (1923/2011b) numa pulsão de destruição posta a serviço de Eros para fins de descarga, de uma satisfação.

Os registros pontuais feitos por Charcot nos levam a pensar que a dinâmica enfrentada por seus *malades* relacionava-se com o propósito de dominar o complexo de Édipo. Lévy e Sioen pareciam sentir-se perdidos, buscando lugares para estar no mundo. As fugas e desejos de viajar realizados pelos dois jovens, a par de serem considerados desejos patológicos ou não parecem ilustrar posições psíquicas que fazem emergir uma espécie de manifestação comportamental, fortemente associada ao domínio de expressão do corpo, pela via do deslocamento geográfico e pelo adoecimento (Chabert; Verdon, 2016).

A sensação de estar perdido no mundo, digamos de uma certa inquietude, relaciona-se ao indizível, ao interdito, ao recalcado. O problema especial da natureza da força motora, que permite a repressão operar, constitui uma fonte constante de preocupação para Freud, sendo a angústia umas das principais forças motoras que conduzem à repressão (Strachey, 1996). Vale lembrar que o inquietante é também uma espécie de coisa assustadora que remonta ao que é bastante familiar (Freud, 2010d) que se apossa do corpo e ganha vazão pela realização das viagens.

A fuga, segundo Green (1988, p. 126), é uma atitude, se é que se pode dizer, "ativamente passiva". Um modo de defesa que responde às excitações internas, pratica um refluxo utilizando todos os seus recursos "na efetivação de uma tática da terra queimada, até um lugar fortificado onde os dias melhores serão esperados".

Alguns anos depois, Freud (1925/2011a) analisa a capacidade de nosso aparelho psíquico de receber novas percepções e de criar traços mnêmicos duradouros, afirmando que eles não são imutáveis. A analogia feita por Freud sobre a suposição de que inervações são enviadas e recolhidas, em breves empuxos periódicos, aproxima-se das concepções atuais da epigenética e da plasticidade neuronal em que o funcionamento do sistema nervoso é marcado por trajeto anteriormente percorrido, inconsciente. De forma que o "sistema mnêmico" do corpo adoecido por uma doença como a esclerose múltipla é capaz de reativar as bases da lembrança por excitações recebidas que por sua vez, reatualizam os traços mnêmicos inconscientes marcados pelas experiências vividas (Santos, 2019).

Uma possibilidade de entendimento do momento em que os jovens apresentam sintomas da doença, em que algo definitivamente ocorre em seus corpos pode ser feita com base nas contribuições de Jackson (2013). O neurologista descreveu sobre a doutrina da evolução e dissolução do sistema nervoso, em que o voluntário perde lugar para o automático e a passagem do mais organizado para o menos organizado, ou, em outros termos "do mais geral para o mais específico" (Jackson, 2013, p. 211). O estado mental, a presença de imagens e representações inconscientes referidas ao mundo externo surgem durante a condição física vivida. Mas tais imagens não surgiram durante a descarga como imagens de objetos de diversas cores e formas, mas apenas como massas brutas de cor vívida.

Seguimos com as contribuições freudianas da ideia de que no lugar de uma verdadeira suspensão do contato (equiparado à dissolução do complexo de Édipo) entre o que vem de fora e o que vem dentro, haveria uma periódica não excitabilidade do sistema perceptivo. Freud (1996t) explica que os processos de descarga desempenham papel no fenômeno da angústia a partir dos representantes de sensações físicas mais ou menos definidas referidas a órgãos específicos do corpo, como as inervações motoras dos órgãos respiratórios e do coração[70].

---

[70] Dorette Eike foi atendida pelo médico alemão Zenker, tem seu dossiê de esclerose múltipla na pasta de Charcot que se atenta para os ataques cardiálgicos e as síncopes recorrentes desta doente. Marie Joséphine Broisat tinha *mal au coeur*, expressão que nos leva a associar o acúmulo de afetos tristes, de desgostos como a mágoa à doença cardíaca.

Assim, a descarga não é sempre repentina[71], seu conteúdo traumático tem capacidade de ser armazenado e ir se descarregando em crises neurológicas, complacentes à condição de sujeito de cada do-ente. A descarga e a percepção desses atos são resultado ou reação à angústia – reação comum a todo organismo –, que é um estado especial de desprazer com atos de descarga ao longo de trilhas específicas (Freud, 1996t), pode corresponder de certa forma aos desgostos relatados por Charcot.

A tentativa autodestrutiva de escapar da intensidade pulsional habita o corpo-psiquismo de incompreensões profundas. Qual história destes doentes podia ser investigada conforme os acontecimentos marcados na vida de cada um? Charcot antecipa nos casos de Sioen e James Lévy as "condições psíquicas", depois listadas por Freud (1996s, p. 34) referentes aos "desejos de viajar" que podem compor um estado patológico histérico. Condições psíquicas – tais como o evento de fuga de Sioen e a reação furiosa de seu pai seguida de uma recepção fria em que o pai envia o filho para nova mudança de cidade. De forma semelhante, as experiências de James Lévy, à sua maneira, parecem ter criado condições psíquicas para a apresentação dos sintomas histéricos e neurológicos: o trauma psíquico presente na queda no rio Rhône, as relações conflituosas com os pais e a esclerose múltipla pré-existente são todos galhos de uma árvore genealógica de causas.

Assim, na grande árvore de determinantes para o desencadeamento de sintomas neurológicos e histéricos, a concomitância de estados nervosos e psíquicos pode – mas não é regra – interagir na escala de efeitos no corpo. Se considerarmos, basicamente, o complexo de Édipo como um conjunto organizado de desejos amorosos e hostis em relação aos pais (Laplanche; Pontalis, 1991d), e como o principal eixo de referência psicopatológica para a psicanálise, temos um aporte para pensar o caso dos dois rapazes atendidos por Charcot. É de se supor que uma investigação maior das histórias de representações e recordações infantis de ambos os jovens seja de forte valor afetivo – parcial ou totalmente inconsciente – e que estruturou tanto as emoções e atitudes como os comportamentos adotados ao longo da vida

---

[71] A este respeito, Luiz Hanns nos dá excelente tradução de termos importantes para chegar nessa discussão a partir de suas notas de tradução n'*À Guisa de Introdução ao Narcisismo* de Freud (2004). E Charcot desde muito cedo antecipa essa ideia dizendo que uma crise histérica pode se apresentar após um "período de ruminação" denominado por Janet (1910 *apud* Lepastier, 2004, p. 933) de "período de incubação", que distúrbio moral, estado neuropático, não se limita ao momento da agitação do ataque, ele começa bem antes. De forma semelhante à crise histérica, as lesões dinâmicas postuladas por Charcot demonstram que se elas persistirem além de certos limites de tempo que ele não saberia precisar, tais lesões podem se transformar em "alterações mais profundas e talvez indeléveis, tanto dos elementos nervosos quanto os elementos conjuntivos" (Lepastier, 2004, p. 109).

e que coincidem enquanto manifestações presentes no corpo erógeno no momento dos sintomas físicos.

Assim, embora os registros charcotianos não permitam maiores discussões, nossa leitura de casos descritos pelo mestre de Freud nos leva a supor que existem em ambos os casos certos círculos de pensamento e de interesse em viajar que são dotados de poder afetivo, afetos que podem ser de ódio, enfrentamento ou desejo de morte do rival, que seja o pai, ou sua figura introjetada pelos próprios doentes. As manifestações da esclerose múltipla podem ser interpretadas neste contexto como sinais de algo transmitido geracionalmente (algo que a epigenética pode nos ajudar a pensar). A não dissolução ou superação do complexo de Édipo parece mostrar-se pela errância de Lévy e Sioen, nas viagens que parecem representar a busca por um tipo especial de escolha de objeto.

O próximo capítulo apresentará uma discussão que se beneficia das descobertas de Freud sobre o funcionamento paradoxal do superego, como portador dos ideais, ao mesmo tempo instância interditora reveladora do humano regido por afetos fundamentalmente ambivalentes inseridos na trama social. A partir do posicionamento de Bastos (2011) sobre o corpo-sujeito em que não há dissociação entre intersubjetividade e intersubjetividade e que corpo e psíquico não são um fora e um dentro, proponho analisar o caso de Maurice Girard, a partir da expressão: o "s(eu)jeito de adoecer".

CAPÍTULO III

O S(EU)JEITO DE ADOECER E RELAÇÃO CORPO-PSIQUISMO EM UM CASO DESCRITO POR CHARCOT

O sujeito para a psicanálise é dividido subjetivamente e o campo pulsional que o sustenta origina sintomas, angústias e inibições. Com base nessa premissa proponho considerar o Eu enquanto instância psíquica importante no processo de adoecimento do sujeito. Com a criação do termo s(eu)jeito de adoecer, proponho neste capítulo fazer conversar o emblema do corpo visível lesionado, material das interpretações positivas dos sintomas observados por Charcot com o invisível do corpo situado em um extremo intangível de funções psíquicas valorizadas no negativo dos sintomas apresentados por autores da psicanálise quanto a relação corpo-psiquismo a partir do caso do jovem Maurice Girard, diagnosticado por Charcot com esclerose múltipla (EM) e histeria.

Dor: expressões quantitativas do real, do imaginário e do simbólico

A dor é o fenômeno mais imperativo de todos os processos (Freud, 1996v, p. 359). A dor mói, gira como moinho fazendo de nosso corpo suas pás (Rivera, 2018, p. 27). A experiência real da dor parece provocar o medo inconsciente de que ela possa se perpetuar.

As dores foram amplamente registradas por Charcot, seja pelos seus diferentes tipos, intensidades, se momentâneas, contínuas, frequentes ou recorrentes, apontando localizações, comparações e especificidades: "dor viva"; dores persistentes ("beliscando"); "dores fulgurantes" às vezes parelhadas com formigamentos[72], "dores lancinantes", "suportáveis", "dores vagas" ou "sem exasperações", "dores difusas", "dores em todo corpo, embora não

---

[72] Geralmente compreendidos como certo incômodo, e por esse motivo, subvalorizados enquanto sinal de alerta pelas doentes.

a impedisse de dormir, a fazia acordar com frequência durante a noite", "cãibras que duram cerca de ¼ de hora e são muito dolorosas"; o tipo de dor "quando queremos alongar os membros inferiores".

Charcot mostrou como seus doentes sofriam com dores agudas nos membros inferiores ("dor nos membros inferiores à noite depois de uma fadiga [inserido depois] à noite; elas duram ao se deitar um quarto de hora algumas vezes e ela volta um ou dois dias por mês"), dor hepática (que gerava inapetência e vômitos), dor nos rins, na coluna lombar (durante até quatro anos) e na cintura, geralmente manifestas na mesma época, durando até 20 dias, persistindo com uma "certa violência".

No caso de Hortense Délphine Baudoin, a peculiaridade da dor na cintura era

> [...] mais marcada na metade direita na base do tórax; dor que perturba significativamente a respiração. Encontra um ponto nevrálgico 1° em direção à quinta vértebra dorsal; 2° abaixo da mama direita, 3° sensibilidade exagerada ao epigástrio? Suas dores seriam lancinantes e apareceriam pelas crises. Dores vagas na metade direita do sacro e na espinha ilíaca anterossuperior direita.

Figura 17 – Desenho de parte da lombar e região sacral, evidenciando "Escara..." [seguida de nome indecifrável, indicando possivelmente referência à localização sacral]; Escaras trocantéricas de Hortense Delphine Baudoin

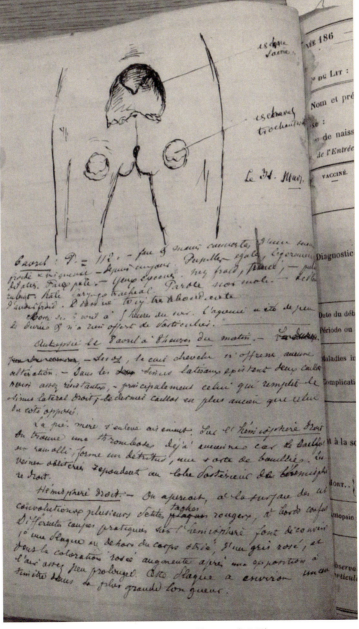

Fonte: Jean-Martin Charcot (1868)

Figura 18 – Fragmento medular com lesão desmielinizante na periferia, de Hortense Delphine Baudoin. Notas: A. Placa do cordão lateral direito; B. Placa do cordão anterior; C. Placa do cordão lateral esquerdo; D. e E. Placas dos cordões antero-laterais esquerdo da região dorsal

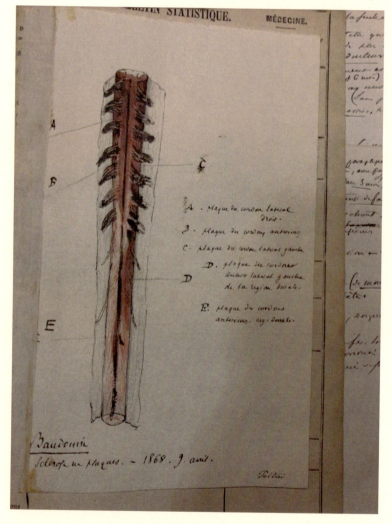

Fonte: Jean-Martin Charcot (1868)

A localização de pontos sensíveis às dores e sua intensidade são amplamente descritos em diferentes casos: "A pressão exercida ao longo da coluna
é dolorosa do cérvix até o cóccix"; "Algumas dores nevrálgicas nas têmporas,
dores que reaparecem sempre no momento da menstruação", "Algumas dores
lancinantes ao redor do umbigo", dores nas costas, dor cervical, nos ombros,
dolorosas pontadas na perna direita, dores lancinantes na perna esquerda,
joelhos, calcanhares, tornozelo, interior das orelhas; dor de reumatismo, nas
articulações das falanges, metacarpo e articulações dos dedos; "suas articulações são a sede da dor exagerada pelos movimentos". Charcot também registrava quando a cólica era bastante frequente e às vezes muito forte, quando
não havia crises gástricas e quando reações específicas surgiam: "fraqueza
nos pés e mãos" imediatamente após ataque gastrálgico (dor no estômago).

A recorrência e caso das dores de Louise Guatarel foram assim descritas:

> Essas dores voltavam uma vez por semana e duravam cerca
> de uma hora e meia. Elas tinham o caráter de uma constrição
> atroz. Acompanhavam de uma maneira e lhe arrancavam gri-
> tos, ela era formada ao mesmo tempo ao nível da parte superior
> das panturrilhas. Uma bola dura do tamanho de um ovo. A
> dor existia ao nível desta bola e no resto da perna. É na mesma
> época [...] aproximadamente que a doença começou com estes
> fenômenos dolorosos que fez a doente repentinamente parar
> de andar: as pernas dela cederam … quando ela quis se levantar
> e ela caiu, ela passou dias numa poltrona. As cãibras duraram
> cerca de 2 ou 3 anos. Não podia andar. Na sequência desses
> fenômenos dolorosos, sobrevieram vertigens e problema da
> marcha; por muito tempo a doente pôde continuar a andar
> com a ajuda de uma bengala e um braço. O enfraquecimento
> das pernas tem aumentado progressivamente. É impossível
> saber desde qual época ela parou completamente de andar. A
> doente teria ido sucessivamente ao *Charité* e ao *Pitié*.

Marie Ficher também apresentava uma cãibra dolorosa em seu membro inferior direito: "no mesmo dia ela foi pega de uma dor obtusa, limitada
à parte inferior da coluna vertebral e que jamais se irradiou dos dois lados". A
hiperestesia também foi relatada no caso de Marie Ficher em todo o tronco e
barriga acometidos. Segundo Charcot, ela começa a 2 ou 3 centímetros abaixo
da clavícula. Os músculos anteriores direitos do abdômen ficavam contraídos
e formavam sob a pele dois ligamentos tensos, muito sensíveis à pressão.

Embora não tenhamos segurança de afirmar quais os motivos principais para Charcot descrever com tantos detalhes as dores de seus doentes para além da mera descrição, talvez hoje possamos imaginar que a tentativa de compreensão, ou um ensaio de estabelecimento de um nexo causal acerca das sensações no corpo relatadas permitem inferir que a dor está enraizada na experiência dos doentes de Charcot de algum modo peculiar e desde muito cedo.

Formulo a hipótese de que o desencadeamento de uma crise de sintomas dolorosos nos doentes de Charcot, via de regra, coincide com a ocorrência de estimulações suficientemente fortes recebidas como um ataque interno. A dor da comoção, descrita por Nasio (1997), parece uma noção útil para compreender o que latente na EM (ou qualquer outra doença crônica), considerando a presença de estimulações suficientemente fortes que, além da lesão tissular, desencadeariam traumas internos.

Esses ataques tendo provocado uma "lesão" ao invólucro de proteção do Eu – ou sendo eles mesmos efeitos das lesões – causam uma dor "pulsional", que segundo Nasio (1997, p. 75) vem imediatamente como uma corrente de energia direcionada à pessoa, de forma devastadora e não controlada, que mergulha o Eu em um estado de choque traumático. Construto esse que equiparamos aos "desgostos somáticos" descritos por Charcot.

Charcot parece dizer nas entrelinhas que nada se podia fazer a respeito da dor, senão relatá-la; não havia referências a analgésicos para o tratamento das dores dos doentes suplicantes. Assim, embora a dor apareça como "companheira fiel do corpo e da psique, um puro experimentar, impensável e indizível" (Chabert, 2015, p. 9), ela tem espaço nos registros dos dossiês escritos por Charcot para serem analisadas a posteriori enquanto experiência subjetiva.

Já em 1868, Charcot interessou-se em registrar a expressão das dores que Alexandrine Anne Causse sentia por todo corpo, por exemplo, a partir do uso de comparações: "era como se cães estivessem roendo seu corpo", ou como se recebesse "golpes de martelo"; ou ainda um formigamento insuportável no ombro direito comparado ao efeito de uma tração no dedo anelar da mão esquerda [da paciente de 32 anos, solteira]; o trabalho que costumava fazer com as mãos passa a ser comparado a "uma sensação de quando se puxa a pele".

Figura 19 – Lesões desmielinizantes na coroa radiada (justacorticais no lobo temporal) e lesão de fibras em U (desenho assinado por Bailly) de Alexandrine Anne Causse

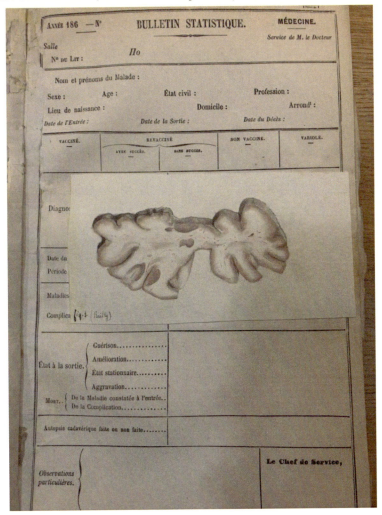

Fonte: Jean-Martin Charcot (1868)

Figura 20 – Visão anterior do tronco cerebral com lesões desmielinizantes na ponte
e bulbo de transição bulbo medular, além de lesão desmielinizante na raiz do nervo
trigêmeo (fig. 2); Corte transversal do tronco cerebral na altura da ponte com destaque
para lesões desmielinizantes na porção central da ponte e na periferia do cerebelo (fig. 3)

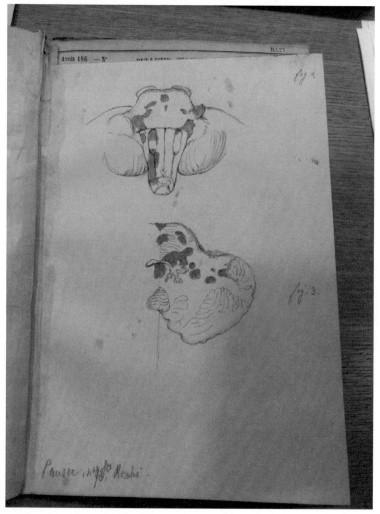

Fonte: Jean-Martin Charcot (1868)

O corpo em dor está em evidência, clama e reclama por respostas, palavras, elaboração, tratamento. O que se passa no corpo dos doentes e o trabalho que é feito para reduzir dores e sofrimentos, permitem desenvolver, ainda que de forma tensa, a teorização acerca da relação corpo-psiquismo, presentificada nas experiências vividas.

Como dizia Freud (2010e, p. 15) "não é fácil trabalhar cientificamente os sentimentos", no entanto, observamos que a expressão de sentimento de doentes de Charcot geralmente se dá pela queixa dos sinais fisiológicos e suas sensações. A partir da escuta de tais relatos é possível vislumbrar um sujeito na linguagem inconsciente do doente.

Dores que a senhora Vinchon dizia ter com frequência localizadas em alguns pontos da cabeça, dor que ela compara a um calor extremo acompanhada de pontadas; "é como um dardo". As dores existem, de um lado como de outro, elas vêm por crises e desaparecem bastante rápido (um ou dois minutos).

Para Dorette Eike as cólicas estomacais eram tão violentas que a doente teve uma síncope de meia hora. O ataque de síncope no caso de Dorette Eike, foi repetido seis semanas depois. E depois, várias vezes em intervalos durante um ano. Ela mantinha um estado de estupor. Na senhora Blondeau, Charcot atribuiu suas síncopes inicialmente à anemia que a doente teve por volta dos 15 anos, depois as designa de ataques histéricos sincopais, que durante um mês se manifestaram diariamente.

Comparações como essas transformavam puras sensações de dor com caráter de "constrição atroz" em uma espécie de representação delas quando relatadas, pois falavam para além dos sintomas da EM, diziam de um sofrimento que vinha junto com eles: algo penível como "um véu que cobria seu cérebro".

No caso da dor e demais sintomas psicofisiológicos que uma doença pode trazer, Freud (1996c, p. 39) discorre sobre a maneira pela qual obtemos conhecimento de nossos órgãos durante as doenças constituindo talvez um modelo da maneira pela qual em geral chegamos à ideia de nosso corpo. Sendo que "o próprio corpo de uma pessoa e, acima de tudo, a sua superfície, constitui um lugar de onde podem originar-se sensações tanto externas quanto internas". Está aí a chance forjada de vir à tona aquilo que ficou adormecido, mas não reprimido, aquilo que acumulado no psiquismo, chega um momento que irrompe em fenômenos corporais.

É nesse momento importante da obra de Freud que o Eu é entendido como derivado de sensações corporais, principalmente das que se originam da superfície do corpo, podendo ser encarado, além de entidade de superfície do aparelho mental, como uma projeção mental da superfície do corpo.

Charcot observou que a rigidez marcada no corpo dessa doente só cessou, depois de horas de rigidez cadavérica após sua morte. No entanto, a experiência de relato da dor intensa na doença parece ser capaz de mobilizar o desenvolvimento de um processo de representação, projeção mental dos acontecimentos no corpo-psiquismo.

Apesar da intensidade com que os sintomas somáticos apareciam, o uso inventivo das comparações aparecia como um recurso próprio de interpretação deles, quando as doentes podiam falar deles para Charcot. Os sintomas eram descritos como uma espécie de manifestação automática – para usar da comparação – um ato falho do corpo que se assemelha a um funcionamento narcísico de um corpo que "se vira sozinho".

Considerando as diversas perdas que os doentes de Charcot vivenciavam, consideramos que se produz um investimento narcísico muito alto do lugar do corpo doloroso. Segundo Chabert (2013, p. 25):

> Da mesma maneira, a sensação dolorosa pode se estender por transferência para o domínio do psiquismo. O superinvestimento do objeto ausente constituirá um estado de excitação insaciável, aumentando sem parar, de forma que as condições econômicas dessa dor psíquica será equivalente às que provocam a dor corporal.

Diferente do que temos notado nos discursos da nomeada "psicossomática psicanalítica" uma hierarquia de causas e condições para manifestação de sintomas, do tipo "se uma coisa, então outra não", vamos percebendo com os casos relatados por Charcot que "uma coisa não exclui a outra". Ou seja, ter repertório verbal e simbólico não impede que o real dos sintomas dolorosos compareça violentamente.

Seja pela EM ou pela histeria, é como se o sujeito inicialmente "apaixonado" por sua doença, no sentido de que a fronteira entre seu Eu e objeto (sua própria condição de doente do *Salpêtrière*) ameaçasse desaparecer. Segundo Freud (1930/2010e, p. 17): "Algo que pode ser temporariamente abolido por uma função fisiológica também poderá ser transtornado por processos mórbidos". De forma que a experiência de uma doença problematiza os limites do Eu ante o mundo externo, remetendo à ideia de regressão, ilustrada pelo momento em que o bebê lactente ainda não separava seu Eu do mundo exterior e das sensações que lhe sobrevêm. Essa experiência regressiva parece se intensificar quando EM e histeria aparecem juntas, como no caso emblemático de Maurice Girard.

O conceito de regressão aparece como uma complacência, na medida em que a expressão "complacência somática" pretende explicar não mais apenas a escolha de determinado órgão do corpo, mas a escolha do próprio corpo como meio de expressão. Assim, tem-se em consideração as vicissitudes do investimento narcísico do próprio corpo, que retorna àquilo que ficou registrado nele.

A partir do entendimento da regressão como uma complacência, Chabert (2017) afirmou no *Programme de la Journée Scientifique "Splendeurs et misères de la régression"* como a regressão impregna o inconsciente e o irradia, constituindo um motor potente do funcionamento psíquico. Ela pode referir-se tanto aos esplendores do retorno ao primitivo em seus fragmentos de idealização, do narcisismo e de toda-potência dos começos, ou ainda às misérias da impotência, do abandono ou da persecução na medida em que ela conduz aos porões da psique. Cotidianamente a regressão se apresenta na simplicidade da vida, mas também inquietante e enigmática nos derivados das doenças graves, e atrativa e perigosa nos tratamentos psíquicos onde reina a transferência, suas ameaças e suas esperanças.

A regressão em suas diversas manifestações pode ser emblemática nas doenças neurológicas autoimunes, tal como a Esclerose Múltipla (EM). O aparelho psíquico, em especial nas neuroses narcísicas, em que a participação do Eu parece bem mais intensa no adoecimento, pode no extremo de suas possibilidades fazer com que o físico somático invada o psiquismo. O provável, segundo Green (1988) é que a reversibilidade da regressão destrutiva pode ser temporária ou definitiva e dependerá dos cuidados físicos e psíquicos de um objeto que nunca esteve. Esse objeto que nunca esteve no Eu é o objeto-trauma que limita o inevitável traumatismo à sua não adequação perfeita ao Eu. Esse objeto-trauma não consegue misturar às suas intervenções à angústia nascida de suas próprias pulsões.

O objeto é para o Eu, de certa forma, sempre uma causa de desequilíbrio, em suma, um trauma. Pois, se é verdade que o Eu aspira à unificação e que essa unificação interna estende-se para a unificação com o objeto, a reunião total com o objeto obriga o Eu a perder sua organização. Além disso, à medida que essa reunificação é impossível, ela também desorganiza o Eu, pois ele não tolera essa separação.

O objeto-trauma, a partir da consideração via o narcisismo, leva-nos então a considerar o Eu não somente como sítio dos efeitos do trauma, mas também como o das reações contra o que constituem uma parte importante das defesas do Eu, não contra a angústia, mas contra o objeto cujas variações independentes suscitam a angústia (Green, 1988, p. 151).

Quando um homem tem algo a dizer do outro

O autor de língua francesa, Éric Fiat (2006), em uma discussão sobre a tomada de consciência do corpo como sendo "seu corpo", propõe uma distinção entre sujeito/objeto. A partir do verbo objetar (*objecter*) lança o significado de jogar (do verbo *jeter*, e seu radical "*-jet*") diante si (*ob-*), o ato mesmo de fazer comparecer diante de seu "espírito"; se dividir em sujeito observador e objeto observado. A operação ativa de desconhecimento de Maurice Girard acerca de seus próprios males só poderia ter sido desfeita pelo trabalho de análise em que objetar sua condição de doente fosse possível.

Maurice Girard, admitido no *Salpêtrière* em 1889, tem o dossiê, digamos, com mais história contada dentre os 35 doentes de Charcot pesquisados. Diante de um caso complexo como esse, Charcot, que andava perto da teoria da psicanálise, podia escutar as manifestações corporais de forma inovadora, ainda que ele não tivesse se dado ao trabalho de discuti-las.

Para Freud, em sua *Carta a Josef Breuer de 29 de junho de 1892* os sintomas histéricos crônicos tinham relação com os traumas (Freud, 1996r, p. 190). Os sintomas crônicos apresentados por alguns dos doentes de Charcot tais como no caso de Maurice Girard, correspondem a um mecanismo de deslocamentos que Freud (1996r) considerava como uma modificação interna de somas de excitação que não foram dissipadas.

Charcot estava como diria Freud (1996u, p. 259), seguindo "o rastro dos traumas psíquicos", investigando as vivências pertencentes ao enfermo e as repercussões delas na irrupção da doença. Freud (1996j) *em Análise terminável e interminável* cita a doença física como situação em geral insuscetível a influências psicológicas, em que está presente a força constitucional dos instintos e a relativa fraqueza do ego, considerando que quanto mais forte o trauma, mais certamente seus efeitos prejudiciais se tornarão manifestos.

Freud (1996hh) relata um caso em que foi chamado para a delicada tarefa de fazer o diagnóstico diferencial entre uma lesão na medula ou uma neurose traumática de um jovem que desde certo abalo emocional, não conseguia andar devidamente. Freud podia com lucidez realizar a crítica dos colegas poucos cautelosos que com demasiada facilidade faziam diagnósticos de histeria quando havia coisas mais graves em jogo.

Depois, escutando sua própria autocrítica, constatou que seu diagnóstico não fora incorreto, definindo o diagnóstico de histeria e tendo realizado seu tratamento psíquico que propiciou o desaparecimento de grande número de sintomas histéricos. Por outro lado, também manifestou sua impressão de um grave erro, pois seu diagnóstico também não fora correto, bem como sua promessa de cura ao jovem rapaz, pois existia um resíduo inacessível à sua terapia, e que só poderia ser explicado pela esclerose múltipla.

Freud ao relatar nessa passagem o equívoco na ação, como expressão de autorrecriminação, escreve o que ele poderia ter dito a si mesmo: "Seu idiota, burro![73] Dessa vez, trate de não tornar a diagnosticar histeria quando estiver diante de uma doença incurável, como fez há anos com aquele pobre homem..." (Freud, 1996hh, p. 171). Esse caso do qual Freud se lamentou, se tivesse sido atendido por Charcot poderia estar na mesma pasta intitulada pelo mestre de Freud: "Esclerose múltipla e histeria", em que se encontrava o caso de Maurice Girard e outros (Santos, 2019; Santos; Celes; Lindenmeyer, 2019, 2020), sem que um diagnóstico excluísse o outro.

Na sua explicação quase psicológica da histeria, Charcot chegou a estabelecer a vinculação entre a histeria e os distúrbios sexuais, embora não colocasse a sexualidade como algo essencial. Ferenczi (2011) nos conta de afirmações charcotianas sobre a paralisia histérica: "causada pela imaginação mas não é imaginada".

A paralisia histérica estaria franqueada com elementos da cadeia psíquica, ou seja, pode ser causada pela imaginação[74] se considerarmos restos "psíquicos" dos trajetos materiais percorridos em "fibras representativas" (Freud, 1996h) de lesões orgânicas em representação. Portanto os efeitos sintomáticos seriam reais na materialidade do corpo, físicos, embora não necessariamente se manifestem no nível da imaginação. É de Charcot a ideia

---

[73] A partir da referência de Lacan (1972) sugiro que esse desabafo de Freud poderia ser uma recusa de Freud diante seu próprio desejo canalha de tratar do "pobre homem" que atendeu, sem saber se o seu desejo estaria muito confundido entre o desejo de ser médico para tratar da esclerose múltipla (EM) e o desejo de ser psicanalista para tratá-lo de sua histeria. Essa passagem da construção da obra freudiana acerca do adoecimento numa perspectiva da relação corpo-psiquismo essencialmente psicanalítica – não vulgar – parece revelar o que depois Lacan (1974/1993, p. 74-75) vem reafirmar: a análise deve ser recusada aos canalhas é porque os canalhas se tornam burros. O caminho para Freud, na perspectiva lacaniana – que aparentemente considera a origem da palavra em latim *imbecillus*, "fraco, sem forças, frágil" – seria o destino de Freud, de se tornar "imbecil". Buscando a acepção etimológica da palavra faz sentido que Freud se assumisse deficiente ou fraco diante de seu saber, ou seja, precisaria, para atender um caso complexo em que histeria e esclerose múltipla estivesse juntas, andar "sem bastão", manquejando, deveria reconhecer que necessitaria de um apoio para se aguentar de pé enquanto teoria do corpo na psicanálise.

[74] Nesse sentido Freud (1891) já afirmava em seu texto *Sobre a concepção das afasias* que aquilo que conhecemos como função psíquica pode ser danificada tanto por uma lesão cerebral localizada em partes isoladas da materialidade do sistema nervoso como também pode reagir *como um todo solidário*, ou seja, a função orgânica pode ser enfraquecida também em virtude de um *dano imaterial*, ideia que será exemplificada no texto *Algumas considerações para um estudo comparativo das paralisias motoras orgânicas e histéricas* de Freud (1996o).

ainda hoje defendida por autores contemporâneos de que pequenos traumatismos (que podem inclusive ser frutos da imaginação) frequentemente repetidos são suscetíveis de se acumular, podem produzir efeitos no corpo, ou seja, não ser da ordem do imaginado, os sintomas são reais.

Se retomamos a ideia de cadeia material e cadeia psíquica de Freud no âmbito do paralelismo psicofísico, supomos que a compreensão do trabalho de Charcot implica em algo que parte de um nível inconsciente da cadeia material de excitações cerebrais (lesões inflamatórias da EM, por exemplo). Bem antes de Freud, Charcot enunciou em 1865 em seu trabalho sobre esclerose dos cordões laterais da medula espinhal em uma mulher histérica acometida por uma contratura permanente dos quatro membros:

> Você deve considerar que a ideia de falta de movimento, de impotência se realiza igualmente porque é assim que as coisas se passam relativamente nos movimentos e nas ideias. Pois a ideia que se realiza corresponde evidentemente à uma modificação de certas regiões corticais. É claro como o dia, não existe uma ideia que não seja de substrato essencial no espírito. Que a ideia de falta de movimento venha a ser predominante, e que pode resultar em uma paralisia (Charcot, 1865 *apud* Lepastier, p. 109)[75].

A ideia que Freud vai assumir sobre as emoções como um fenômeno que ocorre simultaneamente no nível do subsistema do corpo e no nível do subsistema dos processos mentais, abre espaço para compreender a situação de conflito geradora de emoção que pode originar transtornos funcionais, e estes, se repetidos e persistentes, alteram a vida celular acarretando a lesão orgânica e suas complicações.

A emoção é aquilo que no nível dos sentimentos é medo, raiva, dor, tristeza, alegria ou fome, no corpo, concomitantemente, se expressa por meio de modificações no subsistema somático, mediante modificações das funções motoras, secretoras e de irrigação sanguínea (Rodrigues; Gasparini, 1992).

Havia casos que deixavam Charcot pensativo. Com base nos relatos de Ferenczi (2011) sugerimos que o caso de Maurice Girard parece ter sido justamente um desses casos em que para Charcot "talvez haja uma história atrás disso".

---

[75] Tradução pela autora.

Maurice Girard[76]: um caso de "esclerose múltipla e histeria"

Perguntei-lhe por fim
A razão sem razão
De me inclinar aflito
Sobre restos de restos,
De onde nenhum alento
Vem refrescar a febre
Deste repensamento;
Sobre esse chão de ruínas,
imóveis, militares
na sua rigidez
que o orvalho matutino
já não banha ou conforta.

(Trecho do poema "Perguntas" de Carlos Drummond de Andrade, 2002)

Maurice Girard era um jovem de 21 anos, que recebeu o diagnóstico de "esclerose múltipla e histeria", estampado na capa de seu dossiê por Charcot, que nos fez conhecer a história desse doente. Charcot nos conta que Maurice Girard sempre trabalhou regularmente. Antes de ser admitido no *Hôpital Pitié-Salpêtrière* em 1889, trabalhava como cuteleiro desde os 15 anos. Ele era empregado na têmpera de facas em uma fábrica, trabalhava quase sempre em pé e sem muita fadiga[77]. Maurice podia fazer longas caminhadas, embora andasse com as pernas afastadas e um pouco em ziguezague. Ele era desajeitado de suas pernas, batia os pés em cada obstáculo. Apesar disso, ele era um "bom caminhante"; uma vez, relata Charcot, ele foi para *Villeneuve Saint Georges*[78] a pé e sem ficar cansado.

Nessa mesma época sofreu um acidente numa cave, teve contusões leves, e segundo Charcot, esse acontecimento não teve consequências lamentáveis. No entanto, quando estava com 16 anos, (18 meses após a queda na cave) ele vomitou meio litro de sangue. Charcot registrou que essa hematemese aconteceu de repente, uma noite, sem causa aparente, sem mal-estar pre-

---

76 Tradução do manuscrito de Charcot, utilizando as palavras do próprio, comentada pela autora, seguido de análises acerca do caso.

77 A fadiga é um sintoma característico da esclerose múltipla.

78 Uma distância de aproximadamente 17 km até o hospital onde era atendido.

cursor. Durante a noite e nos dias seguintes, esse vômito foi repetido várias vezes. Quando a hematemese parou depois de 15 dias, ele voltou a trabalhar. Durante o vômito, ele não tinha febre, nem dor no estômago, comia bem e digeria sem dificuldade. Não havia perdido peso antes do início do vômito, e não emagreceu na sequência.

O que a hematemese podia ter de significado? Charcot buscava relacionar o evento do vômito de sangue que durou 15 dias à queda na cave, embora esta tenha acontecido há 18 meses do período em que a hematemese se repetiu. O sintoma de vômito aparecia aparentemente "isolado", sem febre, dores, inapetência ou dificuldade de digestão, sem perda de peso corporal. O trato gastrointestinal de Maurice apresentava boas condições gerais clinicamente; pode ser que o jovem tenha tido uma crise aguda de úlcera péptica sem causas orgânicas relatadas. Embora o relato de Charcot sobre a hematemese seja breve e não conclua por um sintoma histérico, ele parecia invocar a ideia de "corpo-memória" (Sibony, 2013), ao que nos dias de hoje muitos diriam algo semelhante à "gastrite nervosa", de uma regressão ligada a um trauma.

A teoria freudiana do trauma permitiu iniciar uma compreensão ímpar dos processos de subjetivação e do trabalho psíquico (Celes, 2017). Os registros Charcot como os relatados no dossiê de Maurice Girard parecem servir de subsídio para as afirmações de Freud (1996o) que constata já no ano da morte de Charcot, que um primeiro trauma não deixa nenhum sintoma, ao passo que um trauma posterior da mesma espécie produz um sintoma.

Só que esse último sintoma não pode ter surgido sem a cooperação da causa provocadora anterior, nem pode ser esclarecido sem se levarem em conta todas as causas provocadoras. Desde muito cedo, na teoria freudiana percebemos que a questão da temporalidade psíquica envolvida no entendimento do trauma na clínica bem como no desenvolvimento das discussões teóricas deve auxiliar a busca de cenas anteriores que tenham despertado toda a pujança de seus efeitos, depois, em um outro tempo.

Segundo Freud (1996o), nos *Estudos sobre a histeria*, o vômito é um dos sintomas mais comuns da histeria. No caso de Katherina, os vômitos funcionavam nesta paciente de Freud como um substituto para a repulsa moral e física. E considera junto com Breuer que o sentimento de impureza produz uma sensação física de náusea. Uma perturbação com o vômito pode ser o efeito de uma emoção penosa, ou de afetos violentos surgidos durante uma refeição e suprimidos durante um período de incubação. A sensação de náusea pode ressurgir na dificuldade de harmonizar as sensações de movimento com as impressões ópticas.

No texto *Sobre a Psicopatologia da Vida Cotidiana*, Freud (1996hh) cita um exemplo de vômito como defesa do sujeito. O caso se passa num hospital militar, com sua intensa sobrecarga de trabalho e escassez de médicos. A natureza psicogênica do vômito "ante a menor excitação" (Freud, 1996hh, p. 123), sobretudo por sua contribuição para o lucro secundário da doença, foi assim exemplificado: o aparecimento na enfermaria, do comandante do hospital, que de tempos em tempos inspecionava os convalescentes, dizendo "Você está mesmo com ótimo aspecto, certamente já deve estar bom". A escuta dessa frase era o bastante para desencadear um acesso imediato de vômito. E escreve o pensamento encobrido por essa reação: "Curado... voltar à ativa... por que eu?"

Embora Charcot tenha considerado que a queda na cave de Maurice Girard não tenha tido consequências lamentáveis, anos mais tarde Freud (1996d, p. 192) mostrou "seguindo Charcot" que mesmo uma experiência ainda inócua na ocasião em que ocorreu pode produzir, postumamente, o efeito anormal de levar um processo psíquico como a defesa a um resultado patológico enquanto ela própria permanece inconsciente. Tal experiência pode ser elevada à categoria de trauma e desenvolver força determinante, se acontecer em um momento em que o doente se achar num estado psíquico especial[79]. A investigação de Charcot nos leva à hipótese de Freud de um entendimento do trauma considerando uma segunda cena.

Freud (1996d) também relacionou o vômito de determinado paciente a uma reprimenda severa que um jovem havia recebido de seu pai e depois em situação referida a um assédio sexual. Para ele, quando o paciente demora muito tempo para dizer algo, a tensão da sensação – desejo de vomitar – torna-se insuportável e o paciente, se não consegue falar, começará mesmo a vomitar.

Assim, Freud ao dissertar na *Psicoterapia da Histeria* (em *Estudos sobre a histeria*, p. 308) nos oferece uma impressão plástica[80] do fato de que o vomitar toma o lugar de um ato psíquico, tal como sustentou em sua teoria conversiva da histeria. Como Maurice não contava com nenhum espaço de fala, como ele não podia elaborar nada sobre a cena traumática, o vomitar toma então o lugar de um ato psíquico ainda que fora do contexto psicoterapia da histeria.

---

[79] A experiência na clínica psicanalítica contemporânea tem mostrado que as grandes decisões ligadas a união, separação, convivência e dedicação a relações duradouras, ainda que desejadas, são momentos significativos e marcantes no substrato do corpo em que os processos inflamatórios podem se instalar.

[80] Segundo Assoun (2016, p. 49) contextualiza o sentido, na obra de Freud, do que é "plástico" como aquilo suscetível de tomar diversas formas, que é então literalmente e fundamentalmente "maleável", mas também é a capacidade de um material sofrer uma deformação (permanente) sem se quebrar.

Dos 16 aos 21 anos, Maurice Girard parece ter vivido uma espécie de período de latência, em que não se notava nada. Depois desse período ingressou no serviço militar, em que tornou-se soldado da infantaria na cidade de *Montbrison*, região central da França (aproximadamente a 530 quilômetros de Paris). Durante os quatro anos de duração de seu serviço militar, Maurice foi sujeito a "ataques de nervos" que se produziam sempre e somente a cada vez que ele passava por uma revista[81].

Quando se fala em revista, para além do sentido de prestar continência no contexto do serviço militar brasileiro, podemos pensar logo em revistar os pertences, como quando se adentra em um local que faz este tipo de procedimento de segurança. A situação de revista que Maurice passava com frequência era a que entendemos no sentido de "continência", uma ação do soldado em resposta a seu superior. A palavra usada em francês *revue* dá a ideia de dar vista a posição que o corpo se apresenta, postura ereta, mão sobre os olhos, como que dizendo, "vejo meu superior e coloco-me a seu dispor", e também, "pode me ver", ou rever, dar vista, revistar. Paro todo meu movimento, para lhe servir.

É em função da revista que há continência, imobilidade, e até mesmo, no auge de um excesso de rigidez de todo corpo, que pode ocorrer a queda dele. Podemos imaginar que quando Maurice caiu na cave ele também ficou por instantes imóvel, à mercê do infortúnio, parado, imóvel diante do Destino.

Nesse ponto, quero chamar atenção para o alerta de Bloch (1954) de que no curso de análise de um comportamento não se pode ser indiferente ao conhecimento de qual é a atividade que precede ou segue a uma outra, ou que segue ou precede de uma fase de comportamentos observáveis diretamente a fim de se atribuir uma significação psicológica ao fenômeno fisiológico em questão. Mesmo porque os indícios fisiológicos são sintomas que permitem reconstituir a síndrome de comportamento.

O autor ressalta, por fim, que o comportamento se distingue dos indícios fisiológicos pelo fato de que possui uma significação psicológica. E é por isso, que os registros fisiológicos e mesmo de informações de antecedentes hereditários ou pessoais da vida dos doentes de Charcot tomados isoladamente não substituem a leitura psicanalítica que podemos fazer nos dias de hoje.

---

[81] A revista militar descrita por Charcot no final do século XIX compara-se ao que denominamos continência enquanto sinal de respeito, honra e cerimonial militar das Forças Armadas. A continência está disposta na legislação brasileira pela Presidência da República por meio do Decreto N.º 6.806, de 25 de março de 2009.

A hipótese se constrói em torno da vivência de algo semelhante a uma revista, algo que se associou via representações inconscientes a reações anteriormente experimentadas, restos de reações provenientes de inflamações, excitações na cadeia material do corpo-sujeito. A cena da revista nesse projeto de análise pode ser uma segunda cena do trauma.

Charcot nos conta que a experiência da revista emocionava fortemente Maurice Girard. Ele utiliza a palavra *trac* para descrever o sintoma de Maurice, que significa "medo ou angústia que se sente antes de afrontar o público, de fazer uma prova, de executar uma resolução" (Rey, 2011, p. 1450). Parece mesmo uma descrição contemporânea de ataque de pânico[82].

Em posição, enquanto ele se mantinha por alguns instantes de imobilidade regulamentar, ele dizia sentir alguma coisa lhe subir do ventre à garganta, isso lhe fechava a garganta, ele passava a ficar muito vermelho, suas pernas tremiam; ele teve batimentos nas têmporas, zumbidos de ouvido, visão perturbada e então caiu. Em uma ocasião como esta foi transportado para sua cama, não sabia dizer o que havia acontecido, se teve convulsões[83] enquanto estava sem consciência. Depois que tudo acabou, recuperou a consciência.

A mesma cena se reproduzia a cada vez que ele passava regularmente por uma revista. Seu segundo tenente o isentou de muitas revistas, uma vez que fora transferido para trabalhar na Biblioteca dos Oficiais[84]. Uma vez, no entanto, ele caiu em circunstâncias quase semelhantes. Um dia ele estava trabalhando com alguns camaradas na biblioteca e de repente o capitão entrou e disse: "Parado – que ninguém se mexa!".

E quase imediatamente Maurice se sentiu sufocado, apertado na garganta, batimento nas têmporas, tremores nas pernas etc. e caiu inconsciente. Em suma, ele se encontrou em condições fortemente semelhantes àquelas de um soldado passando uma revista: imobilidade absoluta, emoção, nervosismo. Ou seja, seus ataques se deram em momentos em que se sentia observado ou vigiado. A ocasião da revista remete a análise do caso de Maurice Girard a um fator quantitativo, nas palavras de Breuer e Freud (1996, p. 195): "a questão de qual o grau máximo de tensão afetiva que o organismo pode tolerar".

---

[82] Para uma discussão mais aprofundada do assunto, sugiro a leitura da pesquisa de Masson (2021).

[83] Pierre Janet (1910 *apud* Lepastier, 2004) já observava como a utilização do termo "convulsão" era muitas vezes impróprio quando o caso era de desordens motoras histéricas (Lepastier, 2004, p. 935).

[84] Em um caso que inclui ataque de angústia descrito por Freud (1996ee) ele também percebe como o afastamento do serviço militar auxiliou na remissão dos sintomas neuróticos.

Charcot descreveu Maurice como sóbrio, organizado, jamais apresentando excessos. No entanto, sempre foi muito impressionável, receoso; a menor reprovação, a menor contrariedade o transtornava. Em seu trabalho de cuteleiro, os menores contratempos, a mais leve reprovação de seu contramestre o colocava em um estado de aborrecimento, de "desgosto raivoso" que ele não podia superar.

Freud (2014b, p. 464) utilizou o termo "desgosto" para se referir ao produto de um conflito psíquico. Inferimos que a neurose de Maurice Girard apresentava um caráter patogênico, em que sua libido era facilmente necessitada e privada de satisfação. Durante seu serviço militar, em um momento que ele não pode especificar, provavelmente como resultado dos ataques que ele tinha, notou que suas pernas não eram como antes.

Assoun (2013, p. 49) diz que é no canteiro de trabalho ou no campo de batalha, seja "no fogo da ação" que, sob o efeito do trauma, se engaja a passivação no masculino ou a "impotência psíquica" (p. 33), é no uso de um uniforme que a histeria no homem se revela. Com base em Assoun (2013) proponho compreender esse sintoma de Maurice de não poder aproximar os calcanhares, senão que dificilmente, e andar com as pernas afastadas.

Era quando chegava ao regimento, que se esforçava para juntar os calcanhares e andar como os outros soldados. Ou seja, é em meio aos outros colegas soldados onde ele anda com as pernas afastadas, talvez como que por efeito do trauma "de tanto cair", como se o corpo guardasse a memória de que é frágil diante das autoridades e precisa afastar as pernas para conseguir melhor sustentação, base mais equilibrada para não cair. Tal como o surfista se põe em determinada posição com as pernas abertas para tentar mais equilíbrio pela superfície de contato na prancha. Os que estão em tontura por quaisquer motivos, idem. Parece que a impotência psíquica de Maurice enquanto uniformizado de soldado o lembrava que ali no regimento era preciso que ele se adaptasse para se sustentar diante certas situações. Sua impotência psíquica parecia tentar ser compensada pela ação motora fora do destacamento militar, pelo modo de andar.

Com base em Freud (2015a) ressaltamos que os ataques histéricos, que podem ser múltiplos, correspondem à condensação de fantasias (que podem ser numerosas e patogênicas) traduzidas para a esfera motora, projetadas na motilidade, representadas em forma de pantomina. Maurice Girard era tomado de uma desorganização corporal que o invadia e produzia desmaios perante a revista militar, ou ordens de seu superior hierárquico de manter-se estático.

O desmaio de Maurice em muito diferencia-se do senhor Doulet, descrito da seguinte forma por Charcot:

> Ele estava na cama quando de repente sentiu uma fraqueza, tontura; ele perdeu a consciência e depois de 10 minutos? ¼ hora? O doente retornou a ele [recuperou a consciência] sem ter oferecido fenômenos convulsivos. O doente permanece na cama até o ano de 1877[85]. Desde aquela época, nenhum episódio mais agudo; mas os sintomas da esclerose múltipla demonstraram ser mais pronunciados.

No caso de Maurice eram outros sintomas que se pronunciaram na ocasião dos desmaios. Estes indicavam uma expressão sintomática cuja condensação de fantasias – seja de um desejo recente ou numa reativação de uma impressão infantil ligada à autoridade dos pais – era manifesta na forma do ataque histérico que começava pela fraqueza das pernas. O acometimento das pernas é um sintoma facilitado pelas características da esclerose múltipla e pode se intensificar histericamente até o ponto de cair em desmaio.

Após a leitura reiterada do dossiê de Maurice Girard imaginamos como ele parecia um homem "desconjuntado", ou cuja integração possível entre seu psiquismo e seu suporte somático, entre sua posição de sujeito e objeto pareciam gravemente afetadas. Charcot relatou quase ao final das notas sobre os sintomas do jovem militar que do lado esquerdo ele possuía uma diminuição da sensibilidade ao contato, à picada e à temperatura nos membros superiores e inferiores. Na sequência de tais registro, escreve que Maurice teve uma hipoestesia[86] na metade direita do rosto e do pescoço, de contornos vagos, impossíveis de precisar. E logo após interroga, inserindo realmente um ponto de interrogação: "Paladar diminuído à esquerda?".

Incontinências

Maurice Girard urinou na cama até os 12 anos de idade (a nota sobre enurese noturna no capítulo II é elucidativa nesse caso também). A incontinência urinária de Maurice Girard, além de ser considerada um sintoma de esclerose múltipla, pode segundo Freud (1996l, p. 212) certamente não ser

---

[85] É nesse ano de 1877 que fica marcado o ponto de viragem quantitativo da presença da histeria na obra de Charcot (Lepastier, 2004).

[86] Hipoestesia: diminuição da sensibilidade.

incompatível com o diagnóstico de ataque histérico, "já que não faz senão repetir uma forma infantil de polução violenta". Maurice também passou por experiências de uma retenção excessiva da urina, tendo ficado até 18 horas sem urinar por estar na presença de outros colegas em seu destacamento militar.

Para Freud (2016b) os sintomas da masturbação ativa aparecem em lugar do aparelho sexual ainda não desenvolvido, citando como exemplo o aparelho urinário como tutor do aparelho sexual. A maioria das doenças atribuídas à bexiga são distúrbios sexuais; a enurese noturna, por exemplo, quando não representa um ataque epiléptico, corresponde a uma polução. A disúria emocional de Maurice Girard teria também representação semelhante.

Depreendemos, com base no texto de Freud (1996jj, p. 201), *Sobre as teorias sexuais da criança* que Maurice provavelmente não se sentia fazendo parte do destacamento, como se ele não pudesse se sentir "casado" com aquele grupo com o qual não tinha (ou não poderia ter) intimidade. Afinal, segundo uma das teorias sexuais infantis encontradas com frequência consiste no fato de que "os casados urinam um em frente ao outro".

No caso de Maurice Girard, Charcot vai apresentar uma narrativa que revela uma espécie de constipação persistente e disúria, apontando o fator emocional:

> Em todos os momentos era impossível a ele urinar ou defecar[87] na presença de alguém. Durante seu serviço militar ele iria para longas caminhadas sem urinar – (uma vez 18h), porque ele não podia se isolar. Sozinho, ele urinava sem dificuldade. Essa disúria emocional [...] persistiu desde que ele deixou o serviço militar.

Charcot nota quando esses problemas de ordem "apenas" emocional continuam a ocorrer ainda que na ausência dos colegas de serviço:

> Por 18 meses constipação persistente e disúria. Neste momento a disúria não era mais apenas emocional, como já foi. Quando

---

[87] Freud (1996jj) relaciona recusa de esvaziar os intestinos e as falhas da função de continência fecal ao gosto pela retenção das fezes que possibilita um prazer suplementar do ato de defecar. Charcot dá provas de que um possível sintoma de esclerose múltipla pode mostrar-se histérico justamente em função da "presença de alguém". Nesse ponto a hipótese do caráter e erotismo anal, assim como suas possíveis placas de esclerose, apresentam-se ambos como fatores latentes na leitura da manifestação dos sintomas em Maurice Girard. A partir de um posicionamento crítico sobre a psicanálise, Chauchard (1954) afirma que a formação do caráter está na aquisição de reflexos condicionados, seja de excitações ou inibições condicionadas. Para esse autor, tudo o que é desagradável será objeto de uma inibição condicionada que está na origem da repressão, enquanto um novo condicionamento associará o desagradável reprimido a uma reação agradável admitida. A neurose implica dessa forma, uma espécie de falta de equilíbrio interno em que implica uma espécie de impossibilidade de decidir.

> está sozinho, Maurice era obrigado a empurrar, a esperar um
> momento antes de o jato de urina chegar. A constipação de
> que ele se queixa é muito intensa – ele usa purgativos com
> frequência. Ficava até sete dias sem defecar.

Depois a retenção fecal deu lugar à expulsão:

> Várias vezes ele deixou suas fezes escaparem em suas calças
> porque ele não podia se conter. Porque ele precisava, era muito
> urgente e ele não teve tempo de desabotoar as calças. [...] Este
> foi o estado do paciente quando ele partiu no dia 28 de agosto
> para completar 28 dias (2º período)... continua com constipação
> e disúria com falsas necessidades frequentes (micção difícil).

Segundo Freud (1996m, p. 61) em *As Neuropsicoses de defesa*, a angústia liberada cuja origem sexual não deva ser lembrada pelo paciente irá apoderar-se das "fobias primárias comuns da espécie humana, relacionadas [...] de um modo ou de outro com o que é sexual – tais como a micção, a defecação".

Contração de membros e dedos: tateando sintomas

Ao realizar a anamnese de Maurice, Charcot relatou que naquela época, Maurice estava casado há dois anos e meio, queixava-se do polegar esquerdo que foi seguido de uma contratura desse dedo (em extensão) que durou um ano[88]. Há dois anos, durante o primeiro período de 28 dias de internação, Maurice fazia grandes manobras, andava mal, com as pernas afastadas, ainda não conseguia juntar os calcanhares. E ainda assim ele foi capaz de fazer o seu serviço sem se cansar em excesso.

O relato de Freud na *Observação de um caso grave de hemianestesia em um homem histérico* aproxima-se ao estilo de redação adotado por Charcot (1889) no caso de Maurice Girard relatado no caso supracitado. Embora Charcot não apresentasse uma discussão mais detalhada de suas suposições, os elementos para formulação de hipóteses aparecem sutilmente ou nas entrelinhas.

---

[88]   Freud (1996h), em *Algumas considerações para um estudo comparativo das paralisias motoras orgânicas e histéricas*, afirmou que as paralisias histéricas não obedecem à regra, que se aplica regularmente às paralisias cerebrais orgânicas, segundo a qual o segmento distal sempre está mais afetado do que o segmento proximal. Na histeria o ombro ou a coxa podem estar mais paralisados do que a mão ou o pé. Podem surgir movimentos dos dedos enquanto o segmento proximal ainda está absolutamente inerte. Não existe a menor dificuldade em produzir artificialmente uma paralisia isolada da coxa, da perna etc., e, clinicamente, podem encontrar com muita frequência essas paralisias isoladas, contrariando as regras da paralisia cerebral orgânica.

Freud (1996o) pondera que a determinação dos sintomas histéricos de fato se estende a suas manifestações mais sutis e que é difícil atribuir a eles grande dose de sentido. Para exemplificar sua afirmação cita o caso de uma moça histérica, que em sua complexa neurose, sofria de variadas crises de desespero. Numa delas, os artelhos de ambos os pés se distendiam convulsivamente e se contorciam. Em nota, Freud (1996o) percebe a evolução da etiologia das manifestações corpo-psiquismo e aproxima as considerações que podemos fazer no caso de Maurice Girard:

> De início, eu mesmo não estava disposto a atribuir muita importância a esses detalhes, e não há dúvida de que os primeiros estudiosos ter-se-iam inclinado a considerar esses fenômenos como prova da estimulação dos centros corticais durante os ataques histéricos. É verdade que ignoramos a localização dos centros das paraestesias dessa espécie, mas é sabido que tais paraestesias prenunciam a epilepsia parcial e constituem a epilepsia sensorial de Charcot[89]. As áreas corticais simétricas nas proximidades imediatas da fissura mediana poderiam ser consideradas responsáveis pelo movimento dos artelhos. Mas a explicação acabou sendo outra (Freud, 1996o, p. 123).

Freud continua a nota descrevendo longamente seu conhecimento acerca da história da moça e mostrando como seus sintomas tinham uma origem histérica.

As viagens de Maurice Girard

Na véspera da partida (de sua casa para o quartel general de *Saint-Ouen*) de Maurice no dia 28 de agosto para completar 28 dias (2.º período), ele estava trabalhando o dia todo, como de costume – essa partida o incomodava, o deixava muito triste, ele queria chorar.

Charcot escreveu na sequência da coleta de informações, que Maurice deixou sua casa[90] às 6 da manhã e foi de bonde até o quartel (bastião) de *Saint-Ouen*. Às 11 horas partiu a pé com o destacamento de reservistas para

---

[89] Consultar em breve o item sobre as sensibilidades à flor da pele neste capítulo.

[90] Maurice Girard foi o único que teve seu endereço residencial anotado por Charcot nos dossiês presentes na pasta de doentes com esclerose múltipla. O trajeto de sua residência (*Rue de la Fontaine au Roi*, n.º 24, no 11.º *arrondissement*) até Saint-Ouen é de aproximadamente 11 quilômetros.

ir à *Gare de Lyon*[91]. Ele andou como ele costumava andar, quer dizer: com as pernas afastadas e um pouco cambaleantes. Ele e seus colegas chegaram às proximidades do número 8 ou 10 *Boulevard Rochechouard*[92] e ele ficou repentinamente atordoado. Ele se lembra muito bem que ele teve um momento como uma nuvem na frente de seus olhos, que seus ouvidos zumbiram que "isso lhe bateu nas têmporas" e então perdeu a consciência.

Se Charcot estava tentando definir quais sintomas seriam da esclerose múltipla e quais seriam de histeria, seu próximo registro parece ir nessa direção, ao escrever que Maurice jamais teve diplopia. A diplopia é um tipo mais frequente de poliopia, que segundo Freud (1996bb, p. 64) era peculiar nos pacientes histéricos. Mais à frente, seu registro sobre a "nuvem na frente de seus olhos" parece indicar que Maurice não teria aparentemente um diagnóstico oftalmológico "orgânico" de base, embora não tivesse apresentado diplopia.

Como ele estava no posto de trabalho, seus companheiros o viram dobrar sobre as pernas e se debruçar para frente como se quisesse cair. Eles puderam segurá-lo a tempo e apoiá-lo segurando-o debaixo de cada braço[93]. Ele não sabe se ele se debateu; quando ele voltou a si, ele estava bastante desgastado, apoiado por dois de seus camaradas que o seguraram pelos braços e, assim, o arrastaram enquanto ele estava fazendo das pernas o melhor que podia.

O destacamento estava então no início do *Boulevard Magenta*[94]; seu esvanecimento, portanto, durou todo o caminho desde a *Boulevard Rochechouard*[95]. As pernas estavam muito fracas, pesadas, debaixo do braço esquerdo estava enrijecido, de forma que Charcot desenhou a "atitude" desse braço e escreveu ao lado do desenho que a rigidez do braço não estava completa. Charcot narra: quando ele chegou a *Gare de Lyon* ele poderia levantá-lo, movê-lo um pouco.

---

[91] A distância de *Saint Ouen* até a *Gare de Lyon* (12.º *arrondissement*) em Paris é de aproximadamente de 17 quilômetros.

[92] A distância da *Gare de Lyon* até o *Boulevard Rochechouard* (divisa do 10.º com o 18.º *arrondissement*) é de cinco quilômetros, tendo percorrido uma distância de aproximadamente 32 quilômetros de sua casa, sendo que mais de 22 quilômetros foram de caminhada. Nesse ponto da caminhada ele estava a quatro km de sua residência.

[93] A paralisia de um braço, segundo Etienne Trillat (1991, p. 278), comentador da obra de Charcot, "testemunha os fantasmas infantis masturbatórios", assim como a cegueira pode referir-se a pulsões *voyeuristas*.

[94] O *Boulevard Magenta* cruza com o *Boulevard Rochechouard*.

[95] Trajeto de aproximadamente dois quilômetros.

Figura 21 – A atitude do braço de Maurice Girard

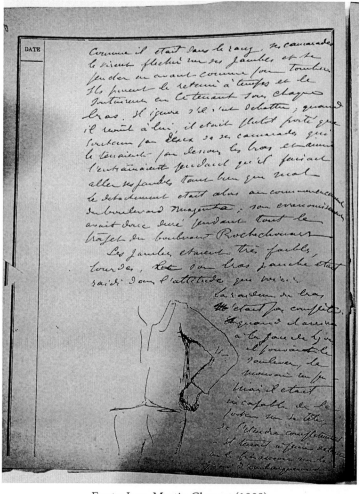

Fonte: Jean-Martin Charcot (1889)

Mas ele estava incapaz de levá-lo até sua cabeça, de estendê-lo completamente. Ele mal podia se levantar e se sentar na plataforma de embarque enquanto esperava a partida do trem. Sua esposa estava lá, vindo para vê-lo antes de sua partida. Ela o encontrou nesse estado. Ele estava, disse ela, todo tonto, ela acreditou que ele estava bebendo. Para colocá-lo no vagão, foi preciso apoiá-lo e empurrá-lo. Durante o trajeto da *Gare de Lyon* para *Lons-le-Saulnier*, das duas da tarde ao meio-dia do dia seguinte (11h15), ele ficou com a cabeça pesada, ele resistiu com grande dificuldade aos solavancos do vagão e sua cabeça estava batendo de tempos em tempos contra a parede. Em *Châlons*[96] ainda precisava estar apoiado por dois ajudantes, ele andou para um restaurante localizado a um km da estação e almoçou com apetite.

Quando ele chegou a *Lons-le-Saulnier*[97] ele foi capaz de andar no quartel (600 metros) sem ser apoiado – as pernas estavam um pouco mais fortes, menos pesadas – mas os braços estavam sempre endurecidos na atitude indicada e ele manteve seu estado de embotamento, de "ondas na cabeça". No entanto ele estava vestido, equipado. No dia seguinte o major diante de quem ele se apresentou recusou-se a reconhecê-lo doente. Ele o chamou de fumante. Disse que ele precisava fazer exercícios.

Quando era comandado a atirar de joelhos ele caia para frente e não conseguia mais se levantar; fazer a manipulação do rifle; ficar em marcha, tudo isso aos poucos foi se tornando impossível para ele. Ele foi posto de lado.

Dois dias depois ele foi enviado para tiro ao alvo. Ele pôde atirar onze tiros. Mas como ele apoiava muito mal sua arma com o braço esquerdo contraturado, um oficial aproximou-se dele, empurrou-o rudemente. Ele tocou sobre o lado esquerdo, começou a tremer e perdeu a consciência. A partir desse ataque novamente ele foi incapaz de andar sozinho, ele foi trazido de volta, apoiado e colocado na enfermaria.

Ele ficou lá 18 dias. Enquanto ele estava na enfermaria, certa vez à meia-noite e meia ele se levantou para ir ao banheiro, de repente sentiu alguma coisa subir da barriga ao pescoço, e apertar sua garganta, batendo nas têmporas, barulhos em seus ouvidos, ele teve tempo de agarrar-se a uma porta e perdeu consciência. Ele ficou neste estado por 10 minutos, ainda se agarrando à porta, suas pernas estavam mais pesadas, e ele teve muita dificuldade de voltar para sua cama.

No oitavo dia de sua internação na enfermaria, a atitude do braço se modificou progressivamente. Ele pôde estender o antebraço e os dedos. O dia antes de sair de *Lons-le-Saulnier* para voltar a Paris, sua mão e seus dedos começaram a se mover. Apesar de ainda apresentar movimentos atônicos, retornou a Paris no dia 18 de setembro ao meio-dia. Desde então, ele foi tratado em casa.

---

[96] *Châlons-en-Champagne* fica aproximadamente a duas horas e meia de trem da *Gare de Lyon*.

[97] Localizada na região sul da França, no mesmo sentido de sua cidade natal (*Thiers* em *Puy de Dôme*, centro histórico de manufatura de facas com mais de 100 fábricas e um museu da cutelaria, seu primeiro campo de trabalho). Mais duas horas de viagem depois de *Châlons-en-Champagne*.

O sintoma de contratura do dedo em extensão citado anteriormente repete-se na circunstância de contratura do antebraço, e ampliando-se a outros dedos. Na descrição do caso de Rosalie H., Freud (1996o) interpreta os sintomas da jovem em função de danos (assédio sexual após um pedido de massagem feito pelo tio da moça) aos quais ela não pudera defender-se: "a sensação e tremores nos dedos haviam-se instalado como um símbolo mnêmico recorrente" (Freud, 1996o, p. 194). Em Maurice Girard, Charcot segue fazendo descrições que nos fazem questionar o desencadeamento dos sintomas de uma histeria de retenção e pensar com Freud, de que não há uma única causa traumática, mas um grupo de causas semelhantes.

O grupo de causas traumáticas em Maurice começa a ser descrito por Charcot desde o começo com sua queda na cave, sua constituição "sempre impressionável", seu diagnóstico de esclerose múltipla, as relações potencialmente conflitivas com seu pai (inferidas por mim), militar, e depois na relação com seus superiores hierárquicos no serviço militar (os que revistam, o que diz para ficar parado, o que lhe dá um safanão quando está tendo dificuldades para treinar os tiros com a arma).

O grupo de causas com Rosalie, descrito por Freud (1996o) referem--se basicamente a cenas de sua primeira infância e fatores constitucionais de sua família – que em ocasiões diferentes – a tratava com violência, de maneira ofensiva, brutal e patológica, o que a levou a requerer grande esforço para reprimir o ódio e o desprezo que passou a ter pelo tio, de quem ela não pudera defender-se em situações de assédio sexual após um pedido de massagem feito pelo tio para quem teve de fazer massagem nas costas, pois sofria de reumatismo.

E depois quando o tio a pediu para tocar alguma música no piano e foi surpreendida pela tia enciumada que se esforçava em lhe desagradar. Freud disse que o movimento dos dedos que a viu fazer ao narrar essa cena foi o de afastar algo retorcendo os dedos, de maneira como em sentido literal ou figurado é o de quando se põe algo de lado – jogando fora um pedaço de papel ou rejeitando uma sugestão.

Charcot segue com a narrativa. Os sintomas de Maurice a partir de então são mantidos de forma geral: o braço esquerdo com contratura incompleta (movimentos involuntários da mão), pernas espasmódicas, movimentos lentos e sem energia. Passos incertos e titubeantes, precisa de ajuda para andar; continua com constipação e disúria com falsas necessidades frequentes (micção difícil); reflexos rotulares exagerados, trepidação epileptoide e rigidez funcional, leve diminuição da sensibilidade a picadas e temperatura, uma vez que a sensibilidade sempre foi mais pronunciada.

A esposa do doente percebeu que, do ponto de vista intelectual, ele estava totalmente mudado. A memória ficou diminuída. Ele ria e chorava com muita facilidade[98]: "Ele é um pouco como uma criança". Não consegue segurar um copo com a mão esquerda, nem abotoar suas roupas.

Desde a sua liberação do regimento, ele nunca mais teve ataques. Segundo Charcot, Maurice sempre foi impressionável, sujeito a crises de bocejo[99], ele bocejava de oito a dez vezes consecutivas. Seus colegas da época da oficina de cutelaria e sua esposa percebiam a frequência de seus bocejos que chegavam a incomodar e irritar as pessoas que estavam perto dele. Por que abrimentos espasmódicos da boca, com aspiração seguida de expiração prolongada do ar (Ferreira, 2010a, p. 327) incomodariam os colegas de Maurice Girard?

Se questionamos o porquê da irritação que o simples fato de bocejar poderia provocar, questionamos se o excesso de bocejos poderia ter se transformado num tique nervoso que, por razões desconhecidas, passa a trazer embaraço, pois entende-se mesmo sem precisar conceituar que sua aparição parece depender de fatores psíquicos. Como se Maurice pudesse revelar com insistência como se sentia diante dos colegas, pela via do bocejo, insatisfeito com a própria tentativa de satisfazer sua descarga motora, repetida tantas vezes.

Outras acepções da palavra tique mostram que esse termo pode significar ações motoras conscientes de controle na organização de ações por realizar, ticar afazeres numerados numa lista, por exemplo, atreladas ao pronunciamento de uma palavra. Segundo Dorsch, Häcker e Stapf (2001) tique é uma palavra vinda do alemão que significa "estremecer" que envolve movimentos de descarga motora, involuntária repetitiva no setor de um ou vários músculos, como piscar, franzir a testa, mover os lábios e a língua, tremor no rosto. O tique também pode ser doloroso, como nos exemplifica a neuralgia crônica do trigêmeo[100] (cujo desenho está presente na autópsia do dossiê de Alexandrine Anne Causse).

---

[98]   Lembramos a afirmação de Freud (2010f) de que a influência do choque emocional sobre o distúrbio de memória não pode ser minimizada.

[99]   Lepastier (2004) cita os trabalhos de Pierre Janet no livro *As neuroses* acerca dos distúrbios da respiração, tais como os tiques de inspiração marcados pelos soluços e bocejos, bem como os tiques expiratórios, manifestos pela tosse histérica e os risos. O bocejo seria compreendido como a conservação de uma forma inferior de linguagem.

[100]   O nervo craniano trigêmeo é assim chamado por possuir três ramos: o nervo oftálmico, o maxilar e o mandibular. Ele possui uma função mista, motora e sensitiva, com predomínio desta última de controle da musculação de mastigação e a sensibilidade facial.

A leitura de Freud (1996hh) que reproduz o caso narrado por Eitingon (1915 *apud* Freud, 1996hh) sobre os sintomas de um militar salta aos olhos quando notamos a semelhança dos sintomas de Maurice Girard. O tenente X que sofria de uma neurose traumática de guerra apresentava tremores intensos, inquietação, tendência ao choro e propensão a acessos de raiva, acompanhados de manifestações motoras infantis convulsivas, e vômitos ("ante a menor excitação").

Mesmo depois de ter deixado o serviço militar, Maurice persistiu na disúria emocional, as desordens da marcha (andar com as pernas afastadas, tropeçando em todos os obstáculos do caminho), a crise de bocejos. Os estudos de Pierre Bonier (1904), citados por Ceccarelli (2011) sobre as relações entre vertigem[101] e perturbação na percepção do espaço remete à imagem que temos de nosso corpo, ou seja, de como o percebemos. Ceccarelli (2011) chama atenção para as patologias neurológicas da motricidade e da percepção do esquema corporal que trazem consequências à imagem especular que podem chegar à sua desconstrução.

Na última nota de Charcot sobre Maurice ele escreve que o jovem não tinha "sonhos histerogênicos". O seu primeiro apontamento se volta para os "antecedentes hereditários", em que a mãe de Maurice era considerada "histérica" e tinha ataques provocados por emoções, sendo "que ela ficou paralisada das duas pernas depois de um ataque". A filha de uma tia que morreu "alienada" também era considerada histérica e também havia ficado paralisada das duas pernas depois de um susto com cães raivosos. O pai, que fora militar, foi descrito como um sujeito nervoso, "arrebatado" (*emporté*), colérico e bizarro.

Os apontamentos finais de Charcot parecem saltar entre descrições de sintomas orgânicos da esclerose múltipla e em outros momentos numa investigação de sintomas histéricos. A ambivalência de conteúdo no texto registrado parece dirigir-se para um discurso de adição, em que ele sairia de um conflito para sustentar um diagnóstico de Maurice, que não era puramente um esclerótico ou exclusivamente histérico. Curiosamente, ele conclui o dossiê de Maurice trazendo especialmente conteúdos sobre a histeria, ainda que em sua negação no sintoma que poderia ser na formação de sonhos. Maurice não tinha "sonhos histerogênicos", mas, poderíamos dizer, tinha outras manifestações do inconsciente que compareciam em seu

---

[101] Os ataques de vertigem e acesso de choro que tem como alvo outra pessoa (Freud, na carta 52 dirigida para Fliess, de 6 de dezembro de 1896, no Vol. I, Imago, p. 287).

corpo neurótico. Embora Charcot fizesse descrições muito pontuais, elas são volumosas e parecem querer dar indícios de que há algo nos complexos familiares, por ele nomeado de "antecedentes hereditários" que nos faz pensar que assim como as emoções ou sentimentos traumáticos são capazes de tornar mulheres da família de Maurice paralisadas das pernas, semelhantes a cenas de adoecimento autoimunes.

Para se falar do corpo na psicanálise deve-se considerar inicialmente que ele não é um conceito psicanalítico propriamente, mas que pela via da psicanálise ele pode ser apreendido em sua ligação com o inconsciente pelos efeitos que se operam entre somático e psíquico, considerando o inconsciente como o lugar de passagem necessário a essa relação. As considerações do corpo dos doentes ou dos entes atendidos por Charcot são antes de tudo, sujeitos com esclerose múltipla, assim o próprio corpo adoecido é assumido como objeto da pulsão, objeto para a libido, percebido, representado e vivido.

As primeiras percepções relativas à EM podem ser justamente os próprios sintomas somáticos que ela manifesta. Trata-se do momento em que uma modificação orgânica põe em movimento a pulsão, ou seja, a moção pulsional que é a "pulsão em ato" (Laplanche; Pontalis, 1991g, p. 286).

Histeroepilepsia

De 1862 a 1876, Charcot ensinava no *Salpêtrière* sobre doenças orgânicas do cérebro e da medula, foi ele quem lançou sobre a medicina francesa um brilho incomparável, segundo Gilles de la Tourette[102]. É então que ele publica a série de seus trabalhos sobre a histeria e sobre o hipnotismo, que é apenas um corolário da neurose. Em 1862, tomando posse do seu serviço, Charcot, entre o pavilhão dos incuráveis e o dos epilépticos, tinha encontrado uma secção dita dos histeroepilépticos, em que as convulsões eram confundidas desordenadamente num mesmo bairro, era o inferno da *Salpêtrière*.

Samuel Lepastier (2004), médico que fez carreira na clínica no *Salpêtrière* em seus escritos sobre a crise histérica, fazendo jus ao subtítulo

---

[102] Em 1873, com 16 anos de idade, Gilles de la Tourette iniciou seus estudos na faculdade de medicina de Poitiers. Mudou-se depois para Paris, onde foi interno de Jean-Martin Charcot, diretor do Hospital da *Salpêtrière*, em 1884. Em seguida foi chefe da clínica de Charcot, de 1887 a 1889, e depois membro da equipe de Fulgence Raymond, sucessor de Charcot na Salpêtrière. Gilles de la Tourette estudou a histeria, os aspectos médicos e legais do mesmerismo, e lecionou psicoterapia. Em 1884 descreveu, em nove pacientes, os sintomas da síndrome que denominou *maladie des tics convulsifs* ("doença dos tiques convulsivos") e que Charcot renomearia "doença de Gilles de Tourette" em honra ao colega.

do livro, contribui para o estudo crítico deste conceito clínico citando a estatística apresentada por M. Beau (1836), interno do *Salpêtrière*, que encontrou 32 casos de histeroepilepsia – um tipo de histeria reconhecido como o mais grave – num total de 276 doentes estudados, ou seja, 11% dos casos. Dentre esses 32 casos, 20 apresentaram histeroepilepsias com crises distintas individualizadas. Ainda que raramente a epilepsia poderia suceder a histeria. Ele traz referências contemporâneas para mostrar que a frequência das crises histéricas continua elevada e que elas não desapareceram com a morte de Charcot.

Em 1872-1873 Charcot escreveu uma lição sobre a histeroepilepsia, em que há uma combinação de duas "neuroses", metade epilepsia, metade histeria, em que os sintomas se sobrepõem. As duas afecções existem simulta-neamente, cada uma guardando sua evolução e seu prognóstico próprio. Tais referências são ratificadas por Lepastier (2004) e pelo aluno de Charcot, Paul Richer em seu livro *Études cliniques sur l'hystéro-épilepsie ou grande hystérie*, publicado em 1881. Segundo Richer as manifestações da histeroepilepsia não se restringiam ao ambiente do *Salpêtrière*, elas aconteciam na França, no estrangeiro e nos consultórios particulares de seus colegas médicos.

Richer (1881, p. XI) dá crédito aos pesquisadores estudiosos do tema: Louyer-Villermay, Tissot, Dubois (d'Amiens), Sandras, Briquet, Charcot, que consideram a histeroepilepsia como uma forma grave de histeria, na qual a convulsão epiléptica aparece assim como outras afecções do sistema nervoso, a título de elemento acessório, sem nada mudar a natureza da doença primitiva (referindo a Charcot). Outros autores irão nomeá-la como histeria epileptiforme (Louyer-Villermay, de Tissot); a histeria de ataques mistos (de Briquet); e a histeria maior ou grande histeria, como designou Charcot certa vez.

Um ano após seu estágio com Charcot, Freud (1996cc) no *Prefácio e notas de rodapé à tradução das conferências das terças-feiras, de Charcot*, objeta o uso do termo "histeroepilepsia" e conclui que ele deve ser abolido. Freud afirma que alguns pacientes indicados sob essa designação simplesmente padecem de histeria; outros sofrem de histeria e epilepsia, que segundo ele, são duas doenças que têm pouca relação essencial entre si e que *só por acaso são encontradas num mesmo indivíduo* (grifo da autora). Freud faz um alerta para a compreensão do termo, para que alguns médicos não ficassem desatua-lizados ao serem da opinião de que a histeroepilepsia fosse um agravamento da histeria, ou uma transição da histeria para a epilepsia, considerando que o próprio Charcot havia abandonado esse ponto de vista.

Mais uma vez retomando o problema de diagnóstico diferencial, sete anos depois, em 1893, Freud escrevendo junto a Breuer parece mudar sua consideração de que só por acaso duas formas de adoecimento acontecem num mesmo indivíduo. Freud observa, no caso da Sra. Emmy, que muitas neuropatas costumavam ter crises histéricas (espasmos e delírios juntamente a um acometimento de enxaqueca). E refere-se às neuroses mistas, na epícrise de seus *Estudos sobre a histeria*, dizendo que:

> [...] sem entendimento prévio e minucioso do valor e da significação dos nomes, não é fácil decidir se determinado caso de doença deve ser incluído entre os de histeria ou de outras neuroses (não puramente neurastênicas); e ainda se espera a mão ordenadora que, no campo das neuroses mistas comumente encontradas, assentará o marco de fronteira e destacará os traços distintivos essenciais para sua caracterização (Freud, 1996o, p. 127).

Assim, com as neuroses mistas sendo mais comumente encontradas, Freud refere-se em casos clínicos ao mecanismo das ideias fixas baseadas e apoiadas por diversas experiências. Tais ideias fixas atuavam com tal intensidade que apenas de "um cérebro verdadeiramente patológico é que se poderiam varrer por mera sugestão produtos tão bem fundamentados de eventos psíquicos intensos". Nota-se que tais produtos de eventos psíquicos intensos são alocados em um lugar diferente dos conflitos histéricos. Parece tratar-se de uma neurose em que a sugestão não tem o efeito esperado como na histeria. Segue adiante trecho da nota em que Freud apresenta a discussão de um diagnóstico de esclerose múltipla ou histeria:

> Um outro caso deixou-me profunda impressão desse interessante contraste entre a extrema obediência sonâmbula em todos os demais aspectos e a obstinada persistência dos sintomas da doença, por estes se acharem profundamente alicerçados e inacessíveis à análise. Havia mais de cinco meses, e sem que pudesse ajudá-la, eu tratava uma garota, cheia de vida e talentosa, que havia um ano e meio padecia de grave perturbação do andar. A menina tinha analgesia e pontos dolorosos nas duas pernas, além de rápido tremor nas mãos. Andava inclinada para frente, com pernas pesadas e passos

curtos, cambaleava como na marcha cerebelar e também caía com frequência. Seu ânimo era extraordinariamente alegre. Uma de nossas autoridades vienenses da época deixara-se levar por esse complexo de sintomas, diagnosticando uma esclerose múltipla. Outro especialista reconheceu no caso uma histeria a favor da qual também falava a complicada configuração do quadro clínico no início da doença (dores, desmaios, amaurose), e confiou-me o tratamento da doente (Freud, 2016, p. 147).

A natureza histérica da doente ou da doença é investigada por Freud que percebe uma persistência dos sintomas somáticos apresentados. Quando Freud se propõe a investigar qual emoção[103] havia precedido a irrupção da doença, depara-se com a morte de um primo, que se associa à figura do pai ligada misteriosamente à origem da doença da filha.

A fantasia de que o pai enquanto primeiro homem na vida de uma mulher deve morrer, coincide com as indicações de demais casos de EM em que a doença está atrelada a eventos significativos da sexualidade, por exemplo, após o casamento, após o nascimento de um filho ou às demais representações presentes em relações de trabalho ou em precárias condições de vida. Mesmo sem dizer em palavras o que aconteceu, o intenso sofrimento do pai da moça, descrito por Freud, está ligado a um reconhecimento evidenciado na manifestação somática de soluçar em choro diante da única alusão feita pela filha em hipnose sobre a emoção precedida à irrupção de sua doença.

Para pensar no adoecimento do corpo-psiquismo a partir de doença neurológica autoimune e histeria, no relato da crise de angústia de Katharina, Freud destaca que os sinais de "aura" histérica precedem um ataque epilético ou histérico. Freud e Breuer (1996, p. 261-262) comparam convulsão histérica não ideogênica a ataques epilépticos, em que a massa de excitação acumulada por soma é descarregada, do mesmo modo que a massa de estímulos causada por modificações anatômicas. Assim, os sintomas histéricos são descritos por Freud: "como afetos e restos de excitações que atuaram sobre o sistema nervoso como traumas" (Freud, 2016, p. 128).

Breuer (1996) apresenta o caso de uma paciente que teve uma paresia em suas pernas erroneamente diagnosticada como uma doença da espinha, ela tinha vivenciado isso com imenso alívio e, quando lhe disseram que era "apenas nervosa" e que passaria, isso foi o bastante para acarretar graves

---

[103] Para uma discussão mais ampla sobre as emoções, ver o item "adoecer jovem" do capítulo II, sobre a idade dos doentes e o processo de adoecimento.

dores de consciência. Com esse relato, Breuer (1996, p. 261) teoriza algo importante para a compreensão da clínica psicanalítica do adoecimento com as doentes de Charcot no *Salpêtrière*:

> A necessidade de adoecer decorre do desejo da paciente de convencer a si mesma e às outras pessoas da realidade de sua doença. Quando essa necessidade se associa ainda à aflição causada pela monotonia de um quarto de enfermo, a inclinação a produzir cada vez mais sintomas novos desenvolve-se ao máximo.

No caso de Marie Joséphine Comon, os fenômenos paralisantes apareceram, segundo Charcot, rapidamente depois da queda que ela fez. E em Marie Joséphine Broisat, a paralisia do braço esquerdo já havia aumentado ao ponto de não mais poder levantar a mão.

Em pesquisa realizada pela Federação Internacional de Esclerose Múltipla (King, 2020), existem 2,8 milhões de pessoas vivendo com EM em todo o mundo, sendo que há pelo menos duas vezes mais mulheres (69%) com EM do que homens (31%). Ana Maria Canzioneri (Abem, 2013) afirmou que 339 pacientes com EM foram avaliados pelos testes psicológicos Pirâmide Colorida de Pfister e Bateria Fatorial de Personalidade. Os dados indicam características de rigidez e perfeccionismo que os pacientes impõem em si mesmos, irritabilidade, dificuldades emocionais, ansiedade, repressão, baixa tolerância à frustração, baixa produtividade e retraimento defensivo.

Conforme a psicóloga pesquisadora, "quanto maior a rigidez, sem se permitir uma flexibilidade consigo mesmo, mais se castiga o corpo, piorando o estado emocional e, consequentemente, a Esclerose Múltipla". A EM parece conversar intimamente com a histeria há séculos. Nas considerações teóricas sobre *Estados Hipnoides* (Freud; Breuer, 1996, p. 236), Breuer afirma que em raras ocasiões uma paralisia fica como sequela após um ataque histérico. O que nos leva a pensar no caso da senhora Comon que, consoante às considerações de Freud, os distúrbios da motilidade são mutáveis e dependem de diversas condições (Freud, 1996bb, p. 65).

Após 24 anos de experiência clínica, Freud (2014b, p. 517) afirma que apenas ocasionalmente as neuroses atuais e psíquicas ocorrem de maneira pura; "mais frequente é, no entanto, que se misturem entre si e com uma afecção psiconeurótica". Para Freud, nesta época ele já considerava o sintoma da neurose atual muitas vezes como núcleo e fase precursora do sintoma psiconeurótico. Segundo Laplanche e Pontalis (1991h) os sintomas "atuais" (fadigas não justificadas, dores vagas, e até mesmo lesões grosseiras) são principalmente de ordem somática, e que a noção de Freud de neurose atual que envolve a repressão da agressividade, leva diretamente às concepções modernas sobre as afecções psicossomáticas.

Em 1926, Freud afirma que vê no terreno das neuroses atuais – em que o excesso de libido não utilizada acha descarga na geração de angústia – o desenvolvimento de psiconeuroses com muita facilidade, "o que pode significar que o Eu faz tentativas de furtar-se à angústia, que aprendeu a manter suspensa por algum tempo, e atá-la por meio da formação de sintomas" (Freud, 1926/2014b, p. 84).

Quarenta anos depois de sua nota sobre histeroepilepsia, Freud (2014a) apresenta em certas passagens do texto *Dostoievski e o parricídio*, questões relativas ao representante superegoico, na figura do pai e relaciona, diferencia ou aproxima conceitos em que desenvolve a ideia de como ocorre a possibilidade de ambas as manifestações (histeria e epilepsia) no mesmo sujeito.

Os processos simbólicos e a histeria formam a matriz da psicanálise, mas isso não dá conta de todos os fenômenos da clínica, há problemas que aparecem no corpo que não podem ser reduzidos a conversões histéricas. Assim, o acaso de encontrar simultaneidade na histeria e demais fenômenos neurológicos pode ser mais frequente do que se imaginava.

John Hughlings Jackson combinou uma perspectiva fisiológica e uma perspectiva evolucionária que influenciou o pensamento de Freud. Esse autor (1884 *apud* Winograd, 2013) mostrou que a diferenciação entre estados de consciência (mentais) e estados nervosos não impede que ambos ocorram juntos, tendo em vista a doutrina da concomitância, em que para cada estado mental há um estado nervoso correlativo[104]. Sendo as doenças do sistema nervoso tidas como exemplos de dissolução, no sentido de reverso do processo evolutivo.

Se de um lado na histeria existe a possibilidade de conversão em que a excitação psíquica seria deslocada para o somático, via inervação somática "sem lesão", de outro nas doenças neurológicas autoimunes parece existir uma espécie de reversão no sentido dado por Jackson, da tensão física não

---

[104] Freud (1893/1996, p. 262) reconhece a sexualidade como um dos principais componentes da histeria e desenvolve o entendimento acerca dos estigmas histéricos no corpo que brotam do campo da cultura, tendo como base uma idiossincrasia de todo sistema nervoso. Embora Freud tenha, em 1925, substituído o termo "sistema nervoso" por "vida mental", essa alteração não teve, segundo Strachey (Breuer; Freud, 1996, p. 27), "o mínimo efeito sobre o significado da frase". Penso que a ideia de concomitância entre corpo e psiquismo está latente nesse comentário e ultrapassa a intenção de dizer que Freud queria abandonar o vocabulário neurológico.

expressa psiquicamente, que permaneceria como energia física (Freud, 1996ee), com a presença de "lesões grosseiras" no substrato material.

Assim, Freud se reposiciona perante o acaso de a histeria se combinar com epilepsia ou com uma doença neurológica. O conceito de histeroepilepsia proposto inicialmente por Charcot nos remete – a partir do caso de Maurice Girard, de esclerose múltipla com histeria – à possibilidade de atualizá-lo e ampliá-lo para quaisquer doenças nomeadas usualmente de "orgânicas" elas podem normalmente ser acopladas à histeria. Arriscaria propor neologismos para uma nosografia específica de doenças autoimunes, neurológicas ou quaisquer outras simultâneas à histeria para caracterizar os casos de doentes de Charcot e da clínica psicanalítica de nosso tempo.

Pensando o lugar da histeria no conjunto nas "neuroses", com base em Trillat (1991), nem toda histeria é diferente de uma perturbação neurológica. Embora o diagnóstico diferencial entre epilepsia e histeria seja difícil, para Delasiauve (1854), citado por Trillat (1991), "a união dos dois gêneros não é impossível". O mesmo notamos em casos de Charcot acerca da esclerose múltipla e a histeria. Ainda que desde as pesquisas de Charcot no *Salpêtrière*, os "sinais psíquicos" da histeria diferissem das anestesias ou paralisias observadas nas perturbações orgânicas, talvez seja até mesmo impossível, mesmo em sintomas tão cerebrais, desunir elementos psíquicos dos somáticos daquilo que acontece de forma inconsciente no corpo.

Haja vista os ensinamentos de Charcot sobre a histeroepilepsia, embora ele mesmo estivesse convencido de que as duas doenças eram radicalmente distintas, mesmo se coabitando em um mesmo sujeito (Trillat, 1991). Segundo Charcot (1872-1873) citado por Lepastier (2004) a histeroepilepsia não é apenas uma questão de palavras, nela há uma questão de nosografia e por consequência uma questão de diagnóstico e de prognóstico.

Proponho "histeroesclerosia", "hisclerose" ou ainda "esclero-histeria", a depender de qual característica está mais evidente em qual lugar do laço de Moebius, criada pelo artista holandês Maurits Cornelis Escher em 1963, que é inspirado no objeto topológico inventado em 1858 pelo astrônomo e matemático alemão August Ferdinand Möbius. Essa imagem poderia representar a relação corpo-psiquismo, desde o sistema de relação ao sistema neurovegetativo.

Crítica à psicossomática

O aumento da paixão pela psicossomática tem negligenciado a teoria do corpo presente na psicanálise, desde os estudos e pesquisas de Charcot ainda que antes da psicanálise de Freud propriamente dita. Dar espaço para a crítica da psicossomática serve para valorizar a permanência da histeria na contemporaneidade. Trillat (1991) resgata as origens da medicina psicossomática, como especialidade anglo-americana que germinou nos campos de batalha da guerra de 1914-1918. Segundo o autor, os adeptos da psicossomática dão uma importância particular não somente à emoção-choque, mas também aos fatores psicológicos e afetivos do sujeito.

A nomenclatura das neuroses de guerra adotada pelos anglo-saxões é bastante diferente da dos franceses e dos alemães: ao lado dos estados ansiosos, vemos aparecer a histeria de conversão e as "desordens psicossomáticas". Essas denominações, segundo o comentador de Charcot, Étienne Trillat (1991), seriam constituídas por perturbações pertencentes tradicionalmente à medicina, mas atribui-se-lhe uma origem psicoemocional. O tipo mais estudado é um conjunto de perturbações (aceleração do pulso e da respiração, dores pré-cordiais, hipersudação, fatigabilidade, hipertensão arterial, perturbações digestivas, úlceras gástricas etc.), devidas a fatores psicológicos.

A partir dessa época, o termo psicossomática entrou para o vocabulário, mas a medicina psicossomática nasceu nos EUA por volta do ano de 1925 em torno de Franz Alexander em Chicago e Helen Flanders Dunbar em Nova Iorque. Ela nasceu da integração das teorias emocionais das neuroses, ilustradas pelo neurologista Joseph Jules Déjerine (do *Salpêtrière*), à teoria psicanalítica. Nesse caso, a emoção não cria diretamente o sintoma. A emoção não é patogênica senão na medida em que ela reativa conflitos inconscientes e na medida em que as vias normais pelas quais a emoção se exprime são proibidas. Mas essa formulação se aplica tanto à histeria de conversão quanto às perturbações dos órgãos afetados pelas neuroses de angústia; donde a necessidade de se introduzir uma distinção em função dos sistemas de difusão da emoção ou das respostas do organismo à emoção (Trillat, 1991).

Tem-se de um lado, a "resposta psicossomática" que se exprime no órgão pelo canal do sistema neurovegetativo e, de outro lado, a resposta neurótica (e em particular histérica) que se exprime pelo sistema da vida de relação; vida vegetativa de um lado, vida de relação por outro, emoções retidas para o interior e agindo por intermédio do sistema nervoso neurovegetativo, emoções "convertidas" para o exterior por intermédio do sistema nervoso de relação, tais são as marcas que permitem distinguir entre doença psicossomática e histeria.

Segundo Alexander (1950) um sintoma de convulsão, por exemplo, é uma expressão simbólica de carga emocional. Embora saibamos que ela possa ser desencadeada por sons repetitivos, luzes pulsáteis, tumores e outras doenças orgânicas. Ele tem por alvo a descarga da tensão emocional, ele se produz no sistema neuromuscular voluntário ou sensório-perceptivo cuja função original é exprimir e liberar as tensões emocionais. A partir dessa ilustração, Trillat (1991) propõe a diferenciação entre a expressão normal das emoções e o sintoma histérico, da seguinte maneira:

1. na histeria, a motivação psicológica é inconsciente;

2. a escolha do sintoma é estritamente individual. O sintoma histérico é uma criação original, enquanto a expressão normal das emoções é uma linguagem universal, a mesma para todos. Ela tem valor de comunicação, enquanto o sistema histérico é um enigma.

Sobre a diferença entre o sintoma histérico e a doença psicossomática, Trillat (1991, p. 275) observa:

> A neurose de órgão não é um enigma; ela não exprime nada, ela não tem valor de símbolo; ela não converte uma emoção numa perturbação fisiológica; ela é simplesmente uma resposta fisiológica a uma somação de afetos que não podem se exprimir pela linguagem.

Nesse sentido, o sintoma de conversão, além de uma representação somática, tem um conteúdo psíquico; ele tem uma significação específica. O processo de formação de cada neurose responde a um tipo específico de mecanismo de defesa; enquanto as perturbações psicossomáticas não têm conteúdo psíquico e, por conseguinte, não respondem a modelos estereo-tipados de conflitos.

Para essa psicanálise revista e corrigida pela medicina norte-americana, a dificuldade está em salvaguardar a especificidade das "neuroses de defesa" descritas por Freud no início do século. A psicossomática tenta, afirma Trillat (1991), integrar ao mesmo tempo na teoria psicanalítica uma série de doenças somáticas, expressão do sofrimento de um órgão ou de uma função biológica.

Uma vez que o sintoma psicossomático não é portador de nenhuma "mensagem", de nenhum enigma, não tem caráter simbólico, não se inscreve, em suma, na vida de relação, não faz sentido fazer com que ele (esse "sintoma psicossomático") entre numa teoria da libido, por exemplo, que acolhe desde o princípio a hipótese de uma erotização do órgão ou da função.

O quadro da teoria psicanalítica ao se ampliar tomando dimensões sociais, considera não só os conflitos arcaicos (do indivíduo consigo próprio), mas também as normas impostas ao Eu pela sociedade, nas estruturas sociais, familiares ou profissionais. As primeiras pesquisas da psicossomática foram encomendadas por companhias de seguro de vida, que gostariam de avaliar a esperança de vida a partir da combinação de fatores psicológicos e sociais, por exemplo, avaliar a morbidez devido à arteriosclerose em função de conflitos inconscientes de cada tipo de personalidade, em função também da profissão.

Em outras palavras, a medicina psicossomática não dá maior especificidade ao conflito. O que ela dá especificidade é à resposta individual de cada pessoa – ainda que o considere no contexto social de luta pela existência – em função de seu caráter e suas tendências: assim, a agressividade que não encontra meios de se descarregar no sistema de relação, vai tomar emprestada a via neurovegetativa e provocar perturbações cardiovasculares (embora uma possibilidade não exclua a outra). Em outros casos, a medicina psicossomática vai traduzir as perturbações da esfera digestiva (úlcera, constipação e colite) como relativas à necessidade de dependência ou de proteção não satisfeitas. Trata-se do sujeito individual face a um conflito íntimo.

O único ponto comum entre histeria (neurose de defesa) e a medicina psicossomática é que ambas consideram que é o caráter inconsciente do conflito que o torna patogênico. Esse ponto comum determina uma terapêutica. Trillat (1991) como renovador do movimento da psiquiatria e como comentador da obra de Charcot sobre a histeria, questiona a oposição categórica feita pela psicossomática entre sistema de relação e sistema neurovegetativo, entre expressão simbólica do sintoma e ausência de significação, entre conflito específico e conflito não específico.

A partir do momento em que há um afastamento dos enunciados teóricos e nos aproximamos da clínica, as coisas parecem menos claras e o lugar ocupado pela histeria nesse novo espaço da patologia parece bastante mal traçado. Para que a histeria conserve sua autonomia, seu território, seria preciso que manifestações histéricas continuassem restritas ao sistema de relação e não invadam o sistema neurovegetativo. Ora, evidentemente não é esse o caso.

Se os sintomas de conversão histérica podem concernir a qualquer órgão ou qualquer sistema fisiológico é difícil sustentar que todos esses sintomas de conversão não digam respeito ao sistema neurovegetativo[105]. Assim, a conversão histérica pode assemelhar-se a qualquer tipo de função orgânica. A ideia de complacência somática de Freud (no caso da análise de Dora) apela para a "inconveniência" de opor sistema de relação (de fantasmas sexuais reprimidos, cujas crises histéricas representam um substituto orgástico) e sistema neurovegetativo para discriminar histeria e doença psicossomática.

Como fazer uma profunda investigação psicológica do que seria um "fenômeno meramente psicossomático" se o que está em jogo é a diferenciação entre uma histeria de conversão e os mecanismos da neurose de angústia, que incluem também uma espécie de conversão? Segundo Trillat (1991), se a investigação psicológica faz aparecer uma significação psicossexual ou uma erogeneização do órgão, a perturbação considerada como psicossomática bem que poderia ser tida por sintoma de conversão. Somente os casos em que essa investigação resta desesperadamente estéril e muda poderiam ser considerados como psicossomáticos. É, aliás, sobre esse caráter negativo que se funda a escola francesa de psicossomática em torno de M. Fain, P. Marty, M. de M'Uzan, Ch. David.

Na França, Brisset (1964 *apud* Lepastier, 2004) reformulou a questão da histeria nas suas relações com a psicossomática por um lado, e por outro lado, com a evolução histórica. Esse autor defende que a dicotomia entre histeria e psicossomática é artificial. A imagem do laço de Moëbius me aparece de novo nessa altura de nossa discussão.

Citando o referido autor, Trillat propõe que se é verdade que uma e outra se opõem fundamentalmente, essas duas figuras não são senão "pólos extremos ligados por um fio contínuo onde todos os termos de passagem podem ser observados". A histeria é uma linguagem do corpo, linguagem hermética simbólica, certamente; a doença somática não o é, mas o esforço da medicina psicossomática continua ser o de ir buscar o sentido e tratar de compreendê-lo junto às dificuldades de seu comportamento geral. Quanto mais nos afastamos do polo histérico, tanto mais nos aproximamos do polo somático, mais assistimos ao "enterramento" progressivo do sentido pessoal da vida e do movimento pessoal significativo.

---

[105] Samuel Lepastier, autor do livro: *A crise histérica: contribuição ao estudo crítico de um conceito clínico*, fruto de sua tese de doutorado na Universidade Paris V, médico aposentado que fez sua carreira no *Salpêtrière* e respondeu à autora em encontro no *Centre Nationale de Recherche Scientifique* (CNRS) justamente sobre a possibilidade da histeria se manifestar em qualquer órgão ou sistema de nosso organismo.

A histeria de conversão é o tipo de recalcamento com mais sucesso, visto que ele não se acompanha de fenômenos psicológicos parasitas como nas fobias ou nas obsessões. Ainda é preciso que o sintoma histérico seja admitido ou tolerado numa dada cultura e numa dada época. A histeria de Charcot era uma histeria de cultura, como o dizia Bernheim. Ela era não somente aceita, mas cultivada e próspera no terreno científico. Quando o sintoma, expressão do recalcamento não é mais tolerado, quando ele é combatido e reprimido, sempre em nome da ciência, aliás a pulsão recalcada se refugia em posições recuadas mais fáceis de defender, e o final desse recolhimento, desse "enterramento" é a doença psicossomática.

Ainda que Charcot pudesse ter se enganado sobre o sentido do sintoma histérico, este último permanecia, apesar disso, portador de um sentido dentro de um sistema anátomo-clínico. Ainda que ele não tenha visto que a histeria não era senão o espelho de seus próprios desejos, o objeto dócil ou desejante de suas demonstrações, o sintoma lá estava para manter uma relação de fascinação recíproca. O sintoma histérico vai desaparecer a partir do momento em que o médico se recuse a manter essa relação, recuse essa cumplicidade.

A tese defendida por Brisset de um *continuum* entre histeria e "doenças psicossomáticas" permite compreender por que a histeria desapareceu sob efeito de uma repressão exercida, pela evocação dos costumes e das mentalidades, desapareceu em proveito das doenças psicossomáticas: "A repressão da expressão histérica é um fato de ordem sociocultural que engendrou os estados psicossomáticos". A pulsão é recalcada pelo Eu e o produto desse recalcamento (o sintoma) é, por sua vez, reprimido pela sociedade. A doença psicossomática seria uma conversão da histeria de conversão, uma conversão de segundo grau.

A partir de uma reflexão inicial sobre saúde e doença, pode-se pensar o caminho iniciado por médicos sensíveis à psicanálise em utilizar a psicossomática para compreender as doenças somáticas, o que gerou segundo Lindenmeyer (2012) uma grande confusão terminológica[106].

Sem um rigor terminológico, McDougall (2000) afirma que tudo aquilo que atinge o corpo real (diferentemente do corpo imaginário da conversão histérica), inclusive suas funções autônomas, é considerado como ligado aos fenômenos psicossomáticos, incluindo aí as predisposições aos acidentes corporais e as falhas do sistema imunológico de um indivíduo.

---

[106] Como exemplo de leituras que podemos fazer uma leitura crítica, cito algumas obras consultadas: Alexander (1950); Abraham e Törok (1995); Angerami-Camon (2015), Bonfim (2014); Capitão e Carvalho (2006); Dejours (2003); Ferraz (1996); Mariz (2015); Mello Filho (1992; 2005); Queiroz (2008); Volich (2013); Volich e Ferraz (2015); Volich, Ferraz e Arantes (2013); Volich, Ferraz e Ranña (2008); Wartel (2003); Winnicott (2005).

McDougall (2000) mostra no fragmento de análise do caso de um paciente com colopatia funcional (doença autoimune também conhecida como síndrome do cólon irritável) que na regressão psicossomática acontece um fenômeno psíquico semelhante ao que ocorre na psicose: "as palavras, esvaziadas de seu conteúdo afetivo, perdem seu valor simbólico e são tratadas como coisas" (McDougall, 2000, p. 65).

Nas palavras de McDougall (2000, p. 66): "a mensagem primitiva proveniente do psiquismo vai repercutir no funcionamento somático do indivíduo, seguindo os vestígios contidos na memória da qual está dotado o *funcionamento automático do corpo*" (grifo da autora). A experiência psíquica que deveria conter tanto a representação da palavra quanto o afeto a ela associado é lançada para fora do psiquismo – como registros psíquicos primitivos –, de forma que, sem sintoma psíquico, ocorre uma explosão somática no corpo.

Nessa perspectiva cresce a adoção de um corpo conceitual que amplia a psicopatologia psicanalítica e que se posiciona em relação à própria psicanálise como um todo no auxílio das questões ligadas ao adoecimento autoimune. Birman (2016) também esteve a favor da constituição de uma metapsicologia das doenças autoimunes como completamente – em conexão e extensão ao "campo clínico da psicossomática".

Figueiredo (2002, p. 49), com uma outra crítica, assim se refere à psicossomática:

> [...] ambígua especialidade conhecida como medicina psicoló-gica ou psicossomática: uma espécie de terra de ninguém, ou de todo mundo, onde grassa o psicologismo e a interpretação carregada de sentido facultada a quem for mais imaginativo, provocando uma disseminação banalizada tanto do jargão médico quanto do psicanalítico.

A par das discussões férteis para um campo com poucas articulações, há um desenraizamento de noções psicanalíticas elaboradas a partir da metodologia própria ao tratamento analítico, que de um lado aproxima-se da teorização da medicina psicossomática, e de outro, distancia-se do método clínico no qual é fundada a teorização psicanalítica. É sob esse terreno que a psicossomática arrisca seu caminhar, mas para evitar tropeços nas consi-derações acerca da relação corpo-psiquismo, terreno acidentado e repleto de labirintos, proponho outra direção: sigo caminhando junto com Assoun (2023) que em cada oportunidade reforça sua posição teórica dizendo que falar em "psicossomática de" é o mesmo que negar a estrutura, defender a categorização de "psicossomático" é um engodo (Assoun, 2015). Uma vez que, segundo suas próprias palavras: "o que quer que a psicossomática diga, estamos apenas no início da exploração da histeria, está longe de ser um 'caso encerrado'. Resta identificar a inesgotável sagacidade e inventividade da histeria" (Assoun, 2016, p. 38).

Vale lembrar que a busca de causas psicológicas no sofrimento e na doença está consubstanciada na experiência de aquisição da linguagem. Assim as "misérias da fraqueza epistemológica" sobre doença orgânica ou psicossomática (Gori, 1998, p. 165) mostram o corpo enquanto uma "cena perdida" da experiência imediata (Gori, 1998, p. 176).

Para escutar o que se diz do corpo dos doentes é preciso entender que há dois modos legítimos e possíveis de explicação para um mesmo aconte-cimento. Ou seja, os acontecimentos no corpo ao afetar simultaneamente dois registros físico e psíquico, que produzem efeitos em ambos, sem que seja possível determinar a causa primeira.

Pensando na múltipla causalidade em psicanálise e ainda na ampliação do conceito de complacência feito a partir das traduções de Freud, Gori (1998) apresenta na pauta de investigação da constituição social do trauma psíquico que vem acompanhado / se desenvolve juntamente / ou ainda pode gerar, literalmente, um trauma no corpo em forma de inflamações. Crises neurológicas (geradoras de lesões) e diversas manifestações somáticas podem ser resultados de ataques de angústia. Assim, as relações de complacências possíveis entre o sofrimento corporal e seu valor inconsciente acontece:

> [...] sempre que uma alteração corporal mórbida, pela infla-mação ou lesão, desperta o trabalho de formação de sintomas, de tal sorte que o sintoma fornecido pela realidade se torna imediatamente o representante de todas as fantasias incons-cientes que espreitavam a primeira ocasião para se manifestar (Gori, 1998, p. 180).

A expressão física de uma excitação libidinal pode ser o núcleo dos sintomas histéricos e segundo Freud (2014b), esse é frequentemente o caso e que todas as influências que a excitação libidinal exerce no corpo – normais ou patológicas – têm preferência na formação dos sintomas da histeria. Essas influências da excitação libidinal "desempenham o papel do grão de areia que o molusco envolve em camadas de madrepérola" (Freud, 2014b, p. 518).

Metáfora freudiana discutida por Assoun (2015) no prefácio da 3.ª edição de seu livro *Corps et symptôme*.

Em acordo com os posicionamentos de Assoun (2015; 2016; 2023), Gori (1998) e de Lindenmeyer (2012), os leitores não lerão neste livro a defesa do termo "psicossomática(o)", para criticar sobretudo os impasses que daí advêm para o diagnóstico e para o tratamento dos adoecimentos que compareçem no corpo; para defender o que está na obra de Freud, visto que nos parece mais fundamental que muitos dos seus revisionistas contemporâneos.

Ou seja, a inibição ou excesso de funções psíquicas, os sintomas, excitações e as angústias agem de alguma forma sempre como reminiscências, memórias, reedição de traumas que se manifestam, sempre, num corpo erógeno, da pulsão. Afinal, quem adoece e sofre é, antes de tudo, um sujeito e não um corpo (Figueiredo, 2002, p. 43).

O sistema nervoso funcionando com a pulsão

A análise dos registros de Charcot a partir do referencial freudiano nos ajuda a refletir acerca do funcionamento do sistema nervoso a partir da noção conceitual de pulsão situada na fronteira entre o mental e o somático, como o "representante psíquico dos estímulos que se originam dentro do organismo e alcançam a mente, como uma medida da exigência feita à mente no sentido de trabalhar em consequência de sua ligação com o corpo" (Freud, 1996e, p. 127).

Lazzarini e Viana (2006) afirmam que o trabalho psíquico empreendido pelos estímulos somáticos garante a constituição do corpo erógeno como destino, sendo que a própria erogeneidade garante as funções somáticas do corpo. Green (2010) afirma que Freud utiliza tanto o termo somático quanto o termo organismo para exprimir a mesma ideia. Contudo, para Green é importante marcar o somático como o que se relaciona ao organismo, uma entidade biológica, sendo o corpo permeado pelo investimento libidinal.

Assoun (1994, p. 235) afirma que, por um lado, o corpo é uma superfície, "um horizonte de visibilidade insuperável" e, por outro, uma profundidade, um "dentro insondável". Questionando o dentro insondável que se apresenta no horizonte visível da superfície do corpo, Freud vislumbra, nos sintomas conversivos da histérica, as articulações simbólicas como processos mediadores do psíquico e somático. De outro modo, a psicanálise na clínica é convocada a compreender para além do modelo neurótico de subjetivação: o que parece escapar no *Körper* e *Leib*, comparecendo na intensidade de adoecimento do Soma, em uma lesão, em uma destruição celular de partes fundamentais ao funcionamento do corpo.

Freud em *O Mal-estar na civilização* (1930/2010e) cita a decadência do corpo como uma das fontes de sofrimento, da qual não se pode escapar. O corpo na doença autoimune está sujeito a um excesso de defesa que se transforma em ataques em nome da proteção, diríamos, ataques preventivos inconscientes. Esse tipo de funcionamento do corpo surpreende pelo fato do próprio organismo comportar-se como agente nocivo. Em um determinado momento da vida, o corpo passa a não reconhecer suas próprias proteínas e as destrói por meio do seu sistema imunológico.

Nos casos de sujeitos com doença autoimune, é comum deparar-se com o estranho acontecimento da decadência do corpo autoprovocada e da expressão de sofrimento psíquico proveniente dela. As especificidades do modelo narcísico de adoecimento auxiliam na compreensão da expressão do corpo no próprio corpo, a partir da expressão do psíquico no corpo por meio de dois aspectos do modelo melancólico: o do narcisismo, isto é, do investimento libidinal e destrutivo do próprio Eu, e dos limites da constituição do Eu em face dos objetos (Celes, 2010).

Assim, o estudo das doenças autoimunes pode se aproximar ao das neuroses narcísicas, em que a libido está vinculada ao próprio Eu. Essa espécie de estudo pode favorecer o diálogo entre autoimunidade e psicanálise, a partir de uma formulação de simultaneidade do que acontece na materialidade do corpo em seus limites e que se refere à destruição do próprio Eu, seja nas bordas de sua constituição, seja nas bordas do elemento material mais insondável do "órgão da psique", tal como Freud (1930/2010e, p. 23) se referia ao cérebro, receptor de excitações, em suas respectivas relações face a objetos externos ou internos e internalizados.

A experiência da doença pode reatualizar movimentos psíquicos, temores e inibições presentes na construção da sexualidade. Lembrando que no caso das doenças neurológicas os órgãos do sistema nervoso central, tais como cérebro e medula espinhal tem funções essenciais na percepção e sensação de estímulos que possibilitam as funções cognitivas e motoras.

O sistema nervoso é, segundo Freud (1996e, p. 125), "um aparelho que tem por função livrar-se dos estímulos que lhe chegam, ou reduzi-los ao nível mais baixo possível". Mas os estímulos que se originam de dentro do organismo exigem muito mais do sistema nervoso, obrigam o sistema nervoso a renunciar à sua intenção ideal de afastar os estímulos, pois mantém um fluxo incessante e inevitável de estimulação.

Após essa discussão, Freud supõe que as próprias pulsões sejam, pelo menos em parte, precipitados dos efeitos da estimulação externa, que no decorrer da filogênese ocasionaram modificações na substância viva.

Com base nas diferentes formas de expressão do corpo, cada caso relatado por Charcot, embora com o mesmo diagnóstico médico, possuem uma singularidade específica ao jeito próprio de cada doente enfrentar sua condição de saúde-doença. A cada um, s(eu)jeito de adoecer. Até mesmo os desenhos de Charcot que poderiam ter sido esforços para afirmar a localização das lesões são importantes para generalizar um diagnóstico nos dá provas de que não há desenhos iguais, pois o desenhado e o desenhista são sempre diferentes de alguma forma em relação aos objetos parciais para os quais se volta para trabalhar.

O corpo torna-se um palco em que os doentes se mostram por meio da doença autoimune que os acomete de forma crônica e em constante risco. O corpo parece ser convocado a provar sua própria existência e relações com os outros, pela regulação da angústia no adoecimento. Pesquisadoras do Instituto de Psicologia da Universidade Estadual do Rio de Janeiro (Corrêa; Câmara, 2012), discutem um caso de histeria concomitante ao diagnóstico de esclerose múltipla, mostrando como a histeria se apropria de algo orgânico.

Na discussão sobre as coisas corporais e sobre os acontecimentos incorporais, Deleuze (2011, p. 25) considera determinadas doenças em que as perturbações da linguagem são acompanhadas por "comportamentos". Em seguida, propõe que não há uma dualidade corpo-linguagem, e sim uma fronteira em que se articulam suas diferenças:

> Se compararmos o acontecimento a um vapor nos prados, este vapor se eleva precisamente na fronteira, na dobradiça das coisas e das proposições. Tanto que a dualidade se reflete dos dois lados, em cada um dos dois termos. Do lado da coisa, há as qualidades físicas e relações reais, constitutivas do estado de coisas; além disso, os atributos lógicos ideais que marcam os acontecimentos incorporais. E, do lado da proposição, há os nomes e adjetivos que designam o estado de coisas e, além disso, os verbos que exprimem os acontecimentos ou atributos lógicos. De um lado, os nomes próprios singulares, os substantivos e adjetivos gerais que marcam as medidas, as paradas e repousos,

as presenças; de outro, os verbos que carregam consigo o devir
e seu cortejo de acontecimentos reversíveis e cujo presente se
divide ao infinito em passado e futuro (Deleuze, 2011, p. 26).

Junto a Lindenmeyer (2012) questionamos sobre a existência de uma
psicologia própria às doenças ou às manifestações somáticas, no intento de
engajar esse questionamento a partir de uma releitura do sintoma somático
e do estatuto do corpo na psicanálise.

Freud (1996v) indica um ponto de concordância entre o problema
da neurose traumática e do monoteísmo judaico: a latência ou período de
incubação. Pensando em determinadas doenças, tais como as autoimunes
associadas a "neuroses traumáticas" (Freud, 1996v, p. 82), dir-se-ia que há
uma movimentação das "placas tectônicas" do corpo-psiquismo. Essa movimentação facilita a ocorrência de inflamações que por um longo período
durante o qual não se detectou sinal, talvez por falta de simbolização (notí-
cia) de diversos acidentes, mas que em determinado momento em que o
inconsciente se mostra no corpo, como se fosse um ato falho, desenvolve-se
variados sintomas psíquicos e motores graves, dentre outros. Os fragmentos
de caso de James Lévy e Sioen parecem elucidativos a tais considerações.

A analogia com a erupção vulcânica vem a calhar, bem como com
o desenvolvimento de lesões cerebrais, "comparadas a cicatrizes" (Freud,
1996v, p. 91) que vão se desenvolvendo em um período de latência que conta
com uma complacência somática até sua erupção na forma de inflamações
perceptíveis na superfície corporal.

Diante de um estado nervoso, no sentido de acometimento orgânico
tal como um adoecimento com as especificidades da EM, a questão da excitação ou cotas de afeto remetem à característica da Quantidade (Ω), noção
freudiana do Projeto que alude "mais à intensidade do que a uma economia
mensurável". Segundo Bezerra Júnior (2013, p. 118) "a Ω enquanto montante
de energia circula no sistema nervoso produzindo alterações fisiológicas
subjacentes aos fenômenos psíquicos".

Considera-se que o Eu, repressor de grande quantidade de afetos, transtornado, forja seu equilíbrio pela incidência de tamanha energia no corpo, isto
é, pela perturbação do funcionamento celular. Paradoxalmente, é essa mesma
desestabilização do organismo, momento de transbordamento da angústia
a possibilidade de satisfação pulsional. Além dos mecanismos de descarga e
fuga do estímulo, Freud acrescenta no Projeto uma nova forma de supressão
da quantidade justamente pela sua transformação em qualidade sensível.

> Assim, tudo isso que ocupa Grande espaço, de uma grande quantidade de afetos ou de tamanha energia no corpo gera um trabalho "pesado" ao Eu que precisa agir como um super repressor, regulador de resistências. Toda essa intensidade está presente tanto nos relatos de Charcot como nas construções freudianas da Quantidade (Ω) que circula no sistema nervoso produzindo alterações fisiológicas subjacentes aos fenômenos psíquicos.

O excesso pulsional, ou a excitação no corpo, também é característico da histeria. No final do século XIX, o clínico e alienista Ernest-Charles Lasègue, colega de Charcot, declarou em uma passagem que ficou famosa: "A definição de histeria nunca foi dada e não será jamais". Raramente uma doença tenha suscitado tantas controvérsias e colocado tão forte resistência à inteligência dos médicos, sejam anatomistas, fisiologistas, clínicos, neurólogos ou psiquiatras (Galanopoulos[107], 2015). Diferente da EM, por exemplo, com suas placas desmielinizadas visíveis, objeto de estudo e pesquisa de Charcot e demais neurologistas contemporâneos.

A tentativa de definição da histeria surgiu com Charcot, Janet e Freud. Mas antes mesmo de Charcot, a histeria poderia ser entendida como um estado psíquico, em que, ao lado de perturbações mentais, apresentam vários sintomas somáticos, sem se poder constatar causas somáticas correspondentes. Loureiro (2002) marca bem essa diferença ao afirmar que mesmo apesar da impossibilidade de distinguir completa e nitidamente o orgânico do psíquico, o anímico guarda uma especificidade em relação ao substrato orgânico-material.

Freud (2015a, p. 281) afirma que "doença" é um conceito-soma de natureza apenas prática em que a operação matemática de soma deve juntar predisposição e vivência para permitir que se ultrapasse o limiar dessa soma. Em consequência disso, muitos indivíduos passam continuamente da classe dos sãos para a dos doentes nervosos, e um número bem menor faz esse caminho na direção contrária.

Essa travessia nos remete à questão do título de um ensaio de Pierre Fédida (2012) a partir da pergunta feita por Georges Bataille: "Por onde começa o corpo humano?" Essa pergunta nos remete a outras: o que vem primeiro, como, e por que um corpo entra em um processo de adoecimento, piora ou melhora, ou se mantém em quadros de condições agudas ou graves.

---

[107] Tradução da autora.

Só se pode considerar psicanaliticamente tal questão, interrogando a visão de um analista que reconhece não ser possível dizer onde o corpo começa. É a própria regressão[108] alucinatória do analista enquanto pesquisador em transferência com o material pesquisado que o permitirá desenvolver tais questões. É com base nessa capacidade que se pôde considerar psicanaliticamente os dossiês charcotianos ao se questionar por onde o adoecimento começa no corpo humano.

A doença crônica autoimune pode ser considerada como uma possibilidade extrema do aparelho psíquico (Green, 1988). Sua característica de cronicidade remete ao tempo de longa duração, ao seu aspecto praticamente imutável, no sentido de que não há cura, ou de que não há volta, porque ela sempre terá o poder de reaparecer, retornar e se perenizar.

Segundo Sibony (2013) a doença é um ponto-móvel do espaço entre-dois-corpos – do corpo-visível (CV) e do corpo-memória (CM) – em que ambos têm suas palavras a dizer, forçados a se comunicarem. O cérebro e os neurônios pertencem aos dois corpos (CV e CM). E sem dúvida cada parte do corpo-visível se projeta sobre o corpo-memória, visto que ela pode reter afetos que se ligam ao passado e condicionam os traços futuros.

Singularidades e universalidades dos sintomas

No caso de Marie Elizabeth Luc a impossibilidade de andar parecia sustentar como todo o seu corpo-psiquismo se apresentava, na singularidade da manifestação de seus sintomas. Charcot escreveu:

> Sentada em uma poltrona ela mantém a cabeça franzindo a testa; suas respostas são claras e nítidas, sua memória intacta; nenhum sentido experimentou alteração. Mas a articulação de falas se tornou muito difícil depois de dois meses, de maneira que nós temos dificuldade para compreender.

Se Sioen tinha um pouco de tremor que só aparecia na ocasião de emoções ou sob a influência do frio, a senhora Luc manifestava tremores de modo muito particular, considerando que se tratava de uma corredora. Charcot continua:

---

[108] Considerando a regressão como porções do desenvolvimento que lograram avançar, em um movimento retrógrado, de retorno a estágios anteriores, cujo processo que não é, segundo Freud, puramente psíquico (Freud, 1917/2014).

> Se a cabeça está apoiada, as mãos suportam; nenhum tremor é visível, mas a partir do momento, que ela pode pegar alguma coisa, no momento em que nós a fazemos falar, durante alguns instantes as oscilações rítmicas no braço e na cabeça começam a manifestar. Um fenômeno bem curioso nesta doença é ainda o impulso que ela experimenta de pender seu tronco para frente, estica as mãos à frente como se fosse pegar alguma coisa, indubitavelmente traços da antiga propulsão de correr.

O curioso fenômeno expresso pela senhora Luc de "pender seu tronco para frente e esticar as mãos à frente como se fosse pegar alguma coisa" só parece fazer sentido quando consideramos sua experiência prévia enquanto corredora. Charcot precisou escutar a particularidade de sua história para caracterizar o sintoma apresentado por essa mulher. A leitura de Lebrun (2004, p. 166) nos leva a pensar que sintomas como esse promovem uma satisfação pulsional arcaica, o que equivale a preconizar um retorno à imediatez, ao "direto", às palavras-ato, a rejeitar a representação.

As considerações de Assoun (2013) acerca da impotência psíquica nos auxiliam a pensar esse fenômeno à luz da psicanálise, quando descreve uma "recusa pelos órgãos executivos da sexualidade da realização do ato sexual", o que ocorre simultaneamente a "uma forte inclinação psíquica à realização desse ato". Para Assoun essa discordância – entre uma apetência psíquica intensa, uma vontade de atividade de uma parte, uma falha prática sentida como uma passivação dolorosa de outro lado – pode se descrever, do ponto de vista do vivido, pela "percepção de uma contravontade, que perturba a intenção consciente" (Assoun, 2013, p. 33).

A par do diagnóstico de esclerose múltipla da senhora Luc, há uma hipótese de impotência seletiva que ocorre em sua movimentação pronunciada pelo histórico de sua vivência enquanto corredora. Segundo Assoun (2013) os órgãos que se revelam não executivos diante de certos objetos ou ocasiões podem mostrar-se executivos diante de outros objetos ou ocasiões propostas, recuperando uma operacionalidade inesperada.

Figura 22 – Visão posterior do diencéfalo e tronco cerebral de Marie Elizabeth Luc. Notas: A. Fragmento da medula cervical evidenciando lesão desmielinizante no cordão posterior; B. Corte transversal medular com lesão desmielinizante na periferia lateral

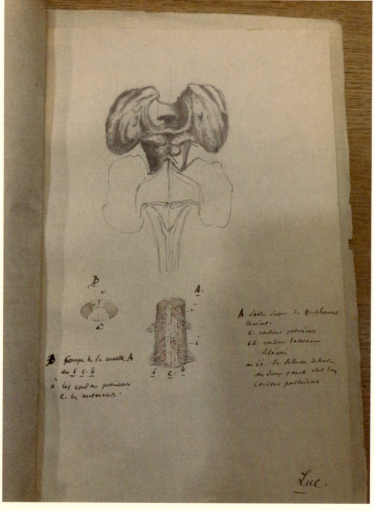

Fonte: Jean-Martin Charcot (1866)

O adoecimento pela investigação de elementos biopsicossociais e psicanalíticos

A par da história bem conhecida das relações entre Charcot e Freud, as anotações de Charcot, se não podem ser cotejadas com as posições psicanalíticas freudianas, apontam para elementos que marcaram o início da reflexão e da escrita de Freud. De modo geral, isso é bem sabido de todos. De modo específico, podemos acompanhar Charcot preocupado com a minuciosa descrição de casos de adoecimentos neurológicos e histéricos não isolados de suas circunstâncias sociais.

Charcot também foi considerado como um grande contribuinte para a emergência da psicologia social no que se refere à investigação e aos efeitos produtos da sugestão (Sabucedo; D'Adamo; Beaudoux, 1997). Em nossa pesquisa notamos como em alguns momentos, Charcot parecia se interessar especialmente em registrar circunstâncias psicossociais de seus doentes. Afinal, um corpo está ligado a seu ambiente (Dayan, 2016).

É provável que Charcot, como era um bibliófilo, pudesse ter conhecimento sobre a *Ideologia Alemã* e já ter conhecido a obra de Marx e Engels, redigida entre 1845-1846. Faço essa hipótese com base na investigação que Charcot fazia sobre informações da história do doente (onde morava, que são coincidentes com os pressupostos de toda existência humana etc.), defendidos pelos grandes pensadores de sua época: "para viver é preciso antes tudo beber, comer, morar, vestir-se e algumas outras coisas mais" (Marx; Engels, 2008, p. 21).

Para Marx e Engels (2008, p. 19), mesmo "as fantasmagorias existentes no cérebro humano são sublimações resultantes necessariamente do processo de sua vida material", que podemos constatar empiricamente e que repousa em bases materiais. Assim, Charcot parece consoante ao pensamento dos autores clássicos alemães de que todos os homens devem ter condições de viver para poder fazer história.

Charcot escrevia informações referentes a habitação, alimentação, casamento, gravidez, aborto, parto, e trabalho, qualidade de vida em geral das(os) doentes. A falta de salubridade em algumas moradias (umidade, falta de luz solar, aquecimento e ventilação) era registrada marcando não só as respectivas doenças respiratórias e demais agravamentos das condições de saúde, como também o sofrimento gerado por tais circunstâncias e o mau humor gerado pelas dores.

As considerações de Galanopoulos (2015) acerca do contexto da época para dizer da ressurgência da histeria na França do século XIX incluem a caracterização do mundo do trabalho, do modo como a vida se produzia:

> Não foi por um acaso histórico que a grande figura da histeria, conhecida desde a Antiguidade egípcia e mesopotâmica, decidiu ressurgir justamente nas primeiras décadas do século XIX e de marcar seu retorno pela intensidade de suas manifestações, tanto físicas como verbais. Não foi também por acaso que esse retorno se deu com força mais viva em Paris, capital política, cultural e intelectual da França, "esse país único da Europa" (p. 10). A França, filha mais velha da Igreja, antiga terra cristã que também foi o berço das Luzes, e chão do terremoto revolucionário de 1789 e de suas réplicas democráticas de 1830, 1848 e 1871. A potente nação francesa, gloriosa do tempo de Napoleão I, submissa e humilhada algumas décadas mais tarde por seu sobrinho Napoleão III, capturado pelos alemães na Batalha de Sedan. Depois de Sedan, a França se encontrava rasgada, diminuída, e mesmo amputada de uma parte de seu território nacional, assassinada, penhorada em plena crise de identidade, uma crise que se passou igualmente sobre o terreno das crenças.

> Assim, em pleno século positivista, a histeria, essa doença inalcançável, confrontou sua inquietante estranheza ao olhar da ciência; ela constituiu um último desafio ao saber e à razão. Na madrugada de uma era social e política nova, essa doença deu corpo e emprestou voz aos sem-corpos e aos sem-vozes: às mulheres sobretudo, excluídas da arena política, mas também – e através delas – aos desclassificados de todo gênero, a esse pequeno mundo do labor obstinado de cidades tornadas tentaculares, aos escravos da industrialização crescente e de um maquinismo desumanizante, às vítimas de tantas violências físicas e sexuais ordinárias.

> A histeria tornou-se uma obra de carne, e essa forma de expressividade desviante tomou o lugar do discurso quando a voz dos indivíduos não contavam mais, enquanto toda esperança de salvação (de felicidade) desertava o mundo. Não se pode esquecer que no fim do século XIX a morte de Deus foi publicamente decretada e que a religião social teve agora que tomar como ídolo a ideia mesma de progresso (Galanopoulos, 2015, p. 12).

Galanopoulos (2015) observou que à frente de sua poderosa escola – Escola da *Salpêtrière* – Jean-Martin Charcot mostrou para a França e depois para a Europa inteira uma galeria de pobres mulheres prostradas ou convulsivas, contraídas, paralisadas ou vorazes, capazes de mil prodígios, hediondos e lascivos todos de uma vez. Em torno delas, a ciência médica soube mobilizar seu poder coercitivo para experimentar livremente sobre o corpo feminino – essa *terra incognita*.

No entanto, Galanopoulos afirma que das tentativas perturbadas de compreensão científica no *Salpêtrière* houve nenhum ou pouco saber positivo. Nada ou pouco sobre a etiologia histérica e nada no plano terapêutico. De qualquer forma os discursos produzidos eram marcados pela impotência científica e masculina para compreender o mistério sem fim da sexualidade feminina e da psique humana. É sem dúvida por isso que Charcot, segundo Galanopoulos (2015), chamou tanta atenção dos pesquisadores há mais de um século.

As condições que rodeiam a doença em seu surgimento, mais a consideração da história dos doentes, suas condições pregressas, suas vidas pessoais, o sofrimento cotidiano dos próprios sujeitos, as situações mais externas (guerras, serviço militar, má acomodação dos sujeitos, frios intensos etc.), embora não tenham ganhado um esforço de compreensão conjunta em Charcot, são registrados como correlatos aos estados dos doentes. Tais fatores são traços bem-marcados sob a pena de Charcot, que veremos posteriormente nas considerações freudianas.

Ao descrever o quadro clínico de Dora, Freud alerta para como se deve proceder, considerando a natureza das coisas que compõem o material da psicanálise:

> [...] compete-nos o dever, em nossos casos clínicos, de prestar tanta atenção às circunstâncias puramente humanas e sociais dos enfermos quanto aos dados somáticos e aos sintomas patológicos. Acima de tudo, nosso interesse dirigirá para as circunstâncias familiares do paciente – e isso, como se verá mais adiante, não apenas com o objetivo de investigar a hereditariedade, mas também em função de outros vínculos (Freud, 1996l, p. 29).

É considerando esse dever do psicanalista, que Charcot na cronologia pregressa à psicanálise parece tentar descrever os casos de seus doentes e observar os casos atendidos por seus colegas. Em seus registros, Charcot faz emergir circunstâncias que delimitavam o contexto social e humano em que os dados somáticos e patológicos emergiam no corpo dos doentes.

Joséphine Célestine Vauthier "dormia em um lugar úmido em Rouen, durante uma dezena de anos". Embora Hortense Délphine Baudoin sempre fora bem alimentada, "ela viveu por 2 anos em uma casa úmida". No caso de Anne Pierrette Rougeau, a própria doente alimentava a crença de que a paralisia quase completa em que se encontrava era atribuída aos resfriamentos aos quais ela tinha sido exposta na América em uma casa de madeira, mal fechada.

Independentemente da pertinência dessa informação para a investigação das condições de saúde de Vauthier, a casa "mal fechada" e a localização das moradias de outros doentes anotadas por Charcot, permitiam mais que inferir fatores de risco para o adoecimento orgânico, mas também permitem uma leitura das precárias condições de vida dos doentes.

No caso de Zima Adelaïde Vinchon, a doente que morava em 1856 longe dos pais, estava "mal" no endereço de sua moradia: *rue des Egoûts*, n.º 6. A conhecida "rua do esgoto" era atravessada por um esgoto a céu aberto escavado na cidade em 1578. Essa rua do sexto distrito de Paris deixou de existir depois de 1860 para estender a rua Rennes.

Compilando os registros de Charcot acerca das vertigens, por exemplo, podemos atestar as singularidades dos sintomas comuns ao diagnóstico de esclerose múltipla ainda que para a maior parte das doentes haveria motivos para se viver de uma forma que literalmente dava dor de cabeça. Embora com o mesmo diagnóstico, Pascurot e Blondeau não tinham vertigens. Joséphine Doisy tivera vertigens apenas no começo, e Joséphine Leruth tinha apenas algumas tonturas e vertigens. Ao passo que Joséphine Célestine Vauthier tinha tonturas vertiginosas muito frequentes. Para Marie Héloise Roussel, as violentas e frequentes vertigens pareciam consequências do "medo de homens".

Assoun (2013) considera o turbilhão de vertigens, assim como as intensificações de enxaquecas, o destino físico da dor, fricção, frio, calor, e até mesmo a experiência periódica da menstruação, como excitações submetidas a uma somatização, como uma neurose de angústia com um processo orgânico de base. Sintomas como estes e outros relatados nos doentes de Charcot mostram a caracterização de uma angústia reacional.

O que se opera, refletindo com Assoun (2013), é uma desconexão do complexo somático e do grupo psíquico. É de se pensar como uma espécie de autonomização da excitação sexual somática que contrasta com a excitação sexual psíquica própria da histeria.

Freud (1996qq) afirmou que "a sexualidade não é algo puramente mental"; a "faceta somática" de características "desconhecidas até o momento" é acompanhada de fatores psicossociais que continuam a ser estudados com a perspectiva de favorecer o trabalho da clínica psicanalítica contemporânea no auxílio da compreensão diagnóstica e do tratamento de sujeitos que se apresentam como portadores de doenças autoimunes, tal como a EM.

Em Freud, as minúcias e particularidades parecem ganhar um esforço de compreensão numa totalidade (mais ou menos completa) que faça ressoar novos significantes. Certamente o sentido, na psicanálise inicial, se marca veementemente pelo inconsciente, sendo este, precisamente, mas não somente, o que é capaz de reunir os fatores nas construções de sentidos.

Ainda num Freud de antes da *Interpretação dos Sonhos*, os estados corporais e suas aproximações ou não aos psíquicos, ganha relevo na ideia de neuroses atuais, por exemplo. As noções incrementam-se, e se nos permitem nomear, ganham lugar de neuroses traumáticas atuais, por exemplo, nas neuroses de guerra. Também Charcot foi na direção de apontamentos dos efeitos traumáticos sobre o corpo, o comportamento e o psiquismo nos casos anotados. Finalmente, podemos notar que esses casos descobertos podem ser entendidos considerando a problemática edipiana, como uma preparação de terreno para proposta freudiana do complexo de Édipo enquanto pilar da teoria e prática analítica.

A investigação clínica dos antecedentes hereditários e pessoais e dos doentes permitiu Charcot descrever desde 1. a compleição física e atitude dos doentes ("bio"); 2. doenças e experiências traumáticas vividas e sintomas ("psico"); 3. determinação de condições de vida, da época e parte do corpo em que a doença havia se instalado ("social"). Essas prioridades de pesquisa para Charcot eram categorias de análise que dividimos apenas para fins didáticos e com o reconhecimento da complexidade que o contexto da saúde implica em seus aspectos biopsicossociais. Esses elementos separados entre parênteses se apresentavam aparentemente disseminados no relato colhido dos doentes, com um esforço de sua parte em organizá-los sempre que possível.

Em alguns momentos a preocupação com essa sequência dá lugar a uma espécie de associação livre de assuntos lembrados por ele, que podia também soltar-se de suas amarras metodológicas, quase que em atenção flutuante de suas próprias lembranças das observações que realizava e das histórias relatadas as quais se recordava.

1. descrição dos corpos: "mulher pequena, magra, cabeça pequena, músculos flácidos" ou ainda "mulher de altura média, fisionomia bastante distinta, pálida, um pouco magra". No caso de Zima Adelaïde Vinchon, Charcot descreve que quando a doente estava deitada na cama ela ficava calma, não apresentava nenhum fenômeno que, à primeira vista, distinguia uma pessoa de boa saúde, "mas ao se aproximar dela e especialmente se você lhe endereçar a palavra, vários distúrbios mórbidos começam a se manifestar" com suas "caretas agonizantes". Marie Joséphine Broisat embora estivesse calma, como sua respiração, o rosto muito vermelho durante a noite, no entanto "muito melhor do que ontem desde a tarde". Charcot visualiza as doentes e conforme realizava sua visitação periódica ia se apercebendo que as aparências enganavam.

Figura 23 – Corte medular transversal evidenciando lesões desmielinizantes em sua periferia, de Marie Joséphine Broisat

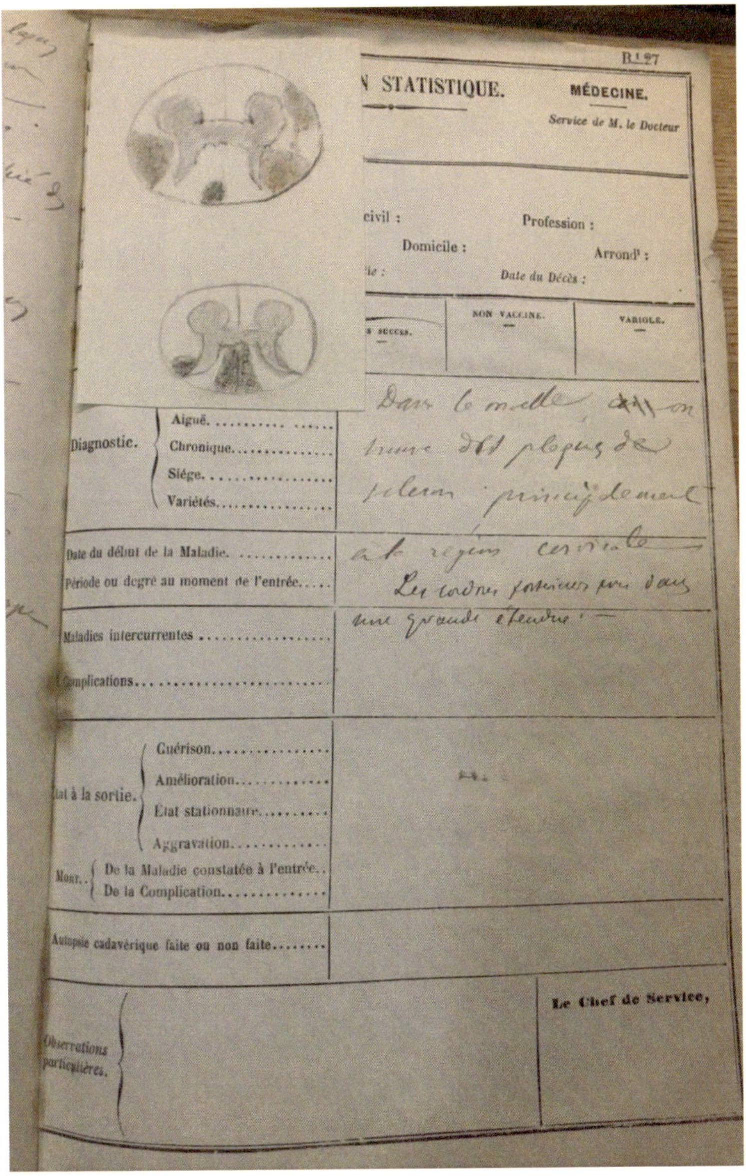
N STATISTIQUE.
MÉDECINE.
Service de M. le Docteur
civil :
Profession :
Domicile :
Arrond[t] :
Date du Décès :
NON VACCINÉ.
VARIOLE.
Diagnostic. Aiguë. Chronique. Siége. Variétés.
Dans la moelle, on trouve des plaques de sclérose principalement à la région cervicale.
Date du début de la Maladie.
Période ou degré au moment de l'entrée.
Les cordons postérieurs pris dans une grande étendue. —
Maladies intercurrentes
Complications
État à la sortie. Guérison. Amélioration. État stationnaire. Aggravation.
Mort. De la Maladie constatée à l'entrée. De la Complication.
Autopsie cadavérique faite ou non faite
Observations particulières.
Le Chef de Service,

Fonte: Jean-Martin Charcot (1862)

Visão: janelas da alma[109]

A falta de olhos é tudo.
(Assis apud Conde, [1939], p. 87)

Por intermédio dos olhos efetuamos quase 90% da nossa atividade cotidiana, afirmou Conde, o médico "oculista" de Machado de Assis, que escreveu o livro sobre a Tragédia Ocular do escritor, contemporâneo dos colegas médicos da época de Charcot. Dentre os 35 manuscritos de Charcot, 28 apresentam referências aos problemas da visão.

Os casos apresentavam diplopia recorrente (visão dupla: "o doente via quatro cavalos quando tinha dois"), despertada pelo "olhar oblíquo" ou "após as refeições". Charcot associava a diplopia ao desaparecimento de reflexos, a dores de cabeça e à ambliopia[110] e considerava o estrabismo como determinante da diplopia.

Charcot também registrou a presença, intensidade, persistência e desaparecimento da ptose[111], o aumento da esclerótica, do estrabismo e da diplopia, bem como do nistagmo[112] e sua ocorrência ligada ao olhar fixo e direto em que "os movimentos dos olhos são completamente livres": A tendência à inércia em manifestações como essa remete a um modo de funcionar desordenado da matéria, que para proteger-se dos estímulos, torna a função de proteção mais importante que do que a recepção deles.

Charcot incluía suas análises do exame oftalmoscópio que mostrava como um tremor detectado podia reduzir a acuidade visual. Tonturas eram acompanhadas de dores de cabeça diárias. Observava o campo visual e suas alterações, paresia dos movimentos oculares, a atrofia dos nervos ópticos ou da pupila, as lesões de fundo de olho, e lesões dos núcleos gerando parali-

---

[109] Os distúrbios da visão são uma das numerosas formas de distúrbios da percepção apresentados por Janet (1910) que são principalmente constituídos pela soma de *um fenômeno automático, de uma ideia, de um movimento, de um distúrbio visceral de sensação primitiva.*

[110] Segundo Charcot em suas *Lições sobre doenças do sistema nervoso*, a diplopia e a ambliopia são sintomas cefálicos que se diferenciam pelo fato de que o primeiro era transitório, já a ambliopia, um sintoma mais durável e frequente que podia chegar à cegueira completa. Em alguns momentos reconhecia a desproporção entre os sintomas apresentados pelo doente e a lesão depois encontrada. Nesse ponto ele desenvolve a ideia de continuidade funcional dos tubos nervosos (p. 206). Janet (1910) irá ratificar essa informação em seu texto sobre as neuroses (Lepastier, 2004). A imagem fantasma ou visão com sombra gerado pela diplopia era um sintoma, segundo Freud (1996bb, p. 64), peculiar dos pacientes histéricos.

[111] Queda da pálpebra superior.

[112] Na clínica contemporânea, a autora pôde presenciar o relato de incômodo de uma analisante durante um episódio rápido de nistagmos quando relatava uma situação de angústia que era revivida com emoção no divã.

sias incompletas, acromatopsia[113] a discromatopsia[114]. No caso de Joséphine Doisy ele escreve, a lápis, que o estreitamento do campo visual era histérico e móvel, ela não reconhecia a cor roxa.

Figura 24 – Campimetria evidenciando borramento na periferia do campo visual de Joséphine Doisy

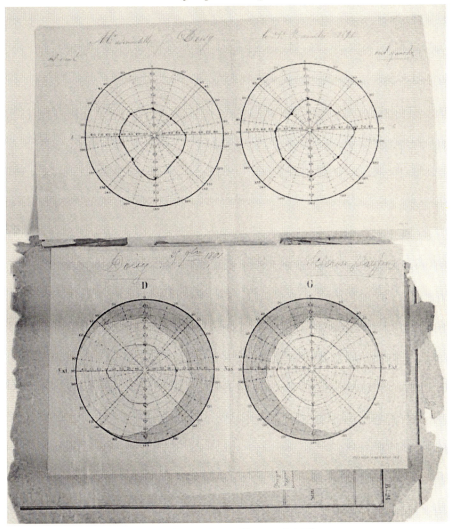

Fonte: Jean-Martin Charcot (1887)

---

[113] Condição de visão que torna o indivíduo quase ou completamente daltônico.

[114] Distúrbio de visão que se traduz em não se distinguirem bem as cores.

Nota-se que Freud podia considerar que as variadas perturbações da visão presentes nos dossiês de Charcot supracitadas ligavam-se à etiologia histérica. Charcot anunciou o mistério da cena em que se inscreve o sujeito histérico e Freud, por sua vez, chama o mistério à sua porta (Huot, 1991). De 1885, Freud reuniu conhecimentos em suas experiências de estágio de três meses em oftalmologia em Viena e em Paris, junto de Charcot. Nessa ocasião encontra o oftalmologista M. Henri Parinaud[115]. Três anos depois, Freud (1888, p. 21-22) escreve em seu artigo *Histeria*:

> O distúrbio histérico da visão consiste em amaurose[116] ou ambliopia unilaterais, ou ambliopia bilateral, mas nunca em hemianopsia[117]. Seus sintomas são: fundo de olho normal ao exame; ausência do reflexo conjuntival (reflexo corneano diminuído); estreitamento concêntrico do campo visual; redução da percepção luminosa; e acromatopsia. No caso do último sintoma citado, a sensibilidade ao roxo é a primeira a ser perdida, e a sensibilidade ao vermelho ou ao azul é a que persiste por mais tempo. Os fenômenos não se coadunam com nenhuma teoria do daltonismo; as diferentes sensibilidades às cores comportam-se independentemente umas das outras. São frequentes os distúrbios da acomodação, assim como as falsas conclusões deles resultantes. Os objetos que se aproximam do olho e que dele se afastam são vistos em tamanhos diferentes e duplicados ou multiplicados (diplopia monocular com macropsia ou micropsia).

---

[115] Oftalmologista e neurologista francês (1844-1905), conhecido por seu trabalho no campo da neuro-oftalmologia, incluindo a esclerose múltipla e a histeria.

[116] Cegueira total ou parcial, especialmente aquela que não apresenta alteração ou lesão grosseira dos olhos (como se dá com a que resulta de doença da retina ou do nervo óptico).

[117] Perda parcial ou completa da visão em uma das metades do campo visual de um ou ambos os olhos.

Figura 25 – Campimetria evidenciando borramento na periferia do campo visual de Rosalie Leclan

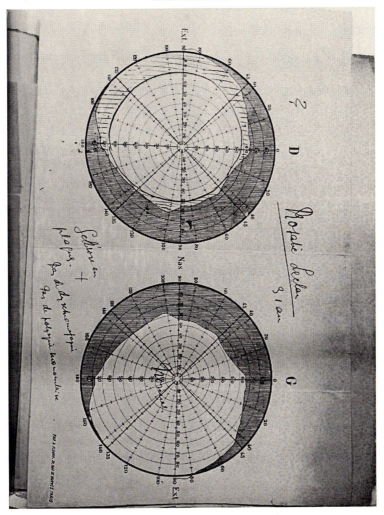

Fonte: Jean-Martin Charcot (1888)

Charcot observava a simetria e coloração dos olhos, a contração (miose convulsiva), a dilatação, a mobilidade e a descoloração das pupilas, a opacidade das lentes cristalinas, a vertigem, a capacidade de distinguir os objetos e acompanhava quando estes fenômenos ocorriam: "ela não tem mais clareza há 3 ou 4 dias somente". Sintomas esses que evoluíam e se alteravam em uma mesma pessoa, enfraquecimento da visão, fraqueza dos olhos, até a completa abolição da vista em períodos de até três semanas, sem maiores explicações. A senhora Guilbert havia ficado completamente cega por vários meses. Ocasiões em que a visão sofria rebaixamento ou perda (após o parto, por exemplo), o quanto a luz brilhante podia ser insuportável à doente além do fechamento de um dos olhos.

Algumas vezes registrava os diagnósticos de Parinaud, M. Paul, M. Fieusalles e M. Desmarres[118] afirmando congestão cerebral (congestão da retina), retinopatias e os tratamentos receitados, tais como o de pílulas purgativas, iodeto de potássio ou atropina. Alguns doentes relataram a sensação semelhante à que se tem quando se está andando para lá e para cá durante uma caminhada. A incapacidade de levar a mão ao nariz de primeira vez com os olhos fechados.

As tonturas e vertigens eram recorrentes, apresentaram-se em Antoineth Émile Carpentier, Marie Joséphine Comon, Madame xxx. É possível verificar em diferentes casos, situações relativas ao (des)equilíbrio quando os doentes estão com os olhos fechados: o medo de cair, que se resolvia na escolha de dormir no chão (Antoineth Émile Carpentier). No entanto, "as tonturas nunca foram tão fortes ao ponto de fazê-la cair"; outras que se deixavam cair assim que estivessem no escuro: "Assim que ela fecha os olhos, situação de queda da doente se não for segurada" (Joséphine Célestine Vauthier).

---

[118] Louis-Auguste Desmarres, oftalmologista francês nascido em Évreux.

Figura 26 – Notas: A. e B. Lesões desmielinizantes na ponte; C. e D. Lesão desmielinizante na transição bulbo-pontina; E. Lesão desmielinizante na transição bulbo-medular de Madame XXX

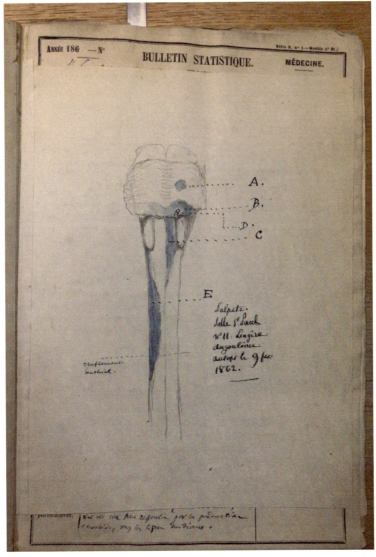

Fonte: Jean-Martin Charcot (1862)

Figura 27 – Notas: 1. Lesão desmielinizante na periferia lateral da medula cervical; 2. Lesão desmielinizante no trato cuneiforme da medula torácica de Madame XXX

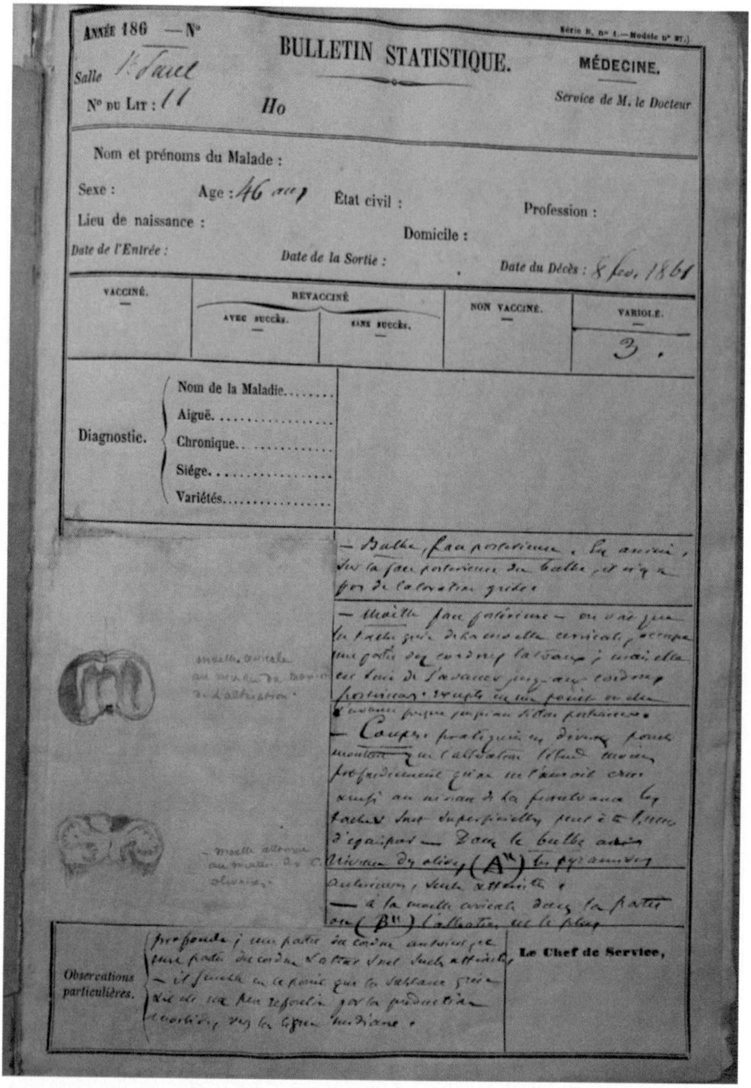

Année 186 — N°

Série B, n° 1.—Modèle n° 27.

BULLETIN STATISTIQUE.

MÉDECINE.

Salle

N° du Lit : 11

Ho

Service de M. le Docteur

Nom et prénoms du Malade :

Sexe :

Age : 46 ans

État civil :

Profession :

Lieu de naissance :

Domicile :

Date de l'Entrée :

Date de la Sortie :

Date du Décès : 8 fév. 1861

VACCINÉ.	REVACCINÉ — AVEC SUCCÈS.	REVACCINÉ — SANS SUCCÈS.	NON VACCINÉ.	VARIOLE.
—	—	—	—	3.

Diagnostic.
- Nom de la Maladie........
- Aiguë...............
- Chronique............
- Siége................
- Variétés..............

Observations particulières.

Le Chef de Service,

Fonte: Jean-Martin Charcot (1862)

No caso de Sioen "sua vista treme, ele vê os objetos girar, ele era obrigado a se segurar para não cair, mas nunca perdeu a consciência", ele mesmo escreve acerca do ofuscamento de sua visão: "quando eu ando eu vejo menos claro que no repouso", embora sua crença fosse a de que não era a doença que o fazia ver os objetos ampliados. Ou ainda a privação da visão, impedindo a doente de andar (Marie Joséphine Broisat). As consequências de sintomas como estes até a cegueira que durava cinco meses prejudicavam a capacidade para o trabalho, ocupações domésticas e sociais a autonomia tais como andar na rua somente acompanhados por uma pessoa, muleta ou bengala; a dificuldade de escrever, ler e costurar.

Afinal o que uma fraqueza dos olhos tem a ver com determinados tipos de enfraquecimento e perda da visão? As questões hormonais de fato eram relacionadas quando se considerava o acometimento de sintomas após o parto, por exemplo. No entanto, Charcot marca as ocorrências de problemas na visão no momento de internação nos Hospitais, percebendo que alguns doentes perdiam a visão ou viam duplo (diplopia): Hortense Délphine Baudoin, no *Salpêtrière* e Georges Guillaume no Charité e Tenon, e Zima Adelaïde Vinchon, no Hôtel Dieu e Sioen quando entra no Hospital Militar de Bordeaux que vê "como através de um nevoeiro".

O "olhar oblíquo", ou o "olhar vago" que mais parece com a metáfora do olhar perdido, ou as dores de cabeça, geralmente associadas às experiências vividas são associadas à diplopia e ao nistagmo. "As expressões e o olhar são um pouco aborrecidos" também caracterizam a visão dos doentes. E mesmo sem lacrimejamento, Zima Adelaïde Vinchon diz "chorar é muito mais fácil do que antes". As diversas repetições de diplopia dessa doente em algum momento receberam a seguinte avaliação de Vinchon: "meus olhos estão dançando menos".

Para Charcot, essas crises eram histeriformes, vários distúrbios mórbidos começavam a se manifestar, segundo Charcot (1868), quando você se aproximava da doente especialmente ao lhe endereçar a palavra: "O que acontece são de primeira, é um nistagmo duplo muito rápido e muito carregado e ao mesmo tempo se mostra um tremor rítmico, sobretudo lateral da cabeça". Diferentemente da maior parte dos doentes, quando Vinchon está de olhos fechados, ela mantém uma noção perfeita exata da atitude que foi impressa em seus membros inferiores. Charcot acrescenta posteriormente que ela também tem uma percepção muito clara do ponto em que os membros superiores e inferiores foram tocados ou beliscados. Além disso, a oclusão dos olhos não alterava a estação e a marcha.

Sensibilidades à flor da pele

Charcot observa no caso da paciente Byr que ela havia sido exposta ao frio e a maus tratamentos. Em meio aos desgostos sofridos na vida, apresentava tremores convulsivos, e falava sozinha, tal como um *tic convulsif*. Tais satisfações cumprem circuitos possíveis, no rol de uma confusão de intensidades. Assim como um vírus incubado pode ser acionado em momentos de um excesso do funcionamento imunológico, determinadas excitações ou conteúdos latentes também podem ser despertos nesses momentos, em que "sensibilidades reflexas exageradas", por exemplo, apresentam-se concomitantes à "hipersensibilidade moral" das doentes.

Charcot descreveu a sensibilidade de várias maneiras, desde a sensibilidade perdida em membros paralisados até as diversas reações à sensibilidade. Ele escreveu sobre Marie Ficher:

> Ela sente muito bem o contato da mão ou do dedo sobre as diferentes partes do corpo – que ela tem ou nomeia com os olhos abertos. Muito mais livre esse simples contato é suficiente para produzir sobressaltos (nas mãos). O contato nos membros inferiores é igualmente percebido. Além disso, essa sensação parece muito dolorosa, imediatamente a doente tenta manter a perna afastada, que é tomada por tremores tetânicos. A cócega da sola do pé determina fenômenos semelhantes, mas muito mais marcantes", tal como tremores tetânicos persistentes.

A doente tinha dores difusas: "nevralgias faciais com dores vagas sem lugar bem determinado" e até mesmo em raros casos, ausência de dores ou distúrbios da sensibilidade (formigamento, dormência, sensação de fadiga e peso). Em alguns casos, a sensibilidade geral ao contato, dor, e temperatura era bem preservada em ambos os lados do corpo, sem formigamento ou coceiras, menos ou nenhum fenômeno doloroso espontâneo.

Marie Ficher conjugava as dores como queimadura, choques ("relâmpagos"), com persistência de hiperestesia da pele e "enquanto caminhava, ela disse que não sentia as pernas e os pés". Ao pressionar um pouco fortemente a planta do pé, Charcot explica, "como se quiséssemos colocar em flexão forçada isso provocou a epilepsia espinhal". Nesse registro, Charcot demonstra como uma epilepsia podia ser provocada.

Essa mesma doente tinha a sensibilidade reflexa exagerada e ao menor contato provocava um sobressalto violento em seus membros. A simples cócega da sola do pé provocava uma tremulação que persistia por alguns segundos após a excitação ter parado. As sensibilidades em função das cócegas e da temperatura eram mantidas intactas. A sensibilidade à dor parecia exagerada para Charcot. O beliscar dava à doente "uma sensação terrível". Sob os músculos dos membros inferiores era doloroso pressionar. A doente dizia que muitas vezes ela tinha cãibras nos membros inferiores que duravam cerca de ¼ de hora e eram muito dolorosas. E não tinha nenhuma atrofia aparente.

O membro superior direito estava em ½ flexão. O cotovelo perto do tronco. A doente não podia estendê-lo a não ser que de uma forma muito incompleta e dificilmente pode levantá-lo. Sem cãibras, sem tremor espontâneo ou provocado. O membro superior esquerdo é menos doente do que o direito: a doente ainda podia usá-lo bem, mas começava a ficar rígido.

Charcot pôde notar e anotar a mudança no quadro de sensibilidade de Louise Ancel:

> Aos poucos, os fenômenos espasmódicos de acidentes no lado dos membros inferiores foram atenuados, o tremor diminuiu e o estado atual, dois anos após o exame precedente, oferece os seguintes caracteres: os fenômenos tendinosos ainda são um pouco exagerados, mas infinitamente menos.

Joséphine Célestine Vauthier teve a sensibilidade diminuída dos membros superiores, inferiores e mesmo da face. As dores do lado esquerdo apareciam mais que a do lado direito. Em Marie Joséphine Broisat a sensibilidade de tato era extremamente diminuída, cometia erros de ligação, mas aos contatos mais leves estes eram percebidos, entretanto no doloroso do pé esquerdo. Também havia erro sobre a posição dos membros sobretudo à direita. Era muito comum em seu caso que o pé ficasse insensível à esquerda e quase insensível à direita.

Charcot observou algumas peculiaridades nas alterações de sensibilidade cutânea em diferentes doentes: insensibilidade nos pés, hiperestesia[119], abolição da sensibilidade no joelho esquerdo, vermelhidão e calor intenso aparente na mão, placas vermelhas com contornos irregulares geralmente arredondados no peito, pescoço e face (que aparecem e somem), coceira entre os ombros e por todo corpo; erisipela, inchaços, edemas e gangrenas; erupção de vesículas nos lábios; surgimento e evolução de escaras no sacro, escoriações nas nádegas, e ulcerações; modificação de reflexos cutâneos.

---

[119] Paroxismo da sensibilidade, tendente a transformar as sensações ordinárias em sensações dolorosas; acuidade anormal da sensibilidade a estímulos.

Observou também características da pele (aquecimento ou resfriamento geral da pele, dilatação venosas subcutâneas, coloração, ictiose[120], equimose[121], umidade, desidratação, pápulas pruriginosas): "púbis eritematosa, da face interna no interior da coxa"; momentos de mudança de uma face fresca pela manhã, de uma palidez natural para a incidência de suores e enrubescimento da pele. Pele ictérica com a bochecha esquerda vermelha; "croutes" (cascas ou crostas escurecidas) no couro cabeludo que culminou no corte de cabelos e em outro caso, "herdado" pelo filho bebê de uma doente.

Anzieu (1989) propõe um modelo epistemológico de entendimento da especificidade dos fenômenos psíquicos em relação às realidades orgânicas em que a pele é dado de origem orgânica e ao mesmo tempo imaginária, como sistema de proteção de nossa individualidade assim como primeiro instrumento e lugar de troca com o outro.

Algumas doentes se modificavam diante da presença física de Charcot. Haja vista as observações feitas por ele, relatando alterações corporais delas: "Pele vermelha e quente no momento da visita noturna", ataques de dor, "rosto muito vermelho ainda que estivesse calma".

Dentre os "sintomas insólitos", Charcot descreve a sensibilidade de tato de Marie Joséphine Broisat extremamente diminuída, os contatos mais leves eram tidos como dolorosos no pé esquerdo. Ela tinha um calor geral, cujas oscilações de temperatura e pressão foram assim descritas por Charcot: "a temperatura é talvez um pouco mais elevada neste membro [superior esquerdo que estava paralisado] do que no membro correspondente. Todos dois um pouco quentes".

A coxa esquerda se alternava entre ficar mais ou menos quente que a direita. A virilha do lado esquerdo se apresentava mais quente, já o joelho esquerdo, muito mais frio. Pernas e pés quentes o suficiente em ambos os lados. Ela tinha um resfriamento geral da pele, embora sua temperatura estivesse em febre de 39,2 graus celsius. A mão esquerda, gelada. As coxas eram especialmente frias. E as mudanças de um dia para outro persistiam:

> O padrão de esfigmo[122] difere profundamente do que era ontem. Mesmo para a mão direita, cuja temperatura mudou pouco e embora a temperatura retal tenha mudado pouco

---

[120] Dermatose caracterizada pela formação de massas epidérmicas semelhantes a escamas de peixes.

[121] Mancha na pele, de coloração variável, produzida por extravasamento de sangue.

[122] Esfignomanômetro é um aparelho usado para verificar a pressão arterial.

> desde ontem, a doente está bem. A coxa anterior é mais fria que
> a do lado afixada. Ambos os joelhos e as pernas estão quentes.

Em alguns momentos a sensibilidade toma lugar da dor na escrita e são registradas como "sensibilidade ao epigástrio". Barriga um pouco tensa, sonora"; "sensibilidade à pressão sob as costelas à esquerda". Nessa altura de tantas compilações de textos sobre dor, fico imaginando quais seriam as reações de Charcot ao excesso de relatos sobre a dor, o que fez, foi senão, descrevê-las.

No caso de Louise Guatarel, ele descreve em nota de 12 de novembro de 1872 (às 14 horas) que a doente comeu como de costume e depois foi subitamente tomada de estranhos sintomas insólitos: "Arrepios, problemas de inteligência, delírios sem perda de consciência. Problema da respiração. A enfermeira a ouviu se amontoar..." (?). Ao mesmo tempo, a enfermeira percebeu que a doente tinha perdido parte da consciência, mas que ainda assim havia conseguido falar com ela imediatamente.

Charcot descreve os frios e arrepios, parecendo investigar para além dos sinais vitais ou febris, parece rascunhar perguntas acerca de quais seriam as explicações para sintomas tão estranhos de diferenças de temperatura em partes do corpo tão próximas e de paralisias que podem diminuir e movimentos que podem se realizar mesmo em tempo frio. No caso de Catherine Coadon os sintomas frequentes relacionados "à emoção ou ao arrepio" pararam logo após a visita de Charcot.

Figura 28 – Visão microscópica de fibrilas (microscopia de lesão desmielinizante) de Catherine Coadon

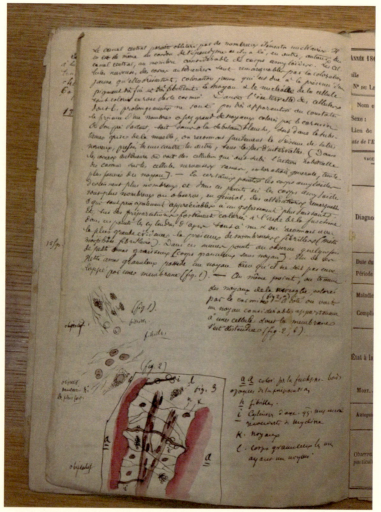

Fonte: Jean-Martin Charcot (1868)

Marie Joséphine Broisat tinha o braço esquerdo gelado enquanto o direito estava quente e sua perna esquerda estava mais quente que a direita. O mapa confuso das regiões do corpo da doente marca oscilações térmicas logo após a medição feita por Charcot e registrada no dossiê da senhora Broisat.

Observando sempre o surgimento de arrepios, Charcot relata no caso de Sioen: "Ele já tinha um pouco de tremor que não aparecia a não ser na ocasião de emoções ou sob a influência do frio". Charcot visitava os doentes à noite, anotava as medições do pulso, temperatura e fazia variadas observações. Alguns dossiês possuíam anotações diárias e via os mesmos doentes pela manhã e à noite. O fenômeno de arrepios muito marcados (por exemplo, no caso de Baudoin) remete a piloereção ou horripilação, que pode ser uma reação do organismo em face de algumas situações como o frio, o medo e o gozo.

O arrepio é um mecanismo reflexo que consiste na contração dos músculos eretores (também chamado de "músculos horripilantes"), conectando os pelos à pele, que tem o efeito de puxar os pelos na superfície do corpo e, assim, criar uma fina camada de ar isolante. Essa camada transmite o calor para o exterior por condução e o ar, sendo um bom isolante térmico, constitui uma camada isolante mais eficaz que é espessa. Assim como o tremor (*frisson* que acompanha uma emoção), ajuda a defender contra a perda de calor e manter constante a temperatura interna do corpo. No entanto, em humanos, a redução de pelos durante a evolução tornou esse mecanismo ineficaz, já que pouco ar é realmente retido por meio dos pelos.

Essa defesa por falta de calor somada à hipersensibilidade ao frio pode também ser intensificada pelo medo. Conforme Assoun (2013) percebe-se como existem "relações íntimas entre a histeria e a neurose de angústia" em que a excitação corpórea em alguns doentes de Charcot remete a um conjunto de fatores que vem da palavra à coisa. A reação do arrepio pode ser o próprio destino conversivo da excitação, o que se transformou em queixa de algumas pacientes devido à intensificação de sintomas e manifestações corporais.

A sensibilidade ao frio e as emoções concomitantes nos arrepios, ou, melhor dizendo, *frissons*, são elementos desse último, cujo termo é usado em sua forma original no Brasil, mas originário do francês marca um significante de ser algo do tipo de um tremor produzido por uma emoção, seja de medo, temor, ou de prazer. Sendo que o orgasmo recebe o nome familiar de "*grand frisson*", daquilo que vibra, treme, ou agita um movimento. Esse movimento de *frisson* do corpo-psiquismo parece ser uma reação ao sentimento de desamparo experimentado no corpo em que a realidade psíquica e material de cada doente trazia para além do inverno parisiense.

2. Outro tipo de descrição feita por Charcot referia-se às doenças na infância, e às suas implicações para o tratamento na vida de relação dos doentes com a família essencialmente. Vários foram os registros de doenças: varíola, rubéola, sarampo, febre escarlate, febre tifoide, glândulas no pescoço etc.: "De uma saúde bastante fraca, ele teve uma bronquite aos 6 anos de idade até 10 anos uma escarlatina; dos 12 aos 17 anos a saúde foi boa o suficiente". Em Marie Héloise Roussel:

> Nenhuma doença na infância. Pouca certeza nos registros de começo da doença aos 16 anos e meio depois de um medo ("de homens", ela diz, e se recusou a entrar em detalhes) começou andando de lado. Então vertigem. Ela continuou andando e seu pai a amarrou para trabalhar pelo braço, de medo que ela caísse. Como resultado de vertigem mais violenta do que outras, levou ao hospício de Troyes (21 anos), onde ela permanece 4 ½ meses, os médicos não se lembram do que ela tinha.

Roger Eugène Jules durante sua permanência no hospital *Saint Antoine* havia experimentado vertigens frequentes e intensas: "Parecia-lhe que ele estava girando com o pé e teria caído se não tivesse conseguido um ponto de apoio. Estas vertigens duraram 4 ou 5 meses; elas então cessaram e não reapareceram desde então". Na revisão desse caso, Charcot acrescenta a informação de que as vertigens reapareciam quando ele caminhava: "quando ele está de pé, tudo gira".

Um outro fenômeno curioso relatado nesse caso por Charcot refere-se aos "transportes cerebrais", assim nomeado pelo senhor Jules para referir-se a algumas horas em que ele era incapaz de falar, embora não tivesse perda da consciência nem hemiplegia. O que parecia negar qualquer síncope[123], no entanto, de acordo com a enfermeira, por algum tempo, ele seria muito propenso a fraquezas e ficaria tomado de vertigens.

Charcot estava disposto a descrever tudo o que lhe chamasse atenção para pensar a origem dos adoecimentos com os quais se deparava. Em 1864 Charcot já havia reconhecido com todas as letras de que era a vida sexual

---

[123] Perda temporária de consciência devida à má perfusão sanguínea encefálica, e que pode ser em razão de causas diversas. Em linguagem popular, dentre outros termos, é conhecido como "chilique", segundo o *Dicionário Aurélio da Língua Portuguesa* (Ferreira, 2010). Esse vocábulo é ainda usado para se referir à supressão de fonema(s) no interior da palavra. Ex.: *mor* em vez de *maior*.

do sujeito a origem das fobias (caso do medo de andar na rua). No caso de Marie Héloise, Charcot afirma que ela se recusou a falar sobre o assunto do "medo de homens", que Freud diferentemente conseguiria depois fazer suas pacientes falarem.

Os registros de Charcot apontavam para um conjunto de observações que ia além da busca de etiologia e causalidade buscada nos exames e observação do corpo doente "a olho nu". Charcot dava sinais de que sua investigação sobre a sexualidade seria instrumento mais importante que suas observações no microscópio.

Gravidez, parto, parentalidade, perdas e quedas

A gravidez e o parto formam uma categoria marcante quando se trata de analisar os antecedentes pessoais relativos ao adoecimento, tanto considerado como momento coincidente ao início dos sintomas quanto o prelúdio do entendimento de que esse momento também pode ser considerado como o maior choque a que está sujeito o organismo feminino, como Freud (1996oo) anunciou. Existem alguns sintomas que são característicos do período gestacional, no entanto a intensidade ou frequência com que aparecem as tonturas, fraqueza das pernas, dores de cabeça, vômitos associam-se à história de cada corpo-psiquismo.

A diplopia durante a gravidez de Alexandrine Anne Causse e a perda da visão de Antoineth Émile Carpentier após o parto marcam sintomas de perturbação da visão, "congestão da retina", que segundo Charcot e/ou seus contemporâneos surgem após um período exaustivo de ocupação da doente de cuidados com o marido durante três meses enquanto estava grávida.

Os primeiros sintomas relativos ao enfraquecimento muscular das pernas de Alexandrine Causse apareceram durante os meses de sua gravidez, período – como se sabe hoje, cujo primeiro trimestre torna a EM muito ativa, com risco de crises mais graves. Charcot observa na sequência da história da doente que ela tinha grandes discussões de família com a mãe (residente em Paris) e após o parto de seu primeiro filho feito na cidade de Lion, ajudado por uma parteira, suas pernas cambaleavam e ela não conseguia se sustentar convenientemente em pé, até o ponto de que ela não pôde mais trabalhar como anteriormente, exercendo o ofício de costureira.

A informação de que Causse não havia tido convulsões ou acidentes no parto não auxiliou a compreender por que ela não tentou alimentar seu filho. Não há referências ao pai da criança. Algumas inferências podem ser feitas à medida que Charcot privilegiou, ou não, registros de acontecimentos estranhos em meio aos sintomas orgânicos que se apresentavam. Por exemplo, outra paciente que, mesmo após aborto, gravidez e pós-parto, continuava fazendo faxinas, e alimentou sua criança por nove meses. Charcot tomava nota de todas essas disparidades.

Situação semelhante à da senhora Causse é discutida por Freud (1996oo), que resgata a expressão de Charcot *hystérique d'occasion* para classificar a jovem senhora que atendeu como incapaz de amamentar o bebê. Nesse texto, Freud estende seu escopo de análise da histeria afirmando que o *status nervosus* em geral supõe a presença primária de uma tendência à depressão e à diminuição da autoconfiança, "tal como encontramos muito desenvolvidas e individualizadas na melancolia" (Freud, 1996oo, p. 163). No caso de Causse, o estado nervoso, referido à neurose de angústia, parece predominar juntamente ao seu diagnóstico de esclerose múltipla.

Depois de 15 dias com a parteira, quando Causse quis se levantar, suas pernas fracas não a sustentaram convenientemente. O mesmo aconteceu quando ela havia ido à missa pela primeira vez. Após seis meses em Lyon depois do parto, Causse sem poder trabalhar, encontrava-se em um estado de lassidão geral. Ela não podia sair de casa sozinha, pois cairia em função da fraqueza de suas pernas. Depois dessa época nunca mais pôde andar. Tinha muitas dores em todo corpo, que a faziam acordar com frequência durante a noite, embora não a impedisse de dormir. Era também durante a noite que os tremores eram prevalentes.

Dores e tremores espasmódicos nas pernas, pernas que arrastavam, mulheres que ficavam dementes e paravam de andar desde a gravidez, convalescença, febres tifoides, rebaixamento da visão, a incapacidade de suportar a luz brilhante. Todos esses sintomas que surgiram depois do parto, inclusive casos em que um dos olhos da doente se fechava, traziam uma pergunta acerca desse momento na ocorrência das manifestações somáticas.

A relação entre começo da doença e parto se dá com evidência no caso de Louise Guatarel, Charcot relata que

> [...] a doença começou há cerca de 6 anos, cerca de seis meses após o último parto. Ela começou quando saiu para a rua sen-

tindo um medo extremo sempre que encontrava uma pessoa caminhando depressa. Ela sempre teve medo de ser derrubada e se refugiava em uma porta ou em uma loja, e só decidiu sair e retomar sua jornada apenas quando via a calçada livre.

Hortense Délphine Baudoin (1882) não teve seu diagnóstico declarado, porém recebeu as seguintes anotações de Charcot que se referiam à vida e à morte de pessoas da família: "casou aos 23 anos, teve 3 filhos e abortos espontâneos. Os dois primeiros mortos. O primeiro morreu com um ano".

Na sequência dessas informações Charcot empreende a tarefa de relatar o desastre da morte de um dos filhos de Baudoin e da situação em que se deu seu aborto: "sua mãe teve uma queda, a cabeça da criança bateu no ângulo de uma parede. Ela estava grávida de cinco meses. A criança (mais velha) morreu 4 ou 5 dias após o nascimento". O filho de quatro anos e meio teria tido convulsões por volta dos 18 meses. E assim como a mãe, o filho ficou coberto de crostas (doença do couro cabeludo) e com doença nos olhos. Nesse caso o apartamento da doente torna-se um lugar coincidente onde ela teria começado a ficar doente.

Rosalie Leclan e Louise Ancel também possuíam histórias de crianças que morreram e sintomas relacionados às experiências da gravidez e parto. Sobre Rosalie Leclan, Charcot escreve:

> Ela é casada. Sem aborto. Duas crianças morreram, uma com 13 dias de atrepsia e outra com 2 anos de tuberculose pulmonar. Há 5 anos. Três meses depois dos últimos partos que foram fáceis, ela contraiu uma febre tifóide de intensidade média sem acidentes nervosos bem marcados. Durante a convalescência (um mês depois do começo da febre tifóide) ela percebeu que sua perna esquerda tremia.

Louise Ancel, que casou-se com 20 anos, teve uma filha com 21 anos que perdeu devido a meningite quando estava com cinco anos de idade. Segundo Charcot, "nessa época não tinha nada nas mãos", expressão que nos remete justamente à perda de sua filha. No entanto, é só depois que Louise Ancel apresentará tremores no braço direito. Embora o tremor fosse muito forte, "a doente podia sempre escrever ainda que de uma forma legível".

Esse tremor, segundo Charcot, era suscetível de grandes variações e podia ser muito forte um dia e muito fraco no dia seguinte. Os tremores eram caracterizados por Charcot da seguinte maneira quando se ocupava dos membros acometidos: "A tremulação inicialmente pequena dura mais e mais enquanto o experimento é prolongado". No caso de Marie Louise Victoire André, seus tremores começaram repentinamente do lado direito quando ela foi informada que seu marido estava gravemente ferido.

O frustrado, ou a descarga das tensões vivenciadas, enquanto caracterização mais material das frustrações, é descrito por Assoun (2013) como uma energia que está fadada a se afastar do psíquico, a não se "psiquicizar". Com a neurose de angústia, se produz uma desconexão entre a excitação e sua expressão psíquica.

De saída a histeria tem uma semelhança com as doenças autoimunes no que se refere à manifestação de sintomas somáticos incompreensíveis ou sem causa aparente. Embora a histeria pareça hoje *démodé* para muitos, as doenças ligadas a razões imunológicas são objetos de estudos importantes em instituições de pesquisa, que clamam por recursos para tratar tais doenças misteriosas e recebem amplos incentivos para este propósito.

A histeria podia estar combinada com muitas outras doenças nervosas neuróticas e orgânicas, e tais casos oferecem grandes dificuldades à análise. As múltiplas faces dos doentes de Charcot reapresenta à psicanálise uma possibilidade de investigação acerca da relação corpo-psiquismo nos casos de esclerose múltipla e histeria. Freud (1888, p. 90) cita casos em que a doença orgânica torna-se causa eventual da neurose.

O sintoma neurótico da senhora Roussel (doente de Charcot, com registros na pasta de dossiês de 1859-1891) parece chamar atenção de Charcot que registra o "medo de homens" de uma mulher agorafóbica que impunha a seu Eu uma restrição, para escapar de um perigo pulsional. Esse perigo seria a tentação de ceder a desejos eróticos, o que suscitaria o perigo da castração ou algum outro análogo. De maneira semelhante pode-se pensar o funcionamento psíquico no caso da senhora Guatarel com seu medo de ser derrubada por alguma pessoa que passava na rua.

Os casos de Louise Guatarel (1872), Marie Héloise Roussel e Maurice Girard (1889) marcam a presença da fobia (da micção; fobia da revista militar; dos homens; das pessoas na rua) que remetem a esses medos inexplicáveis ou pouco desenvolvidos na narração e elaboração.

No caso do açougueiro Pascurot, Charcot aproxima o início de doença com a queda do doente: "Tem dois anos a doença começou por uma paralisia do 6º par. Próximo a essa época caiu nos matadouros, sem perda da consciência".

Charcot descreve extensamente os acontecimentos nas pernas de Georges Guillaume:

> Quando o doente é levado a andar, suas pernas endurecem sem estarem, no entanto, em contratura verdadeira; ele experimenta a pena de as levantar sem ter que dar no entanto fortes impulsos de quadril (como pessoas que acometidas de paraplegia espásticas. [*A observação feita é riscada por Charcot, que parece desistir dessa comparação no momento de sua escrita*] nos quais os músculos que vão desde a coxa até a pélvis são vistos contraturados em tônus exagerado. Nele os músculos no tônus é exagerado somente aqueles que vão do fêmur até a tíbia, ao perônio e aos ossos do pé, de modo que ao caminhar sempre apresenta um leve grau de flexão na articulação do joelho, mesmo que a perna esteja para a frente e que o membro devesse estar em extensão completa. Ele sente um certo incômodo ao se virar e, às vezes, suas pernas ficam emaranhadas. Nenhum sinal de Romberg[124]. Anda com os olhos fechados sem qualquer mudança perceptível no seu ritmo. Reflexos patelares exagerados de ambos os lados. Reflexos tendinosos exagerados nos membros superiores, mas muito mais para a direita do que para a esquerda [...] Reflexos cremasterianos[125] abolidos.

Charcot escreve sobre o começo da doença no caso de Georges Guillaume: "Em 1877, época em que nasceu sua filha, suas pernas se tornaram

---

[124] Moritz Heinrich Romberg (1795-1873) médico judeu de Berlim, considerado o primeiro neurologista clínico, que publicou o "Manual de Doenças Nervosas do Homem" entre 1840-1846. Descreveu o universalmente reconhecido "sinal de Romberg" relatado originalmente na doença de *tabes dorsalis* (uma doença causada pela sífilis que danifica a parte posterior da medula espinhal): "A marcha começa a ficar insegura... ele põe os pés no chão com mais força... O indivíduo mantém os olhos nos pés para evitar que seus movimentos fiquem ainda mais instáveis. Recebe a ordem de fechar os olhos enquanto está na postura ereta, ele imediatamente começa a cambalear e balançar de um lado para o outro; a insegurança de seu andar também se mostra mais no escuro". O teste de Romberg refere-se a um exame neurológico que é usado para avaliar as colunas dorsais da medula espinhal, que são essenciais para a propriocepção (localizar a posição das articulações) e sentido vibratório. Um teste Romberg positivo sugere que a ataxia é de natureza sensorial, ou seja, depende da perda da propriocepção, ou seja, da capacidade de receber estímulos originados no interior do próprio organismo. É o caso de August P., descrito por Freud, (1886/1996bb) e de alguns doentes de Charcot descritos aqui. No livro de Charcot das lições sobre as doenças do sistema nervoso há um desenho de Paul Richer de uma mulher com ataxia locomotora deitada em uma cama, ilustrativo da atitude corporal atáxica.

[125] Para verificar a existência deste reflexo, o médico estimula a região medial da coxa da direção distal para a proximal, ou seja, em direção aos testículos para observarem se estes sobem. Segundo Charcot, durante três anos Georges Guillaume quase não teve ereções "e ainda incompletas" às vezes a polução noturna era percebida com muita clareza. Nesse ponto, observamos Charcot atento às manifestações corporais para além da vigília e consciência.

ELISE ALVES DOS SANTOS

mais enfraquecidas e tremiam quando ele andava ou subia escadas". Ele nunca sentiu dor nas pernas, pescoço ou cintura. Progressivamente, a marcha tornou-se mais difícil, tornou-se impossível para ele trabalhar, porque quando ele queria "bater pernas", a perna direita começou a pular. Charcot continua na evolução da doença:

> [...] 27 de março de 1881 não podia mais trabalhar, andando com extrema dificuldade ele vai para a consulta de St. Louis, o Sr. Fournier leva-o em seu serviço onde ele fica por 3 meses, 95 gramas por dia de iodeto de potássio e melhorias consideráveis o doente quer sair para retomar seu trabalho, embora o Sr. Fournier aconselhou-o a ficar mais algum tempo. Mas depois de três semanas, ele ficou mais doente do que antes e entrou no *Charité* em 8 de julho no serviço de M. Hardy.

3. Charcot (1859-1891) buscava especificar a época e parte do corpo em que a doença havia se instalado: os primeiros sintomas foram mostrados em fevereiro de 1859. "Isto é com a idade de 22 anos"; "data de 4 anos, tinha 26 anos", "Saudável até a idade de 30 anos, época na qual surgiria sua doença atual". No caso de Hortense Délphine Baudoin:

> Nos treze dias que antecederam sua entrada no hospício, seu marido estava muito doente (morreu no primeiro dia) ela foi um pouco negligenciada em sua entrada, ela tinha uma leve escara no sacro. A doente parece estar atribuindo sua doença à queda que ela fez e da qual nós conversamos (ela tinha 28 anos).

A queda e a perda da visão parecem ter em comum o enfraquecimento geral das condições básicas de enfrentamento dos sofrimentos vividos no momento, ou dos desgostos marcados pela vivência de situações traumáticas. Curiosamente, os "antecedentes" formam parte dos sintomas presentes na atualidade da internação das doentes. Foi justamente a senhora Baudoin, citada supra, que "desde que entrou no *Salpêtrière* ela não viu nada"; situação semelhante foi relatada no caso de Marie Louise Victoire André cujo início da doença foi relacionado ao momento em que seu marido estava gravemente ferido.

"Doente por 18 anos", por quanto tempo a doença existia e em que parte do corpo ela havia se manifestado inicialmente são fragmentos anotados por Charcot que apontavam na maior parte dos casos para o início da doença por sintomas de fraqueza, vertigens, contraturas e paresias nos membros inferiores. No caso de Marie Ficher, por exemplo:

> Início: a doente tinha 8 anos e ½ assim que ela foi acometida. Depois de alguns anos ela tinha sempre formigamento nas pernas mas, ela dava pouca importância porque isso não a incomodava de uma forma notável. De repente sem causa apreciável no meio do dia, ela sentiu uma cãibra dolorosa em seu membro inferior direito: no mesmo dia ela foi pega de uma dor obtusa, limitada à parte inferior da coluna vertebral e que jamais se irradiou dos dois lados [...]. Na manhã que precedeu a invasão da doença a pequena doente não tinha experimentado nada de extraordinário. Ela tinha brincado com seus camaradas e não tinha sentido nenhum mal-estar. As dores nos rins e nos membros inferiores direito continuaram e teve uma certa violência. Os pais da doente a internaram no Hospício de Santa Eugênia onde ela foi tratada durante vários meses. Naquela época somente o membro inferior direito estava doente. Nenhum problema se mostrava no membro inferior esquerdo nem nos membros superiores. Foi apenas cerca de três meses após o início dos acidentes que a doença se espalhou para o membro inferior esquerdo. Absolutamente da mesma maneira que ela invadira sua perna direita. Sem uma causa, como a doente sentiu uma cãibra dolorosa da perna à coxa esquerda, a partir desse momento o membro permaneceu rígido. A doente permaneceu nesse estado por 12 anos – usando as muletas, ela conseguia andar um pouco, mas com muitas dificuldades.

Para Marie Elizabeth Luc o começo da doença remonta a quando tinha então 35 anos. Nas palavras de Charcot, "ela percebeu que depois de uma corrida feita de Montmartre à Bastilha" ela começou a andar em ziguezague como alguém que estivesse bêbada[126] e caía frequentemente na rua.

Ela apresentou tremor que começou, sobretudo do lado esquerdo no braço, assim como na perna. Era inverno e apesar de tudo isso ela pôde continuar seu serviço até o mês de agosto. Ela deixou então seu lugar e retornou por seis meses para seu país de origem (Bélgica). Em seu retorno ela foi consultar no serviço de Charcot onde ficou dois anos (fevereiro de 1860 a fevereiro de 1862).

---

[126] Para a tradução do texto *à aller de travers comme quelqu'un en ribotte*, a professora aposentada da Aliança Francesa de Goiânia, Auristela Morisson, foi consultada.

A senhora Luc chegou para tratamento constante para a parte inferior do corpo, tomava banhos sulfurosos de ferro, mas sem efeito algum. O tremor estava ficando sempre mais forte e ela começava a correr[127]. Ao mesmo tempo, sua força diminuía, fazer uma grande corrida lhe era impossível. O tremor da cabeça começava agora a se manifestar.

Inteligência e memória

As referências à inteligência em alguns casos de Charcot eram descritas como "perfeitamente sã" e em outros o estado intelectual tinha sido "profundamente diminuído, na maioria das vezes está abatida", "pouca inteligência" ou "obnubilação intelectual". Inteligência enfraquecida, pois segundo a própria doente "não seria capaz de fazer uma soma, porque a cabeça está muito fraca".

No que se refere à memória dos doentes de Charcot existia uma variação de "boa", "intacta" à diminuição ou "enfraquecimento notável" até o ponto de não ser possível obter qualquer informação, perda da memória. Embora com a consciência dos sentidos completa, uma doente podia apresentar demência há longo tempo.

A "memória enfraquecida"[128], termo usado por Charcot em outros casos para caracterizar o estado de seus doentes com EM, retoma a questão do esquecimento como complicações possíveis da de uma doença cerebral. Essa importante função que garante o elo temporal da vida psíquica remete aos questionamentos psicanalíticos sobre o que está sendo esquecido[129]. Se se trata de um esquecimento de ordem fisiológica por repressão ou por recalque.

Dalgalarrondo (2008) lista alguns tipos de "memória biológica", citando a memória imunológica, que confere a um ser vivo a possibilidade de recuperar informações registradas pelo sistema imunológico. O "sistema mnêmico" do corpo adoecido pela EM é capaz de reativar as bases da lembrança por

---

[127] Com base nos trabalhos de Pierre Janet, citado por Lepastier (2004), notamos que esse distúrbio motor aproxima-se às observações de coreia histérica, em que as agitações motoras estão associadas a problemas psicológicos decorrentes de um movimento sistematizado que tenha uma significação, lembrando no caso de Luc, a função que ela exercia enquanto corredora.

[128] O termo "esclerosado" na linguagem popular é ainda fortemente carregado de um prejuízo referente às capacidades cognitivas, embora não tenha correspondência nem nos achados de Charcot nem nos dias de hoje quanto às manifestações de ordem motora da doença que são mais frequentes.

[129] O artigo de Guiho-Bailly e Lafond (2010) a esse respeito é ilustrativo quanto à alteração enigmática de funções cognitivas em diagnósticos de demência.

excitações recebidas, que por sua vez, reatualizam os traços mnêmicos inconscientes marcados pelas experiências vividas (Santos, 2019). Considerando as
variadas alterações de memória dou relevo à relação de complementaridade,
feita por Freud (1996s, p. 28), entre as amnésias e as ilusões de memória para
pensar os sintomas dos doentes de Charcot.

Segundo Freud, quando há grandes lacunas mnêmicas, são poucas as
ilusões de memória. Inversamente, estas podem à primeira vista encobrir
completamente a presença de amnésias. Embora Freud não as diferencie claramente, pode-se supor que o julgamento do sintoma de Sioen em questão a
respeito de sua própria memória possa ser discutido com base nas experiências
vividas guardadas na memória, registradas por ele mesmo no dossiê de Charcot.
Assim, a incapacidade de encontrar as palavras pode ser considerada a partir
do propósito subjacente às amnésias em que se destrói uma ligação, e em que
lembranças são cercadas de dúvidas e depois esquecidas ou ainda falsificadas.

Sioen escreve sobre sua própria memória, dizendo que procurava uma
palavra por bastante tempo, mas não a encontrava, justificando que "nunca
tive uma memória prodigiosa". Não podemos descartar a possibilidade de
considerar a hipótese do processo de recalcamento em operação, uma vez
que Charcot em breve faria elaborações teóricas em 1891 apresentando um
esboço da representação do inconsciente.

O relato sobre memória de Sioen nos faz lembrar a consideração de
Freud de que "não há nenhuma história clínica de neurose sem algum tipo de
amnésia" (Freud, 1996aa, p. 238), considerando que as amnésias nesses casos
são resultado do recalcamento e cuja motivação é identificada no sentido de
desprazer. Para Freud, as forças psíquicas que deram origem a esse recalcamento estariam na resistência que se opõe à restauração das lembranças.

A repetição no percurso da memória

As comparações feitas pelos doentes e as qualificadas anotações de
Charcot sobre a dor, demonstram como é que ela é uma irrupção de quantidades de energia excessiva de excitação, que passa por todas as vias possíveis
de descarga no corpo. Freud (1996gg) dizia que os neurônios e suas barreiras
de contato ficam permanentemente alterados pela passagem de uma excitação,
"mais capazes de condução, menos impermeáveis" (Freud, 1996gg, p. 352),
ou seja, possuem um grau de facilitação em relação à passagem de excitação.

O que a memória não registrou como representações de palavras ou histórias, ela registra como diferentes facilitações entre neurônios. Assim, a magnitude da impressão e da frequência com que uma mesma impressão se repete gera uma memória das experiências (isto é, sua força contínua eficaz) ou ainda, antes disso, traços de memória aquém das lembranças.

O sofrimento dos histéricos vem das reminiscências, descritas por Freud (1909) e Janet (1910) se referiu à histeria como uma doença da memória (Lepastier, 2004). Porque não considerar o caminho inverso em que as próprias reminiscências ou doenças da memória possam gerar algo no corpo, como a dor, por exemplo.

Afinal, as dores e traumas participam na formação do mecanismo psíquico, e segundo Freud (1996gg, p. 281) o material presente em forma de traços de memória estaria sujeito, de tempos em tempos, a uma retranscrição. Assim, a experiência da dor e da sensibilidade no corpo parecem se ligar ao mecanismo da memória que se desdobra em vários tempos, em outras palavras, eu diria, da formação do corpo-psiquismo.

Paralelamente ao momento dessas estimulações fortes [de dor e sensibilidades] supomos a existência de um determinante inconsciente em que a energia que vem de fora e se transforma no sistema psíquico criando uma brecha na barreira de proteção (para usar da metáfora freudiana da vesícula viva).

A brecha criada na barreira de proteção [penso a desmielinização da EM como uma brecha emergente] irromperia no seio do sistema nervoso central um afluxo súbito e maciço de energia que aparece na forma de inflamações em diferentes regiões do SNC, visto que essa energia pode ser retomada pelos "neurônios da lembrança" (Freud, 1996gg), que conservam vestígios de acontecimentos marcados no trajeto da coisa material.

Supomos a semelhança do processo de desmielinização com uma espécie de ação motora neural, cujo "momento" do adoecimento pode estar associado à fadiga e/ou aos extremos da atenção, seja pela falta ou pelo excesso. Quando Freud (1916/2014c, p. 37) descreve distúrbios da atenção, "de causas orgânicas ou psíquicas", ele pode estar dizendo do trabalho do inconsciente de um sujeito neurótico com extrema vigilância às exigências sociais. A extrema vigilância pode impor o desencadeamento de uma doença orgânica justamente para aliviar as tensões que as pulsões sexuais reprimidas demandam, especialmente quando um trabalho simbólico ou sublimatório não pôde entrar em cena.

O sentido de se pensar nesse mecanismo inconsciente reside no fato de que muitas ações – no caso, as relacionadas ao exercício da sexualidade – são tanto mais bem-sucedidas quanto menos atenção especial se presta a elas, e que o percalço da doença. Os efeitos da vigilância extrema em relação ao adoecimento ocorrem "quando se atribui particular importância ao desempenho correto, ou seja, quando seguramente não há desvio nenhum da atenção necessária" (Freud, 1916/2014c, p. 38).

Freud (2016b) dá por conhecido o fato de que a atenção concentrada pode provocar excitação sexual e supõe que também o estado de excitação influi sobre a disponibilidade da atenção. Internados em um hospital como o *Salpêtrière* do século XIX, os doentes não tinham mais o que fazer a não ser viver uma vida de doentes para seus médicos.

Outro agravante para a concentração da atenção dos doentes em sua própria condição de doentes parte da ideia de que o trabalho de Charcot no começo do século XIX era justamente o de investigar, nomear e quiçá buscar tratamentos para as doenças. Assim, o próprio diagnóstico de esclerose múltipla atrelado aos estudos da histeria constituía novidade tanto para médicos como para os internos do Hospital.

A ideia de um corpo no extremo foi enunciada por Freud ao descrever os sintomas físicos da histeria: uma dor relatada em grau máximo, uma contratura que opera o máximo de contração que um músculo é capaz, uma paralisia, perturbações da sensibilidade e ataques convulsivos e tantos outros mais.

Com base em Winograd (2004) podemos afirmar que é como se o excesso e a intensidade presentes na cadeia material do doente encontrassem um paralelismo na cadeia psíquica conforme as escolhas mais ou menos conscientes do doente na satisfação de suas pulsões. Os sintomas psíquicos, por sua vez, seriam marcados (conforme o paralelismo psicofísico) por alterações no decurso e na associação de representações, inibições da atividade voluntária, acentuação ou sufocamento de sentimentos, entre outros.

O que acontece no sono no lugar de sonho

O sono de Hortense Délphine Baudoin era ruim desde que entrou no *Salpêtrière*. Em Dorette Eike "o sono está ausente". A senhora Carpentier que "passava as noites" (em claro) desde o terceiro mês de sua gravidez para cuidar do marido doente por três meses cansativos, também dormia pouco desde sua admissão no hospital.

Charcot observava a presença ou ausência de ronco e suores noturnos, as doenças respiratórias (tuberculose e pneumonia) com suas características (tosse, dispneia, ruídos na respiração, zumbidos sonoros, escarros sangrentos) observadas pelos sinais estetoscópicos e evolução, o quanto se dormia, a facilidade com que se removia a doente do sono, ou a facilidade com que ela dormia e apontava a proximidade da consciência e agitação com a distância do sono: "A consciência é sempre completa. Menos sono"; "dorme pouco".

Charcot nos conta que em todas as noites Louise Guatarel, mais ou menos na mesma hora, era "pega de um mal-estar que nós somos obrigados a mudá-la de posição em sua cama"; "de vez em quando nós despertamos a doente, ela responde e adormece falando ou cantando em voz baixa". Essa caracterização aproxima-se a um estado hipnoide vivenciado pela doente, que segundo Freud (1996l) poderiam ser caracterizados como *absences* durante devaneios, comuns entre indivíduos histéricos que revelam a origem sexual desse enfraquecimento de consciência.

No caso de Marie Louise Victoire André, Charcot relatou: "Estava muito agitada a noite toda. Esta manhã, ela está muito calma, sonolenta, mas acorda quando nos aproximamos da cama e reclama imediatamente de dor nas costas. Ela pede para beber; sempre com sede".

Charcot podia reconhecer que sua presença era atenuadora ou desencadeadora de sintomas expressos em demandas objetivas. Assim como sua presença possibilitou Louise despertar, falar e cantar, também permitiu a Marie André reclamar de dores e pedir água. Tais situações podem ser equiparadas a um momento em que toda atenção passa a se concentrar no curso de um processo de satisfação.

O efeito de sua presença – seja ele o de permitir aos doentes dirigirem a fala ou demais comportamentos para Charcot – é fugaz. Quando passa o efeito da satisfação de uma "pulsão de acompanhamento", todo investimento de atenção é subitamente removido, daí resultando um momentâneo vazio na consciência. Esse vazio, segundo Freud (1996l, p. 213), "que se poderia qualificar de fisiológico, amplia-se a serviço da repressão para tragar tudo aquilo que a instância repressora rejeita". Não por acaso, a entrada no hospital e demais perdas de objeto cumprem uma função de intensificar a manifestação dos sintomas apresentados pelos(as) doentes.

Quando Freud fez *Algumas observações gerais sobre ataques histéricos*, disse que "muitas vezes um sonho pode substituir um ataque" (1996l, p. 209). Pensamos o inverso nos doentes de Charcot. Aparentemente eles não sonhavam, e mesmo no caso de Maurice Girard diagnosticado com "esclerose múltipla e histeria", ele não tinha "sonhos histerogênicos". Nesse caso, a fantasia que poderia se expressar no sonho é a mesma que se manifesta no ataque ou demais reações motoras.

Zima Adelaïde Vinchon tinha um sono bastante bom, porém, segundo Charcot:

> [...] ela raramente tem sonhos e pesadelos; apenas durante o sono, muitas vezes notava-se que ela estava rangendo os dentes. Algumas vezes, mesmo sem dormir; quando ela está em repouso, ela tem rangidos semelhantes. Durante a noite, muitas vezes lhe acontece frequentemente de ranger os dentes, apesar dela. Ela teria esse hábito desde que ela está no mundo, ela ficou surpresa, a noite rangendo os dentes, segundo ela: "Foi can-sa-ti-vo".

Em exemplos como esse citado, notamos que muitas excitações pelas quais um sujeito vive em vigília são manifestas ou descarregadas durante a fase onírica do sono, momento em que as amarras do superego são relaxadas e sua satisfação se presentifica para aquém (ou além do sonho). Ganhito (2014) nos leva a considerar a hipótese de que desarranjos celulares – e demais eventos de ordem motora – aconteçam no período do sono, considerando que há uma "desorganização e apagamento dos limites corporais e suas consequências para o eu" (Ganhito, 2014, p. 46). Ou ainda, como afirma Freud (2015, p. 83): "durante o sono, com a diminuição geral da atividade psíquica, há um rebaixamento do vigor da resistência que as forças psíquicas dominantes opõem ao reprimido".

Freud (1996q p. 162-163) sugere descrevendo que a pulsão de morte permanece silenciosa: "só chama atenção quando é desviada para fora, como pulsão de destruição". Seria nesse desvio para fora, o modo com o qual o corpo se serve para dar vazão ao que tem com intuito de destruir. Dessa forma, faz sentido pensar o desencadeamento de sintomas de doenças autoimunes que surgem "na calada da noite", talvez no mesmo "lugar" em que deveriam chegar os sonhos, inexistentes e não relatados nos doentes de Charcot.

Binz (1878 *apud* Freud 1996f, p. 56-57) nos dá a entender que as células cerebrais, "justamente onde trazem as marcas mais sensíveis do que se experimentou, permanecem, em sua maioria, silenciosas e inertes, a menos que tenham sido incitadas a uma nova atividade pouco antes, durante a vida de vigília". Nos doentes de Charcot que não sonhavam ou não tinham "sonhos histerogênicos", supõe-se que o circuito neuronal fosse ruidoso e excitado.

Essa especulação faz pensar o sintoma como "acontecer acidental", posto que a palavra "sintoma" deriva etimologicamente de *sumpiptein* que vem de *sun* que significa "com", "junto", e de *piptein* que significa "cair", "acontecer acidentalmente". Para Gori (1998, p. 180-181), então, o sintoma é o que acontece acidentalmente ao mesmo tempo, é o que cai junto: "No mito das construções do infantil é o que cai junto sob os auspícios complacentes do acaso, dos acontecimentos, das necessidades, da linguagem e aquelas das exigências somáticas, neste destino singular que se chama história".

No *Esboço de Psicanálise*, Freud (1996q) explica que, de tempos em tempos, o Eu abandona sua conexão com o mundo externo e se retira para o estado de sono, no qual "efetua alterações de grande alcance em sua organização" (p. 159). De acordo com Freud, concordamos que é de se inferir, do estado de sono, uma organização consistente na distribuição específica de energia mental.

Breuer e Freud (1996) em *Estudos sobre a Histeria* já afirmavam que os estados hipnoides (seja da leve sonolência até o sonambulismo) fornecem terreno em que o afeto planta a lembrança patogênica com suas consequentes manifestações somáticas, a isso, os autores nomearam "histeria disposicional". Em alguns doentes de Charcot parece que o trauma ainda que relatado não pudera chegar ao estatuto de lembrança patogênica. As paralisias e paresias nas extremidades do corpo nos inclinam a pensar, com Freud (1996o, p. 79): "que seu surgimento não se deveu ao mesmo processo psíquico dos outros sintomas, mas que cabe atribuí-lo a uma extensão secundária daquela condição desconhecida que constitui o fundamento somático dos fenômenos histéricos".

Freud considerou que poderíamos supor que, pela observação de um ataque, viéssemos a descobrir a fantasia nele representada, "mas isso é raro". Talvez o caso de Maurice Girard tenha permitido essa reflexão, a partir das contribuições freudianas:

> Via de regra, devido à influência da censura, a representação mímica da fantasia sofre distorções idênticas às distorções alucinatórias do sonho, de forma que ambas se tornam incompreensíveis tanto para a consciência do indivíduo como para a compreensão do observador. O ataque histérico, portanto,

> deve ser submetido à mesma revisão interpretativa que empre-
> gamos para os sonhos noturnos, pois tanto as forças que
> dão origem à distorção, como a finalidade dessa distorção e
> a técnica nela empregada são as mesmas que deduzimos da
> interpretação dos sonhos (Freud, 1996i, p. 209).

Maurice Girard era tomado de uma desorganização corporal que o invadia e produzia desmaios perante a revista militar, ou ordens de seu superior hierárquico de manter-se estático. Seus desmaios indicavam uma expressão sintomática cuja condensação de fantasias – seja de um desejo recente ou numa reativação de uma impressão infantil ligada a autoridade dos pais – eram manifestas na forma do ataque histérico que começava pela fraqueza das pernas. O acometimento das pernas é um sintoma facilitado pelas características da esclerose múltipla e pode se intensificar histericamente até o ponto de cair em desmaio. Freud (1996i) ressalta que nos pacientes histéricos com alto grau de condensação, uma única forma de ataque pode ser suficiente, enquanto em outros são expressas numerosas fantasias pato-gênicas por meio da multiplicidade das formas de ataque.

Uma proposta de interpretação acerca do desencadeamento dos ata-ques de Maurice é a de que suas crises de desmaio destinavam-se a substituir uma satisfação autoerótica praticada no passado – de cunho homossexual – à qual ele possa ter renunciado. Os ataques então ocorriam devido a um aumento da libido que a rotina da revista lhe proporcionava. A perda das forças e a entrega do corpo às forças da gravidade e ao mesmo tempo rea-gindo às ordens de seu superior hierárquico pareciam, enquanto inervação inconsciente, concomitar a uma espécie de contravontade, ou seja, ele caia quando precisava apresentar-se de pé, em postura reta, rígida e continente.

Maurice Girard chegava a perder a consciência, essa *absense* ou falta de conhecimento do que se passou, pode derivar, com base em Freud (1996i, p. 212): "do fugaz mas inegável lapso de consciência que se observa no clímax de toda satisfação sexual intensa, inclusive as autoeróticas".

O pai de Maurice "havia sido soldado por muito tempo", parecia ser violento na realidade, considerando que fora descrito como "nervoso, arrebatado, colérico e bizarro" e sua mãe, histérica. Na descrição de ante-cedentes hereditários, Charcot dá pistas para a cena edípica e as possíveis identificações de Maurice com o pai.

As considerações de Freud (1996p) no caso de Dostoievski nos permi-tem inferir o desejo inconsciente de matar o pai ou de ser amado por ele que reforçam imediatamente as medidas defensivas (de "culpa filial" paralisante) usadas no serviço militar, em que Maurice percebia-se "inapto em cumprir sua missão" de apresentar-se para revista. As crises de Maurice Girard, à semelhança das graves crises de Dostoievski – acompanhadas por perda de consciência, convulsões musculares, incontinência urinária, e alterações de humor –, assumem um caráter epiléptico. Segundo Freud (1996p) essa configuração da epilepsia constituiria apenas um sintoma de sua neurose e deve ser classificada como histeroepilepsia.

Em Maurice Girard, o supereu parece de certo modo se presentificar enquanto herança no corpo de determinados atributos do pai e nas relações entre o eu e o supereu, a passividade que se imaginava ter sido reprimida é restabelecida. Afinal,

> [...] uma grande necessidade de punição se desenvolve no ego, que em parte se oferece como vítima do destino e em parte encontra satisfação nos maus tratos que lhe são dados pelo superego (isto é, no sentimento de culpa), pois toda punição é em última análise, uma castração, e, como tal, realização da antiga atitude passiva para com o pai (Freud, 1996p, p. 190).

Em tese, a "reação epiléptica" à disposição da neurose só ocorre tendo Maurice um substrato prévio de lesões cerebrais da EM, cujo início não poderíamos precisar, considerando a hipótese de repetição de um mecanismo para a descarga pulsional em diferentes circunstâncias. A sua história edípica, da qual não há maiores registros que os relatados por Charcot, aponta para um outro entendimento não alcançado por Charcot. Quando a essência da crise epiléptica reside em livrar-se, por intermédio de meios somáticos, de quantidades de excitação com as quais não pode lidar psiquicamente, ela se transforma em um sintoma de histeria, ou ainda como Freud (1996p, p. 187) a distinguiu, em uma "epilepsia afetiva".

Os desmaios podem ser interpretados, nesse sentido, como desinvestimentos e correspondem, com base em Green (1998) não somente à revivescência de uma experiência de fusão como também a uma experiência "de corte, de vazio, que esburaca o inconsciente" (Green, 1988, p. 165) em que a alucinação negativa é o correspondente na ordem da representação.

No caso de Maurice Girard – bem como dos jovens James Lévy e Sioen, considerando-os frustrados na relação com os pais – os efeitos da suposta atividade neurológica inflamatória que os acometia parecia se colocar no lugar de um testemunho, de fenômeno concreto que expressa ambiguamente o fator dinâmico do inconsciente, que põe em questão os limites de sua materialidade, de sua superfície do Eu. Sendo esse Eu devendo ser considerado como um todo (incluindo obviamente seu corpo como um todo corpo-psiquismo em um determinado ambiente). Ou seja, nos doentes com EM, o latente vem à tona na superfície do aparelho mental, que pode se manifestar perceptivelmente em nível orgânico corporal.

Embora a relação de Maurice Girard com seus pais não tenha sido objeto de descrição de Charcot, pensamos, conforme Breuer (1996), que a má saúde crônica dos doentes poderia estar ligada à sua constituição de histérico rancoroso. Condição essa que surge

> [...] quando alguém que é inatamente excitável, mas deficiente de emoção, cai vítima do embrutecimento egoísta do caráter que é tão facilmente produzido pela má saúde crônica. Aliás, o "histérico rancoroso" mal chega a ser mais comum do que o paciente rancoroso nos estágios mais avançados de tabes. O excedente da excitação também dá margem a fenômenos patológicos na esfera motora (Breuer, 1996, p. 261).

É provável que a relação com um pai autoritário, ou um supereu rigoroso, seja um "a mais de excitação" e a submissão incondicional a ele reforce o desencadeamento de inflamações no corpo. Nesse sentido o possível desejo recalcado de fazer sofrer quem o fez sofrer (a vingança, segundo Mezan, 1995) talvez nem tenha chegado à condição de ser desejo e ter um objeto, e o que seria em sua origem foi um esforço reativo incompreensível para retribuir o mal a que foi submetido, esse protótipo de desejo nunca representado se expressa apenas como excitação que vai encontrar vazão direta onde o corpo apresenta a brecha de uma complacência somática[130].

No caso de Dora, Freud (2016a) lembra a questão tão frequentemente levantada de saber se os sintomas da histeria são de origem psíquica ou somática. No caso de se admitir o primeiro caso, Freud condiciona a existência necessária de um condicionamento psíquico. Para Freud, essa pergunta frequente e sem sucesso, não é adequada, pois as alternativas nelas expostas não cobrem a essência real dos fatos. Todo sintoma histérico requer a

---

[130] A noção de complacência somática transcende amplamente o campo da histeria e segundo Laplanche e Pontalis (1991c) possibilita questionar o poder expressivo do corpo e sua aptidão especial para significar o recalcado. Utilizamos o sentido dado pelos autores de que na medida em que a expressão "complacência somática" pretende explicar não mais apenas a escolha de determinado órgão do corpo, mas "a escolha do próprio corpo como meio de expressão" (p. 70), somos levados a tomar em consideração as vicissitudes do investimento narcísico do próprio corpo.

participação de ambos os lados. Não pode ocorrer sem a presença de uma complacência somática[131] fornecida por algum processo normal ou patológico no interior de um órgão do corpo, ou nele relacionado.

Esse processo patológico, porém, não se produz mais de uma vez – e é do caráter do sintoma histérico a capacidade de se repetir – a menos que tenha uma significação psíquica, um sentido. O sintoma histérico não traz em si esse sentido, mas este lhe é emprestado, soldado a ele, por assim dizer, e em cada caso pode ser diferente, segundo a natureza dos pensamentos suprimidos que lutam por se expressar. Todavia, há uma série de fatores que operam para tornar menos arbitrárias as relações entre os pensamentos inconscientes e os processos somáticos de que aqueles dispõem como meio de expressão, assim como para aproximá-las de algumas formas típicas. Freud destaca:

> Somente a técnica terapêutica é puramente psicológica; a teoria de modo algum deixa de apontar para as bases orgânicas da neurose, muito embora não as procure em alguma alteração anatomopatológica e substitua provisoriamente pela função orgânica a alteração química esperada, mas ainda impossível de conceber atualmente (Freud, 1996s, p. 109).

Pensando os sintomas no corpo de Maurice Girard, a partir do caso de Dostoievski, narrado por Freud (1926/2014a) consideramos a passividade remetida aos processos do masoquismo para supor a ambivalência na relação paterna entre negação da morte e o desejo pelo parricídio. O impasse impede o sujeito envergonhado de ser ativo ao ponto de fazer do outro um sujeitado a passar vergonha. Ele assume esse cargo de "soldado raso" ou essa carga pesada da submissão total às vozes daquilo que assumiu enquanto herança em seu supereu.

---

[131] Segundo Strachey, parece ter sido a primeira vez em que Freud usou esse termo, que raramente reaparece nos trabalhos subsequentes.

CAPÍTULO IV

DIAGNÓSTICAS E TRATAMENTOS NA CLÍNICA PSICANALÍTICA DO ADOECIMENTO

Métodos de investigação e uso de conceitos

Os volumes da obra de Freud foram divididos pela Editora Imago em sua edição *Standard* das Obras Psicológicas Completas de Sigmund Freud entre *Publicações Pré-psicanalíticas* que envolve textos do final do último ano de Freud em Paris de 1886 até 1889 e as *Primeiras publicações psicanalíticas*, publicadas no ano da morte de Charcot, 1893 a 1899. Vale destacar que nesse ínterim, entre 1889 e 1893, Freud provavelmente se dedicava com afinco aos *Estudos da Histeria* para se desligar da influência médica para estabelecer a psicanálise como outro campo de saber. Lugar comum dizer o quanto tal trabalho permanece fundamental para a psicanálise contemporânea.

No entanto, o desejo de se destacar do mestre, que em sua época já era uma autoridade pública reconhecida na França, Alemanha e até no Brasil, parece ter levado Freud a navegar em mares da vaidade que desvaloriza o trabalho precedente para valorizar a originalidade de seus próprios trabalhos[132], especialmente quando reconhece o próprio mérito de elevar as influências sexuais à categoria de causas específicas das neuroses que deveriam ser investigadas ainda que os pacientes não as mencionassem. Fraqueza humana da desconsideração de Freud – consciente ou não – que Samuel Lepastier (2004) nos mostra em seu rico trabalho de doutoramento no *Salpêtrière*.

No trabalho de Charcot, ganha espaço as peculiaridades clínicas apresentadas em alguns trechos de casos registrados por ele. Esses registros permitem refletir a respeito do diagnóstico diferencial entre esclerose múltipla

---

[132] Para Schorske, citado por Gaulejac em seu capítulo "O Édipo como complexo sociossexual", Freud teria integrado seu conflito com o pai à própria hostilidade com a autoridade pública.

e histeria, ou ainda discutir a compreensão destas duas afecções em um mesmo doente, a partir de passagens de casos acompanhados por Charcot.

Afinal, o interesse de Charcot pela neuropatologia se expandiu para a psicopatologia, da mesma forma que em Freud. Adotamos a posição de que conteúdos das "publicações pré-psicanalíticas" redigidas sob a influência de Charcot mantêm seu valor teórico para a compreensão da relação corpo-psiquismo a partir dos desenvolvimentos feitos por Freud ao criar a psicanálise e na escrita das obras que desenvolverá anos mais tarde, "desligado" de Charcot.

Seguindo Charcot, Freud se diferenciou do usuário do método alemão – para o qual a existência de alguma lesão (*in vivo* ou *post mortem*) precisava constar na realidade material para explicar a causa para os sintomas. Apesar de um extenso aprendizado e diversas identificações com Charcot, foi de forma resumida – e, para alguns, até mesmo injusta – que Freud descreveu restritamente, no Obituário de Charcot, qualificando apenas a sua função nosográfica de descrição dos casos clínicos.

Charcot era um grande pesquisador, segundo Freud (1996cc, p. 175) ele era um mestre que "pensa em voz alta". Para Charcot, pensar a clínica girava em torno da entidade clínica, "independente do conhecimento acerca de seus correlatos neuronais" (Bezerra Júnior, 2013, p. 84). Freud reconhecia e seguia o método francês de trabalhar a clínica médica de modo a averiguar até o fim a forma individual que cada caso assume e a combinação de seus sintomas.

Freud reconheceu e seguiu o método charcotiano de trabalho de pesquisa, realizando apresentações comentadas extensas e descritivas, assim como Charcot fez dos casos de esclerose múltipla e histeria. A leitura dos dossiês parece permitir ao leitor participar do rumo de suas conjecturas e investigações para combinar as abordagens germânicas e francesas de convicção de que a atividade da mente é solidária com o funcionamento do cérebro, a despeito do desconhecimento de suas bases fisiológicas ou psíquicas.

Na *Observação de um caso grave de hemianestesia em um homem histérico*, o jovem Freud (1996bb), logo após seu estágio com Charcot, recebe de Dr. von Beregszászy um pedido de confirmação de diagnóstico. Na descrição do caso Freud escreve, após investigações clínicas, de modo semelhante ao de Charcot, referente às indicações somáticas e às consequências da histeria em August P. O jovem de 29 anos apresentava fácil cansaço corporal e visual no trabalho, reflexos corneanos e da conjuntiva palpebral diminuídos, poliopia[133], alteração

---

[133] A poliopia é a observação de múltiplas imagens fantasmas em vez de apenas uma, ou seja, é um sintoma em que um único objeto é percepcionado como várias imagens. A diplopia (ver duas imagens) é a situação mais frequente devido a algumas doenças dos olhos relativamente frequentes que podem originar essa sintomatologia.

na percepção das cores. Manifestou zumbido na cabeça, violentos espasmos, fraqueza, dores e palpitações violentas, pressão intracraniana, seu estômago, com frequência, estava "como se tivesse estourado", alteração nevrálgica no trigêmio esquerdo, convulsões, anestesia na pele e mucosas bucais e faríngeas, reflexos sensoriais espontâneos abolidos ou diminuídos na metade esquerda do corpo com movimentos lentos ou excitantes, embora os reflexos provocados fossem "mais vivos que o normal" (Freud, 1996bb, p. 66), indicando que os distúrbios da mobilidade são mutáveis e dependentes de diversas condições.

Todos os sintomas supracitados teriam relação com o fato de que August teria ficado com um medo indescritível em função da ameaça de morte que o irmão lhe havia feito, após ser cobrado por um empréstimo financeiro. Enfim, tornou-se extremamente agitado, com tremor intenso dos membros esquerdos, sua memória ficou prejudicada, teve aparições terrificantes e sonhos de angústia. Ficou tão deprimido que pensara em suicídio, chegando a sentir-se obrigado a parar de trabalhar.

No texto intitulado *Charcot*, escrito poucos dias após a morte súbita do mestre que viveu "uma vida de felicidade e fama", Freud (1996o, p. 21) conta do método de trabalho que o possibilitou observar e ordenar a configuração de doenças nervosas orgânicas tais como a esclerose múltipla. Ainda que Freud tenha assumido a histeria e a desenvolvido enormemente, nesse momento de início de estudo da histeria Freud, com admiração, identificava-se com o método anátomo-clínico do mestre:

> Não era Charcot um homem dado a reflexões excessivas, um pensador: tinha, antes, a natureza de um artista – era, como ele mesmo dizia, um *"visuel"*, um homem que vê. Eis o que nos falou sobre seu método de trabalho. Costumava olhar repetidamente as coisas que não compreendia, para aprofundar sua impressão delas no dia-a-dia, até que subitamente a compreensão raiava nele. Em sua visão mental, o aparente caos apresentado pela repetição contínua dos mesmos sintomas cedia então lugar à ordem: os novos quadros nosológicos emergiam, caracterizados pela combinação constante de certos grupos de sintomas. Os **casos extremos** e completos, os "tipos", podiam ser destacados com a ajuda de uma espécie de planejamento esquemático e, tomando esses tipos como ponto de partida, a mente podia viajar pela longa série de casos mal definidos – as *"formes*

frustes[134]" – que, bifurcando-se a partir de um ou outro traço característico do tipo, desvaneciam-se na indistinção. Ele chamava essa espécie de trabalho intelectual, no qual ninguém o igualava, de "nosografia prática", e se orgulhava dele. Podia-se ouvi-lo dizer que a maior satisfação humana era ver alguma coisa nova – isto é, reconhecê-la como nova; e insistia repetidamente na dificuldade e na importância dessa espécie de "visão". Costumava indagar por que, na medicina, as pessoas enxergavam apenas o que tinham aprendido a ver. Falava em como era maravilhoso que alguém pudesse subitamente ver coisas novas – novos estados de doença – provavelmente tão velhas quanto a raça humana, e em como tinha que confessar a si mesmo que via agora nas enfermarias hospitalares inúmeras coisas que lhe haviam passado despercebidas durante trinta anos. Não é preciso falar a nenhum médico a respeito da riqueza de formas que a neuropatologia adquiriu através dele, nem do aumento de precisão e segurança de diagnóstico que suas observações tornaram possível (Freud, 1996o, p. 21-22).

A clínica do corpo que Charcot inaugura nos ensina como a disponibilidade de investigação das afecções no corpo, requer justamente uma disponibilidade do próprio corpo como lugar de presença e frequência na relação com o outro cuidado. O "a mais" de angústia pode ser tratado de modo que as possíveis satisfações substitutivas sejam atendidas de certa forma, uma vez que a regra de abstinência se direciona para o distanciamento dos corpos. Não se trata necessariamente de atender pedidos dos pacientes, mas estar propício para repetições na relação que facilitem a emergência de conteúdos que além de vivenciados na materialidade do corpo físico, precisam ser elaborados no trabalho da psicanálise (Laplanche; Pontalis, 1991a).

Em períodos de grandes mudanças, perdas ou geradoras de angústias, as pessoas são "atacadas" por suas respectivas doenças autoimunes e parecem ter que "bastar-se a si mesmas" para usar a expressão de Brenner (2011). "O que meu corpo está fazendo com meu organismo?" refere-se a um dos questionamentos suscitados na clínica da pesquisadora que escutou uma demanda de busca de respostas frente ao desconhecido no corpo. Questionamentos

---

[134] A palavra francesa *fruste* tem o significado de "embaçada" ou "apagada". Freud (1996d, p. 150) utiliza esse termo francês em seu texto sobre *A hereditariedade e a etiologia das neuroses* para referir-se à qualidade das perturbações da vida sexual não consumada ou não aliviada, seja de uma excitação ou de uma abstinência forçada. E na "Psicopatologia da Vida Cotidiana" traduz o termo como "formas indistintas", explicando que a palavra francesa *fruste* aplica-se principalmente às moedas ou às medalhas "gastas" ou "usadas".

assim não eram feitos, ou não foram registrados, pelos doentes de Charcot. No entanto, uma pergunta nessa direção incitou a investigação a respeito do que pode ter acontecido com o próprio corpo nos territórios do Eu e tensiona a provocar indagações pela via da psicanálise sobre as relações entre corpo e psiquismo, suas fronteiras e limites nas ciências do corpo humano.

Freud (2016b) afirma que boa parte da sintomatologia das neuroses – relacionadas a distúrbios dos processos sexuais – manifesta-se em distúrbios de outras funções do corpo, não sexuais. Com auxílio dos estudos de Lindenmeyer (2017), pressupomos que nas doenças autoimunes, em especial nos doentes de Charcot, há uma produção de excitação sexual.

Freud (2016b) finaliza seu ensaio sobre a sexualidade infantil ponderando que as mesmas vias pelas quais os distúrbios sexuais transbordam para as demais funções do corpo serviriam para outra realização importante na "saúde normal" (p. 119). Contudo, "devemos finalizar admitindo que pouco se sabe ainda de certo sobre essas vias, que seguramente existem e provavelmente são utilizáveis em ambas as direções" (Freud, 2016b, p. 120).

Seguindo com a teorização freudiana, podemos ressaltar que as diversas constituições sexuais incluindo fontes indiretas de excitação sexual, cujo desenvolvimento privilegiado também contribui na diferenciação das zonas erógenas. As excitações do e para o sistema nervoso central – excitações internas e ou externas – em cada sujeito forma uma especificidade da constituição sexual em simultaneidade às ocorrências derivadas da plasticidade neuronal. Entendimento que parece antecipar a noção de pulsão, no limite do psíquico e do somático, como singular a cada sujeito.

O que Freud (2016b) entende como atenção concentrada em situações como as de medo de fazer uma prova, na tensão por uma tarefa de solução difícil, de algum modo remete aos processos afetivos. Processos esses mais intensos, pressupomos, nos doentes internados de Charcot, assombrados pela ideia de esperar a morte chegar. Toyos (2013) pondera que desde os tempos de estudo com Charcot, Freud já podia escutar que o mórbido não era alheio aos pormenores da vida cotidiana e que os signos da doença marcavam um sujeito pela via do corpo sexuado.

A intensidade dos processos afetivos – até mesmo as excitações pavorosas – "transbordam para a sexualidade" (Freud, 2016b, p. 16), o que por sua vez contribui para a compreensão do efeito patogênico de tais emoções, bem como pode ser significativa na irrupção de manifestações sexuais e atitudes em relação a tais circunstâncias.

Falar em "pulsão autodestrutiva" no adoecimento autoimune e seus respectivos sentimentos, emoções e afetos parece auxiliar na teorização, mas também no tratamento dessas afecções para além de seus processos fisiológicos. As interpretações feitas a partir dos registros de Charcot, com base nas contribuições da psicanálise essencialmente freudiana tentou considerar a clínica do corpo dos doentes autoimunes concomitante e dependente dos processos psíquicos em seus aspectos dinâmico, topográfico e econômico.

Sem a presença em carne e osso dos estudiosos e estudados apresentados neste livro repleto de europeus do século XIX, o que podemos fazer, a moda brasileira da contemporaneidade, é encontrar nos escritos de Charcot, de seus contemporâneos e também dos que vieram depois dele, vozes que possam fazer falar – ainda que *post mortem* – o sujeito presente nos doentes, objetos de estudo de Charcot. A ideia de uma autópsia psicológica, de avaliação retrospectiva aposta na potência da experiência clínica, nos referenciais teóricos desenvolvidos em tempos atuais, de escuta dos relatos do mestre de Freud e da análise que se pode fazer pelo conhecimento produzido por ambos.

Os antecedentes hereditários

Com a antropologia psicanalítica do corpo, termo de Assoun (2018; Lindenmeyer, 2018) que tomo emprestado, tento compreender a questão crônica do sintoma a partir do momento em que o sintoma somático se integra na existência humana. Por ser incurável, alguns sintomas latentes da doença crônica se adossam ao mal-estar na cultura, via pulsão de morte. A antropologia psicanalítica permite pensar que o corpo é recortado pelo Outro, em sua versão cultural e histórica mais radicalmente, e propicia um efeito plástico corporal pelo coletivo (Assoun, 2016). Nesse ponto é importante citar Freud (1996nn, p. 41-42) que afirma que "as palavras são um material plástico, que se presta a todo tipo de coisas", sendo que "as mesmas palavras prestam-se a usos múltiplos".

A herança do trauma – como intensidade psíquica insuportável – se renova segundo as variações das excitações pulsionais presentes na cultura. O trauma, ainda que muitas vezes restrito à ideia de traumatismos (Canavês, 2015) traz de toda forma a ideia de uma herança crônica que o sujeito carrega, ainda que seu peso só seja sentido em condições especiais, tal como em um acidente ou em um processo de adoecimento.

O próprio psiquismo é uma herança dos traumas vivenciados. Bion (1988) considera que o aparelho de pensar – forma como nomeia o aparelho psíquico – se constitui mediante frustrações, em outras palavras, traumas vivenciados. Assim, os traumas, de forma geral, já estão inscritos desde muito cedo na vida dos sujeitos, em sua pré-história. No segundo dos *Três Ensaios sobre a Teoria da Sexualidade*, Freud (2016b) já se referia a dois tipos de pré--história na explicação das características e reações do indivíduo adulto.

Uma pré-história abarcada pelas "vidas dos antepassados", também foi referida mais tarde nas *Conferências introdutórias à psicanálise* (2014a, p. 479): "As predisposições constitucionais são, certamente, efeitos remotos das vivências de antepassados, também foram adquiridas um dia; sem tal aquisição não haveria hereditariedade". E um outro tipo de pré-história que se situa já na existência individual da pessoa, a infância. Para Freud (1996nn) é a influência desse período da vida que é mais facilmente compreensível e deve ser considerada antes da hereditariedade.

Se a esclerose múltipla não é transmitida hereditariamente, em um sentido biológico (Sem censura [...], 2010), ela também pode participar na história dos antepassados como vivências traumáticas incubadas que se transformaram em predisposições constitucionais. Freud em 1915, em nota de rodapé de sua publicação original de 1905 (1996nn), nos leva a reconsiderar a erogeneização para todas as partes do corpo, inclusive do sistema nervoso central. Freud harmoniza seu saber fisiológico com uma modificação real da zona erógena, quando reconhece o fato de a necessidade de satisfação também poder ser despertada perifericamente, por "isso gera alguma estranheza apenas porque, para ser anulado, um estímulo parece requerer outro, produzido no mesmo local" (Freud, 1996nn, p. 90). No caso de pacientes de EM em crise inflamatória, somente uma pulsoterapia[135] – tão potente como uma crise – administrada no corpo pode diminuir a inflamação a tempo de evitar sequelas.

Freud (1915/2010, p. 56) aponta quanto às pulsões

> [...] podemos, então, concluir que as pulsões, e não os estímulos externos, são os autênticos motores dos progressos que levaram o sistema nervoso, tão infinitamente, capaz, ao seu grau de desenvolvimento presente. Claro que nada contraria a suposição de que as próprias pulsões sejam, ao menos em

---

[135] Pulsoterapia é o tratamento das exacerbações (crises) de esclerose múltipla, que consiste na administração de altas doses de corticoides com início de ação rápida para diminuir a inflamação.

parte, precipitados de efeitos de estímulos externos, que no curso da filogênese atuaram de modo transformador sobre a substância viva.

Pontalis (1973) ressalta que Charcot tentou transpor seus trabalhos neurológicos para o estudo das neuroses e que suas investigações guiaram a cartografia das zonas histerógenas, prefigurando as zonas erógenas, considerando-as pontos de excitação do corpo histérico. A partir da análise do material transcrito pode-se ter uma outra perspectiva de análise que deu continuidade ao trabalho de Freud acerca das experiências de doenças manifestas no corpo, qualquer que fosse sua etiologia.

Seguindo o caminho de Charcot, Freud deixou a neuropatologia para se consagrar à psicanálise com os estudos da histeria. Hoje, vemos que a aproximação entre esses dois campos de saber, estudados por esses dois grandes homens, tem se desenvolvido juntamente à análise do sofrimento e do mal-estar da cultura.

Ansermet (2012) reforça a ideia de que a psicanálise não é um sistema, ela é uma obra aberta, não fechada. A história da histeria (Trillat, 1991), suas críticas, limites, adesões, críticas (Santos, 2020) e aversões que a neuropsicanálise gera, corroboram para pensar a modificação da substância viva cerebral diante das vicissitudes da vida pulsional.

A noção de hereditariedade em Charcot é diferente do que Freud (1996cc) apresentou nos *Extratos das notas de rodapé das Conferências das terças-feiras, de Charcot* atribuindo a ele uma "valorização excessiva da influência do fator hereditário".

Freud (1996cc, p. 182) criticava a "valorização excessiva da influência do fator hereditário" de Charcot para doenças autoimunes, tais como artrite, doença de Graves e orbitopatia de Graves e "bócio exoftálmico", como Freud (1907[1906]/2015b, p. 68) fez referência anos mais tarde. Freud (1996m, p. 31) chegou a afirmar que Charcot não fazia distinção entre a disposição para as neuroses e a disposição para as doenças nervosas orgânicas. E ainda o acusou de superestimar a hereditariedade como agente causador da doença nervosa, e não teria dado espaço algum para a aquisição dela.

Nota-se nos casos de Charcot que desde meados de 1885 ele apresentava a questão da hereditariedade de forma semelhante à que Freud irá apresentar no caso Dora. Nesse ano foi feita uma estatística de seis meses em que de 1020 doentes, 860 eram "nervosas", e as histéricas representam

96 casos, aproximadamente 10% do total da população considerada. Em seu estudo, considerava a hereditariedade, mas não a partir de um ponto de vista que a considerasse como única etiologia, nem como uma hereditariedade puramente biológica, aproximando-a de uma ideia de "constituição", escrita por Freud em 1901 (Freud, 1996s, p. 31).

Os *chagrins* e diversas perturbações emocionais relativas às condições de vida eram decididamente agentes provocadores de sintomas no corpo (esclerose múltipla e histeria) assumidos pela pluma charcotiana (Santos, 2019). O que Freud diz finalmente sobre a patogênese da neurastenia e da neurose de angústia é que as neuroses podem prescindir facilmente da cooperação de uma predisposição hereditária (biológica). Posicionamento que já era superado por Charcot em sua prática clínica. Apesar da falta de créditos a Charcot cometida por Freud, a interlocução da psicanálise com a medicina segue necessária.

A discussão que Freud faz sobre a hereditariedade dissimilar[136] não era igualmente tema estranho a Charcot. Além das precondições orgânicas indispensáveis para a esclerose múltipla, Charcot também suspeitava de etiologias específicas tanto da EM como da histeria considerando a história singular de cada doente, incluindo a cultura judaica presente na história dos jovens desejosos por viajar.

Assim, Charcot já dava sinais de compreender a hereditariedade como Laplanche e Pontalis (1991i, p. 471) a descrevem como "restos mnésicos trans-mitidos de experiências vividas na história da espécie humana". Assim, é preciso pensar o caso seguinte a partir do pressuposto de que a sexualidade é estruturada por algo que lhe vem como que do exterior – a relação entre os pais, o desejo dos outros que preexistem ao desejo do s(eu)jeito e lhe dá forma.

Era a partir dos "antecedentes hereditários" (abreviados por Charcot com a sigla "A.H.") e "antecedentes pessoais" (abreviados com a sigla "A. P.") que Charcot inseria informações sobre a história de saúde-doença dos familiares do doente, da presença da histeria nos membros da família a fim de compreender a etiologia da doença do próprio doente. Sendo que Freud

---

[136] A hereditariedade dissimilar, segundo Freud (1893/1996), consiste no fato de que membros de uma mesma família pudessem ser afetados pelos mais diversos distúrbios nervosos, funcionais e orgânicos, sem que se possa descobrir qualquer lei determinante de uma doença por outra ou da ordem de sua sucessão entre as gerações. Charcot podia perceber, só não sabemos ao certo se essa transmissão foi materializada para Freud, embora ele tenha escrito isso: "que uma pessoa tolera a mesma carga hereditária sem sucumbir a ela, enquanto outra, doente, opta por uma afecção nervosa específica dentre todas as doenças que compõem a grande família das doenças nervosas, em vez de escolher uma outra – a histeria em lugar da epilepsia ou da insanidade, e assim por diante" (Breuer; Freud, 1996, p. 145).

(1996bb) parece substituir, de certo modo, o termo "antecedentes hereditários" usado por Charcot para "história familiar" e "antecedentes pessoais" por "história pessoal". No texto citado acima, Freud (1996bb) destaca o papel do irmão do "homem histérico" na etiologia da doença, visto que ele próprio era histérico. Destaques semelhantes são feitos por Charcot na investigação dos "antecedentes hereditários" de seus doentes.

Charcot reunia em especial as características da personalidade dos pais do doente: se os pais eram bebedores, com caráter violento, se as mães tinham frequentes ataques de nervos ao longo dos anos. Os "antecedentes nervosos" incluíam informações de que os ataques de nervos em algumas situações, como com a mãe de Byr, pararam depois do casamento. A indicação de algum modo da presença do fator sexual na etiologia das doenças, seja na esclerose múltipla ou na histeria já existia nos registros de Charcot.

O mestre de Freud o ensinou a ser detalhista na investigação dos antecedentes hereditários e pessoais. Registrava a quantidade de irmãos do doente e sua condição de saúde, realçando as pessoas da família que tinham ataques de nervos "como a mãe" e os irmãos que tinham "ataques convulsivos". Em alguns casos como o da jovem Anaïs Monaco, realçou que "ela nunca teve como sua mãe e suas irmãs, ataques de nervos". Nos casos que acompanhou descrevia mães com dores e enfraquecimento nas pernas e nos braços; uma outra que morreu de doença do coração, mas que "não era nervosa"; outra cuja mãe era "um pouco viva", mas não histérica e seu pai saudável, não tendo, portanto, "pais alienados".

Nesses doentes de Charcot supomos, em especial, uma intensidade pulsional herança de sujeitos receptores das vicissitudes, "politicamente correto" que aceita os malogros ou obedientes à autoridade paterna. Vislumbra-se uma imagem de alguém que, acaba por receber os castigos provenientes da cultura ou pelo próprio pai real figurando uma moralidade que "transforma o desagradável em incorreto" (Freud, 1908/2014c). Assim a herança paterna é sintomática, má, prejudicial, adoecedora.

Charcot também anotava a idade dos pais quando vivos, situações traumáticas que ocorreram com a família (o pai tabelião que perdeu a fortuna e morreu de apoplexia[137], mortes prematuras de pais e mães jovens; pai morto paralisado com escaras, mãe com nevralgia violenta[138], porém sem nenhuma doença nervosa na família, morte da mãe após uma doença de alguns dias; mãe com ataque de nervos na juventude, mas "nada hoje"; mãe morta atropelada).

---

[137] Apoplexia ou Acidente Vascular Cerebral (AVC) é uma afecção cerebral que surge inesperadamente, acompanhada da privação do uso dos sentidos e/ou da suspensão dos movimentos.

[138] Aqui escutamos as modernas queixas da fibromialgia.

A variedade de antecedentes registrados por Charcot parece demonstrar que um dos fatores aos quais ele dava bastante peso na análise do doente eram os traumas vividos por eles, em especial envolvendo perdas significativas na família.

Seguia no registro de eventos traumáticos: a morte de irmãos e suas respectivas doenças epilépticas, a morte de maridos das doentes, e os motivos da morte ou doença que haviam acometido os familiares que já morreram (acidente; suicídio, tuberculose, apoplexia, doenças circulatórias e respiratórias, hidropsia[139], hemoptise[140], doenças reumáticas, paralisias, catarata, cólera, inflamação dos seios, nevralgia facial persistente, bronquite).

No caso de Marie Ficher, ela teve afecções análogas à do pai doente que havia ficado 29 anos paralisado ao ponto de não poder andar: as pernas e depois os braços ficaram rígidos. Outras três irmãs e um irmão dessa paciente morreram com pouca idade de convulsões.

Há casos, porém, que Charcot não encontrou "nenhum antecedente hereditário", que eles eram "nulos", "sem hereditariedade", "sem antecedentes neuropáticos ou artríticos hereditários ou pessoais" ou ainda que os pais eram saudáveis ou morreram bem idosos. No caso da senhora Blondeau não havia encontrado nenhum episódio agudo das manifestações sintomáticas na história da doença.

No caso em que Charcot questiona claramente o diagnóstico de doença neurológica, sugerindo histeria, há uma série de outros registros que nos ajudam a acompanhar suas investigações: embora a mãe de uma das doentes tenha morrido do coração. Em outro caso "Nenhuma informação sobre o estado de saúde dos pais".

Famílias que "gozavam de boa saúde" e irmãos com "saúde perfeita" que estão bem e nunca tiveram uma doença nervosa ou ataques de nervos. Doentes que "não teriam nem alienados nem paralíticos" dentre os parentes, "sem doenças nervosas". Charcot vai reunindo elementos que nos faz perceber que a hereditariedade relatada por ele estava além da constituição orgânica transmitida biologicamente. Os antecedentes hereditários que sempre vinham em primeiro plano passam a ser registrados após as informações pessoais das doentes.

Em 1891 uma nova estatística é feita no *Salpêtrière* baseada em nove meses de observações de 3168 consultantes, dos 1913 casos novos, os neuróticos representavam 806 doentes, próximo da metade dos consultantes.

---

[139] Designava a causa principal dos edemas generalizados, a saber, a insuficiência cardíaca congestiva.

[140] Expectoração de sangue proveniente dos pulmões, traqueia e brônquios, mais comumente observável na tuberculose pulmonar.

Segundo Guinon, o autor da pesquisa epidemiológica citado por Lepastier (2004), o número elevado de neuróticos foi devido ao número considerável de epilépticos (177), neurastênicos (214) e histéricos (244).

Em um dos últimos casos de esclerose múltipla e histeria, registrado por Charcot em 1891, ele apresenta os "antecedentes hereditários" de Maurice Girard, cuja mãe era considerada histérica e que tinha ataques provocados por emoções, sendo que ela ficou paralisada das duas pernas depois de um ataque. A filha de uma tia que morreu "alienada" também era histérica e também havia ficado paralisada das duas pernas depois de um susto com cães raivosos. O pai foi descrito como um sujeito nervoso, "arrebatado" (emporté), colérico e bizarro. Em outro caso, Charcot cita curiosamente que o pai do doente havia sido soldado por muito tempo.

Freud (1996e), em *Sobre o narcisismo: uma introdução* postula que a constituição da subjetividade é tributária de uma projeção do narcisismo dos pais na criança, ou seja, é produto de uma idealização. Ou ainda, como considera Pinheiro *et al.* (2006), o eu narcísico e, consequentemente, a unificação da imagem, nascem da ficção montada na fantasia de dois adultos.

Os antecedentes hereditários prenunciam as marcas traumáticas que haveriam de ficar registradas e serem atualizadas a cada nova ativação direta no corpo dos doentes ou ainda convertidos pela histeria em corpos previamente complacentes aos sintomas apresentados. Charcot poderia concluir com seus apanhados clínicos que onde falta histeria, doenças da neurologia se manifestariam. Mas ambos os adoecimentos apareciam ao mesmo tempo, embora parecessem ter etiologias diferentes. As doenças neurológicas também poderiam ser o suporte para que a histeria pudesse se manifestar.

O efeito traumático da sexualidade (que poderíamos chamar também de afeto) nos sujeitos que desenvolvem doenças autoimunes se dá em seu próprio corpo ou em seu corpo, de nome próprio. A "escolha" inconsciente do jeito de adoecer não é tão óbvia, pois a "forma" e "local" de choque constituem aspectos da história sexual do sujeito e envolve o ser do-ente. Adoecer no corpo-psiquismo envolve adoecer em sua vida de relação, pois a vulnerabilidade pela excitação é provocada também pelo que vem de fora ou do outro em suas variadas cenas de sedução.

Por outro lado, Freud (1996v) compila sobre o que opera na vida psíquica do sujeito podendo incluir não apenas o que ele experimentou, mas também coisas que estão inatamente presentes nele, ou seja, elementos de origem filogenética – uma herança arcaica ou ainda fatores constitucionais.

Freud ainda postula a ideia de traços de memória da experiência de gerações anteriores, ampliando significativamente a extensão da importância da herança arcaica.

O trabalho de Lima (2015) permite reafirmar que determinadas formas de adoecimento são despertadas em paralelo aos afetos pré-históricos do sujeito. A ideia de acessos histéricos universais, cuja ideia de intensidade está presente, nos leva a pensar na hipótese de "histeria arcaica" de McDougall (2000), de uma erotização primitiva, em que o corpo se oferece como local de conflito. Avançando nessa linha, com base em Aulagnier (2016) no lugar de "transtorno psicossomático" haveria a transcrição de uma "histeria generalizada" ou "arcaica", o que conduz a pesquisar o sentido.

Heranças filogenéticas e ontogenéticas tornam o sujeito do-ente mais vulnerável ao impacto de um trauma, de modo a assumir um "mesmo jeito", uma repetição de uma maneira à qual ele se apropriou mesmo sem se dar conta, do s(eu) jeito de adoecer. O que remete às suas relações primordiais, a uma histeria arcaica, cujas cenas primitivas, impossíveis de serem lembradas, marcam a condição de imaturidade sexual.

O trabalho de Rochette (2009)[141] ratifica a ideia de traços "brutos", não psiquizados, traços suscitados por uma transferência de elementos psíquicos que não se trata necessariamente de lembranças. Na imediaticidade em que o doente é confrontado com a invasão do desorganizado e arcaico, tal vivência é reintroduzida na psique de todos envolvidos no adoecimento.

Segundo Freud (2014b) as predisposições constitucionais também são, certamente, efeitos remotos das vivências de antepassados, também foram adquiridas um dia; sem tal aquisição não haveria hereditariedade. A hereditariedade, ou a constituição herdada do indivíduo descrita por Freud, assemelha-se ao conteúdo dos registros feitos por Charcot em seus "antecedentes hereditários". Freud (1996e, p. 28) afirma que

> A disposição e a experiência estão ligadas numa unidade etiológica indissolúvel, pois a disposição exagera impressões que de outra forma teriam sido inteiramente comuns e não teriam nenhum efeito –, de modo a transformá-las em traumas que dão margem a estímulos e fixações; por outro lado, as experiências despertam fatores na disposição que, sem elas, poderiam ter ficado adormecidos por muito tempo e talvez nunca se desenvolvessem.

---

[141] Tradução da autora.

Retomando a leitura dos registros de Charcot percebemos que sua atenção diante dos antecedentes hereditários antecipa uma ideia de herança da influência parental, protótipo do superego freudiano. A ideia de antepassados herdados, de alguma forma pesquisada por Charcot, acerca da vivências ancestrais de inumeráveis existências de Eus de gerações anteriores (Freud, 1996c) de longa data e sempre presentes, remete a uma existência crônica, que se estende no tempo, assim como o trauma psíquico.

Lima e Cardozo (2005) e Inglez-Mazzarella (2006) reforçam a ideia de que o constitucional é cortado pela cultura, isto é, algo é transmitido como herança, veiculado pela linguagem. De forma que podemos comparar a existência de transmissões de ordem cromossômica dos genes com leis análogas às da construção da linguagem.

Segundo McDougall (2000) analisandos cuja constituição é marcada por fragilidades narcísicas procuram proteger sua sobrevivência mental por meio de um trabalho de desafetação, mantendo uma barreira desvitalizada diante do investimento narcísico do próprio corpo e de seu próprio psiquismo. A ideia de barreira desvitalizada aproxima-se à ideia de barreira "facilitada" nos termos de Freud no *Projeto*, semelhante ao "comportamento" dos neurônios, em seu extremo do axônio desmielinizado, no que se refere à recepção das excitações, sem impedimento, sem proteção, já que se mantém "desafetados", "neutros".

Todo esse trabalho de defesa em favor da sobrevivência mental seria justificado pelo temor de perder as barreiras psíquicas contra a implosão provocada por investimentos autoeróticos comuns na estrutura narcísica, mas também a perda de seus próprios limites corporais. Essa vulnerabilidade do psicossoma produz uma ressomatização regressiva da experiência afetiva rejeitada, o que representa o risco, dentre outros, de produzir o esfacelamento das barreiras imunológicas (McDougall, 2000).

Etiologia e diagnóstico diferencial

Para auxiliar sua investigação, Charcot escrevia, desenhava partes – microscópicas ou em tamanho real – do cérebro, medula e demais partes do corpo afetadas para ilustrar e aprofundar suas pesquisas[142], consultava os ex-médicos de doentes, solicitava exames oftalmológicos, buscava informações

---

[142] As imagens e algumas considerações a seu respeito estão anexadas ao final do livro.

importantes que eram ditas pelo próprio doente, por membros da família, cônjuges, e até mesmo vizinhos do sujeito atendido. Charcot demonstra que se utilizava de todas as fontes possíveis para buscar entendimento sobre as pessoas que atendia. Quando algum caso já havia sido publicado ou discutido por algum médico a ele contemporâneo, escrevia a citação da revista e página da publicação em que a referência podia ser encontrada.

Muitos dos doentes de Charcot tiveram o cérebro analisado, comprovando a existência de lesões ou ainda em raros casos questionando-as no diagnóstico. Charcot realizava um estudo detalhado da neuroanatomia, fazendo referências à hiperemia da pia-máter, descrevia a coloração, o tamanho e localização de cada parte observada, relatava a aparência esclerosa dos cordões, as partes do cérebro e da medula saudáveis e doentes. Charcot em suas anotações percorreu o trajeto que vai do acometimento físico do corpo aos sonhos. Na maior parte da manifestação de sintomas relatados por Charcot os diversos ataques nervosos, caracterizados como crises de EM, apresentam-se crises inflamatórias na pele, intestino etc., que "parecem consistir exclusivamente em fenômenos motores (viscerais)" e nos quais "a fase de *attitudes passionnelles* se acha ausente" (Freud, 1996r, p. 49). Tais manifestações surgem sempre que a personalidade está esgotada ou incapacitada, condição frequente nos doentes de Charcot.

A condição de esgotamento, do resto psíquico que vem junto da tensão física, está presente em ocorrências que não chegaram a se tornar lembranças e alcança um *status* de traumas cumulativos que corroboram a eclosão de crises tanto de EM como de histeria. A hipótese da tela do sonho como superfície de proteção às ameaças de dentro se aproximam da analogia da membrana protetora da vesícula viva de Freud (1996g) contra o excesso de excitação e traumatismos. Assim, uma tela frágil para o sonho combina com uma membrana fragilizada das vesículas (células) que acaba por receber nas extremidades dos corpos, os excessos de excitação na forma de lesões teciduais. No tratamento psicanalítico, aposta-se que a criação de histórias possa ligar os afetos de carga traumática e concorra para atenuar as crises inflamatórias que irrompem no corpo do doente.

No caso de Marie Ficher o questionamento acerca do diagnóstico parecia entrelinhas:

> Os membros inferiores ficaram mais rígidos. A doente não pode mais ficar em pé. Além disso, os membros superiores foram invadidos. O modo de invasão da doença nos braços

não foi caracterizado, como nas pernas. Não foi uma cãibra repentina e dolorosa, pouco a pouco sem dor, sem formigamento. Os membros superiores direitos tornaram-se rígidos: a doente sentiu dor ao levantá-lo para estendê-lo e, finalmente, foi forçada a abandonar todos os pequenos trabalhos aos quais ela se permitia. O membro superior esquerdo também se tornou um pouco rígido, mas ele só foi invadido após o membro superior direito e ele ainda está muito menos doente do que lento.

Em observações de sintomas insólitos como estes registrados no dossiê de Marie Ficher, Charcot parece tentar diferenciar a evolução da doença pela esclerose múltipla da histeria. Durante o mês de abril de 1873, a doente, que nunca antes havia tido ataques de nervos ou convulsões de qualquer espécie, foi acometida de convulsões muito violentas, com perda de consciência. A primeira vez que ela teve esses ataques, ela teve uma série de 12 no mesmo dia. Desde aquela época ela tinha intervalos muito irregulares de ataques epileptiformes. Ela ficou até dois meses sem tê-los.

Depois, passou a ter dois ou três ataques por dia. Esses ataques eram repentinos, eles começavam tremendo o braço direito que endurecia e subia. Quando o cotovelo atingia a altura do ombro, a doente soltava um pequeno grito; quando estava em sua cadeira, ela caía para frente, tornava-se muito pálida, depois sua boca se desviava, fazia careta e a convulsão dos membros começava. Segundo Charcot, os ataques geralmente têm uma duração muito curta.

Embora Freud (1996i, p. 213) considerasse a gênese dos ataques epilépticos mais obscura que a dos ataques histéricos, ele lembra que "já na Antiguidade o coito era descrito como uma 'pequena epilepsia'" e usa dessa ideia para comparar um ataque histérico convulsivo ao coito. Rosalie Leclan, uma mulher histérica, que Charcot utilizou um desenho do corpo todo para marcar a hemianalgia esquerda que a doente possuía, não tinha ataques.

Figura 29 – Marcações de hipoestesia completa esquerda, com visão posterior do corpo de Rosalie Leclan

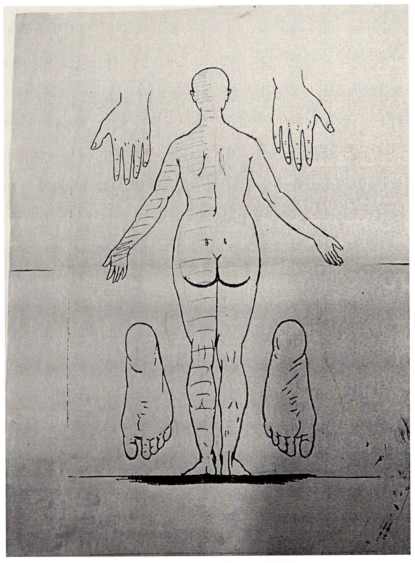

Fonte: Jean-Martin Charcot (1887)

Figura 30 – Marcações de hipoestesia completa esquerda, com visão anterior do corpo de Rosalie Leclan

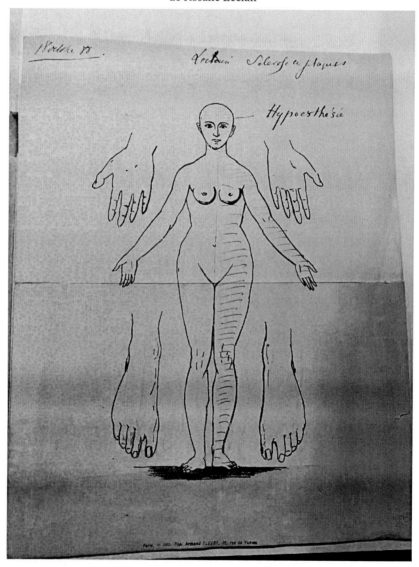

Fonte: Jean-Martin Charcot (1887)

Essas digressões, de qualquer forma, levam-nos a considerar que o saber fisiológico tem seu lugar, especialmente em alguns momentos, quando Charcot nos leva a pensar como que um sintoma convulsivo pode levar a um ataque histérico.

Em outros momentos, Charcot nos faz refletir sobre como o perfil constitutivo histérico pode levar aos sintomas neurológicos. O caso da senhora Blondeau, por exemplo, diagnosticada em 1882 com esclerose múltipla, a etiologia suposta para a doença estava relacionada ao casamento dessa doente que "casou com 24 anos com um florista, bêbado, que brigava e batia nela".

A partir dos casos que descreve, na linha de diagnóstico diferencial entre EM e histeria, Charcot podia se questionar sobre manifestações corporais que seriam de histeria ou de epilepsia. Algumas das crises nervosas, episódios de apoplexia e síncope, apresentavam-se com sacudidas e perda de consciência. Outros doentes não tiveram ataques apopletiformes nem epileptiformes. Nesse ponto, percebemos a saga de Charcot nas entrelinhas dos dossiês investigando os caminhos da excitação entre ataques histéricos e os sintomas crônicos da esclerose múltipla.

Nos Esboços para a *Comunicação Preliminar* de 1893, Freud (1996r) escrevendo para Breuer descreveu sobre a teoria dos ataques histéricos e considerou a descrição de Charcot das fases de um ataque típico (1. Fase epileptoide; 2. Fase dos grandes movimentos; 3. Fase das atitudes passionais e 4. Fase do delírio final).

A primeira fase – fase epileptoide, cuja forma de ataque pode se tornar independente de outras fases, podem ainda se prolongar, se modificar ou serem omitidas – seria o momento crucial relevante para a observação de Charcot na tentativa de diferenciar sintomas histéricos e sintomas crônicos da EM. No entanto, a consideração de que essa fase pode se tornar independente das demais, por exemplo, demonstra como Charcot poderia aventar um diagnóstico histérico, ainda que o doente apresentasse apenas sintomas aparentemente neurológicos.

Muito tempo antes, em 1866, Charcot atendeu Marie Louise Victoire André, doente que já o havia feito colocar em questão o diagnóstico de esclerose múltipla, que embora tivesse "sintomas de esclerose múltipla", não possuía lesão grosseira aparente seja na medula, no cérebro ou no bulbo. O curioso caso de Marie Louise Victoire André é descrito por Charcot de forma a mostrar que quando ela andava ocorria um fenômeno de retropulsão muito pronunciado a cada 3 ou 4 passos. Ela então vivia experimentando uma sensação de tração para trás: "Ela pára e dá quatro passos para trás".

Querer realizar um movimento das pernas ou braços (ainda que seja ficar em pé ou segurar um copo) gera uma excitação grande, em que o "tremor intencional" é uma das principais características da EM, sintetizada por Charcot no caso de Marie Louise Victoire André: "todo o corpo é assim colocado em movimento assim que um primeiro impulso é dado a ele". Em geral, os reflexos patelares são exagerados, há trepidação epileptoide e rigidez funcional dos membros inferiores.

Para usar a expressão de Trillat (1991) uma multidão de sintomas e seus agravantes são descritos nos vários casos de Charcot, com particularidades em cada um. Em 1868 é quando registra o caso de Zima Adelaïde Vinchon: ele investiga as internações anteriores da doente em diferentes hospitais antes de ingressar no *Salpêtrière* em 28 de junho de 1862 e lista os diagnósticos prévios de Vinchon: "histeria convulsiva (Briquet) e coreia[143] rítmica (Aran)".

É preciso lembrar que a concepção de histeria de Charcot parece ser semelhante à proposta por Oppenheim [1890], citada por Freud (1996k, p. 58): uma expressão intensificada da emoção que representa o montante de excitação psíquica que normalmente sofre conversão. A concepção de histeria também parece próxima à de Adolf Strümpell (1892) conhecido neurologista do círculo médico alemão que recebeu desfavoravelmente os *Estudos sobre a histeria* com forte crítica, também citado por Freud (1996k, p. 58) sustentou que "na histeria, o distúrbio reside na esfera psicofísica – na região onde se vinculam o somático e o mental". Era precisamente nesse lugar que Charcot ficava às voltas, tentando diferenciar os sintomas de esclerose múltipla e histeria.

Para o estado da senhora Vinchon em novembro de 1862, Charcot registrou que a observação de Vinchon foi coletada regularmente. Essa doente havia sido admitida na enfermaria por uma indisposição leve, para ser tratada ali, de uma afecção intercorrente e teve o diagnóstico "colocado com alguma sutileza", pois conforme Charcot, não havia apenas lesões no cérebro e medula (examinada), e "durante a vida o braço e a cabeça estavam sozinhos afetados".

Embora a manifestação da esclerose múltipla começasse em geral pela marcha – titubeante e espasmódica, dificuldade e incerteza de andar,

---

[143]   Distúrbio neurológico caracterizado por movimentos rápidos e involuntários que se assemelham a uma dança.

cansaço, fraqueza, contraturas, tremores intencionais persistentes que surgiam e desapareciam ou paralisia nas pernas –, a amplitude e diferença das manifestações sintomáticas em doentes de Charcot permite concluir que na esclerose múltipla não há uniformidade dos sintomas somáticos. Em especial, se considerarmos os casos de esclerose múltipla de forma frusta ou "apagada" e demais diagnósticos em que sintomas histéricos se apresentam.

No caso de Haron Hipp a dificuldade para marcha melhorou por três meses, depois tornava-se titubeante e tremida na ocasião de movimento. Charcot percebeu o olhar vago desse paciente enquanto andava, seguido de tremor generalizado com medo de cair. Para Hipp

> Andar em uma sala pode ser feito sem qualquer manutenção; mas no quintal o doente só pode progredir com a ajuda de uma bengala; porque ele receia cair, tomando sua bengala, ele permanece no lugar, não pode se mover para trás ou para frente. Depois de uma caminhada de 1 hora a progressão se torna mais difícil. As pernas são então projetadas para frente ou para dentro ou para fora e resulta em uma confusão real nos movimentos combinados de marcha, que acabam não sendo mais possíveis. Os reflexos da patela são muito fortes, mas não há trepidação. Não há dores.

Em março de 1885, segundo Charcot, ele notou que a caminhada de Hipp se tornou difícil, as pernas pareciam amarradas juntas, ele teve dificuldade em separá-las do chão, a ponta estava se arrastando. Cerca de três meses após, a marcha parecia voltar ao estado normal, a ponta do pé não tremeu mais, mas veio a tremer durante os movimentos.

Charcot reiterou que os membros inferiores de Haron Hipp no momento da caminhada são animados por fortes solavancos que dificultam a caminhada. Esses solavancos param em repouso. Nesse momento, Charcot descrevia os tremores típicos da esclerose múltipla, antecedidos de sintomas aparentemente histéricos.

O caso de Zima Adelaïde Vinchon aproxima Charcot das manifestações histéricas já no final de 1859. Segundo Charcot ela não mudou nada alguns anos depois, "mantendo dificuldade para se combinar com as pessoas; se entediava. Estado moral alterado com ataques de nervos desde que ela está doente, tontura como se estivesse bêbada".

A questão da emoção aparece em alguns casos, em especial no caso de Vinchon, bem como no caso de Maurice Girard em que o enigma da passagem do psiquismo para o somático faz questão. Somente Freud poderá mostrar que não há tal passagem. A conversão é a proposição freudiana para sustentar a existência de uma representação desvitalizada que passa para o inconsciente e uma excitação liberada que passa para os nervos.

Pois a emoção enquanto acontecimento vivido, tem um substrato neurofisiológico, mas esses planos não se juntam. Trillat (1991) chama atenção para como a crise emocional era tida como um fenômeno neurovegetativo que diz respeito ao organismo inteiro e que não se confunde com o afeto. Esses diferentes planos nos fazem perceber a diferença de concepção entre Breuer mais interessado no plano neurológico e Freud, no plano psicológico da mesma forma que as diferenças entre Freud e Charcot. A ideia de sintomas remissivos e recidivantes, comuns à classificação diagnóstica atual menos grave de esclerose múltipla se assemelha a essas

> [...] transferências de excitação para a inervação corporal que provoca nos histéricos os sintomas duráveis, como as paralisias ou anestesias. Mas nada é definitivo: tudo permanece lábil. A excitação convertida em sintoma pode retornar à representação da qual ela foi desligada. Nesse caso, o sujeito deve elaborar novamente outros sintomas de defesa; um deles é o ataque histérico que liquida as tensões. Assim se explica a alternância entre os sintomas de conversão (estigmas duráveis) e as crises (Trillat, 1991, p. 236-237).

A semelhança com as crises ditas "neurológicas" de ordem inflamatória da EM parece seguir um enigmático trajeto muito próximo à discussão acerca da conversão feita por Trillat (1991). Exemplo intrigante é o da doente Dorette Eike, admitida no *Salpêtrière* em 5 de novembro de 1863, que apresentava, dentre variados sintomas associados à esclerose múltipla, ptose no olho esquerdo que persistia durante a manhã para desaparecer no período da tarde.

Bezerra Júnior (2014), em consonância com Davidovich e Winograd (2010), indica que há espaço para uma interlocução em torno da subjetividade no qual descrições psicanalíticas e neurobiológicas se interpelem de modo fértil. Para ele, o simbólico, a cultura e a linguagem, incidem não só na constituição do psiquismo, da personalidade ou do estilo subjetivo, mas na própria configuração anatômica e na fisiologia dos processos neurobiológicos.

A respeito do diagnóstico na psicanálise, podemos retomar o realce dado por Melman (2009) à dúvida de Freud, no caso do sonho com sua paciente Irma, acerca do medo específico do psicanalista de negligenciar uma afecção orgânica. Por outro ângulo, essa preocupação torna-se hoje mais presente quando o diálogo da psicanálise com as neurociências (Toyos, 2013) considera o estudo da autoimunidade para entendimento da ordem ou desordem do corpo do simbólico e do corpo pulsional na clínica psicanalítica (Garcia-Roza, 2004).

Freud (1996d) no texto que escreveu a partir da sugestão de Charcot *A hereditariedade e a etiologia das neuroses* considera três classes de influências etiológicas, diferentes entre si tanto em importância quanto na maneira como se relacionam com o efeito que produzem:

> *1. Precondições*, que são indispensáveis para produzir o distúrbio em causa, mas que são de caráter geral e igualmente encontráveis na etiologia de muitos outros distúrbios; 2. *Causas Concorrentes*, que compartilham com as precondições a característica de funcionarem tanto na causação de outros distúrbios quanto na do distúrbio em questão, mas que não são indispensáveis para a produção deste último; e 3. *Causas específicas*, que são indispensáveis como as precondições, mas têm natureza limitada e só aparecem na etiologia do distúrbio que são específicas (Freud, 1996d, p. 146).

De algum modo podemos entender os postulados de Freud na etiologia das enfermidades: os primeiros (precondições) são os fatores congênitos e hereditários, representando a constituição. Os segundos (causas concorrentes) compõem os acontecimentos e vivências da infância, que, junto aos primeiros, representariam a disposição. E os terceiros (causas específicas) constituem os fatores atuais ou desencadeantes.

Desde muito cedo, Freud (1996d, p. 147) pode afirmar, certamente pela transmissão de um conhecimento experienciado por Charcot em sua clínica, que

> [...] a hereditariedade e as causas específicas podem substituir uma a outra no que tange à quantidade – que o mesmo efeito patológico é produzido pela coincidência de uma etiologia específica muito grave com uma predisposição moderada, ou de uma hereditariedade nervosa intensamente carregada com uma leve influência específica.

Depois de ter definido o título para este livro, em nova releitura do texto de Freud citado anteriormente, percebo que ele refere-se a "exemplos extremos" de casos de neurose em que é inútil procurar pela predisposição hereditária, uma vez que a influência específica é poderosa. É com base nesse Freud (1996d, p. 147) que tenho considerado os casos apresentados por Charcot.

Independentemente do diagnóstico, Charcot parecia antecipar a consideração de Freud (2014b, p. 505) de que "na causação e no mecanismo de todas as formas possíveis de neurose, atuam sempre os mesmos fatores; o que ocorre é que cabe ora a um, ora a outro a importância na formação do sintoma".

Tratamentos possíveis

Além do habitual uso do nitrato de prata, os mais diversos tratamentos – ópio de alta dose, arsênico – eram aplicados sem nunca produzir qualquer melhoria apreciável. Segundo Charcot, já no final de 1859, a doença de Vinchon estava constituída, e já apresentava todos os sintomas que lhe foram dados a observar quando conheceu a doente. Vinchon esteve pela primeira vez nos dormitórios do *Salpêtrière*, em setembro de 1862 e não mudou nada alguns anos depois.

Não se tinha propostas de tratamentos sistematizados, muito menos ilusões de controle da doença acometida. Ao contrário, aos doentes só restavam as feridas narcísicas que se reabriam na situação de internação hospitalar juntamente com o surgimento de fantasmas assombrando a vida submetida quase que exclusivamente pela experiência da doença e pelos que se envolviam com ela. Ou seja, adentrar no hospital era estar em ambiente propício para a reedição contínua dos traumas da sexualidade infantil somados aos acontecimentos atuais relativos ao adoecimento após ingresso no *Salpêtrière*. No entanto, no caso de Louise Ancel, a escolha de seu trabalho parece ter favorecido sua condição de saúde: "Com 32 anos ela se tornou artista dramática, e não parece nessa profissão ter experimentado cansaços excessivos".

Sobre o tratamento da contratura histérica, Charcot (1872-1873), citado por Lepastier (2004) sinaliza como o tratamento da histeria pode se dar: "Uma emoção moral viva, um conjunto de acontecimentos que acertam a imaginação, a reaparição da menstruação depois de longo tempo suprimida, etc. são frequentemente a ocasião de prontas curas".

Ao se falar da representação de um fenômeno neurofisiológico, estamos falando da possibilidade de existência de estados específicos de consciência em relação a uma coisa da cadeia material. E a disponibilidade para a representação de um fenômeno orgânico, pode então incidir de alguma forma nos estados de consciência relativos à excitação cerebral concomitantes a estes. O tratamento pela fala possibilita que estados de consciência/pensamento comecem a existir quando se começa a falar do automático, do que não se conhece, do inconsciente, do orgânico, do neurofisiológico. As frases construídas pelo recurso da comparação, utilizadas por algumas doentes de Charcot, por exemplo, para se dizer do próprio estado de saúde, vai na esteira da criação de um discurso sobre o adoecimento.

É sobre essa relação de conexão ou de ligação entre diferentes estados que o analista deve apostar, como Freud já apostou desde 1888. É, grosseiramente falando, saber "colocar para fora": a introspecção (das excitações sensoriais centrípetas) convertidas em "impulsos centrífugos de movimentos". Ainda que esse movimento seja o de articular palavras acerca do inominável (às vezes o escrever o nome próprio como no caso de Joséphine Leruth), despertando a ligação entre a subjetividade dos elementos psíquicos, que podem ser os diversos estados de consciência, ou mesmo as variadas ideias. Lembrando que essa ligação em forma de cadeia psíquica está em relação com a cadeia material, embora seja distinta dela.

Assim, os elos da cadeia psíquica que não franquearam o limiar da consciência só existiriam como elos da cadeia material. A ideologia associacionista é utilizada para supor que um elo da cadeia psíquica possa se unir a um elo da cadeia material. No caso em que nenhum elo franqueou o limiar da consciência, a aplicação dessa eventualidade resultaria na redução total da cadeia psíquica à cadeia material.

Faço a ressalva de que essa conexão entre os estados de excitação cerebral e os estados específicos de consciência não têm origem em uma causalidade mecânica. Winograd (2004, p. 97) bem resume uma ideia principal para entendermos o pensamento freudiano:

> Se a aparição de um estado de consciência implica necessariamente a excitação de elementos corticais, a recíproca não é verdadeira. Um mesmo estado de excitação, de um mesmo elemento cerebral, pode estar ou não em conexão com um estado de consciência, de acordo com cada momento.

Os estados de consciência ou o sofrimento de reminiscências, traumas psíquicos associados ao caráter compulsivo das pulsões, implicam na aparição de excitações (inflamatórias) de elementos das células nervosas. O tratamento começa ao se investigar o momento em que esse processo se dá para que uma psicanálise na clínica do corpo seja possível. Assoun (2015) reitera o argumento de que trata-se de – na busca do laço entre inconsciente e sintoma – alcançar o momento somático da vida psíquica e psicopatológica em que ocorre um evento relacionado a um adoecimento.

Um vislumbre de tratamento pela via da psicanálise tornaria possível o reconhecimento de um desejo de vingança contra os motivos desconhecidos pelo qual a doença se apossa do corpo. Vingar-se da existência de heranças familiares e/ou humilhações sofridas permitiria antes de qualquer coisa o descobrimento de tal material no aparelho psíquico para então recobrir o cuidado com o próprio corpo que se vinga calado em si mesmo. Reconhecer esse possível desejo não significa necessariamente a punição dos objetos que rejeita.

A ameaça de castração, segundo Mezan (1995), não deve ser confundida com a intenção de vingança. O trabalho de tratar com a psicanálise passa pela consideração destes elementos em jogo. As considerações de ordem biológica também devem, obviamente, entrar na jogada de tratamentos possíveis, quando se esforça, por exemplo, a forjar uma leitura e compreensão da produção nas neurociências que dialoguem com a linguagem psicanalítica da relação corpo-psiquismo para assim se promover o trabalho da psicanálise, seja enquanto teoria ou como tratamento. Considerações essas que não podiam ser feitas na época de Charcot com seus(as) doentes.

De qualquer forma, em relação ao tratamento persiste a importante possibilidade "quase mágica" do trabalho da psicanálise em poder transformar o real de seu paciente, a partir do efeito da palavra no corpo, tal como nos mostrou Freud (1905) em seu texto *Tratamento Psíquico (ou anímico)*. O rigoroso acompanhamento médico, o tratamento medicamentoso e o acompanhamento psicanalítico parecem promover um cuidado necessário de falar de si a partir da própria doença.

Freud não ensinou como trabalhar nas neuroses atuais ou doenças autoimunes em que a sexualidade emerge de modo irrepresentável (ou pouco representado), ou que "estraga o trabalho psíquico". Vale lembrar que nos casos de doentes com EM de Charcot, as neuroses atuais aparecem misturadas às psiconeuroses, o que tornaria a abordagem de tratamento um caminho a ser pensado conforme a manifestação do sintoma de cada doente em particular, pensando a sexualidade justamente a partir da relação corpo-psiquismo, em que a origem das excitações provém de um território entre lugares do corpo erótico e do corpo somático.

Com o reconhecimento da simultaneidade das neuroses atuais e das psiconeuroses reforça-se a ideia de que o tratamento deve considerar de qualquer forma as questões inconscientes que perfazem o adoecimento e residem no mesmo corpo-psiquismo. O orgânico, que também é inconsciente, é excessivo para o psiquismo e vice-versa. Os excessos precisam ganhar representações.

O próprio psiquismo é sempre imaturo, está sempre "atrasado" para o que já aconteceu. Mas o corpo que funciona pela autoimunidade, em seu aspecto biológico, parece sempre "pronto", "ansioso", ou, melhor seria dizer, angustiado para reagir às estimulações que lhe chegam. Se de um lado, pensamos o trauma com sua perspectiva da temporalidade, na distância temporal de cenas que permite o desenvolvimento do psiquismo, por outro podemos pensar o trauma em sua perspectiva quase física ou mecânica no sentido do impacto de experiências de destruição, doença ou morte, ou ainda de impulsos elétricos que os "representam" organicamente, diretamente, nas células nervosas.

Inflamação como sucedânea da neurose e vice-versa

Pode-se reafirmar que a neurose abre caminho (muitas das vezes como substituto) para a enfermidade física, de forma tão comum desde a época Charcot. Por outro lado, as neuroses também podem irromper após "emoções banais e até por razões somáticas" (Freud, 1906/2016rr, p. 358). De forma que uma etiologia específica ou única na pesquisa psicanalítica é abandonada por Freud, certamente inspirado pelo conhecimento das pesquisas de Charcot sobre adoecimento.

Para Freud (2014b, p. 518),

> [...] não é raro suceder em pessoas predispostas à neurose, mas que não têm uma neurose evidente, que uma alteração física de natureza patológica – uma inflamação digamos, ou algum ferimento – põe em marcha o trabalho da formação do sintoma, que, então, transforma rapidamente o sintoma que lhe é dado pela realidade em representante de todas as fantasias inconscientes que se acham à espreita de um meio de expressão do qual se apoderem.

Anos mais tarde, Freud (1919/2010a, p. 287) reitera o assunto considerando que "matrimônio infeliz e enfermidade física são os sucedâneos mais comuns da neurose".

Para fins diagnósticos, Charcot almejava a distinção dos sintomas histéricos típicos (hemianestesia, contração do campo visual, paresia de membros acompanhada de contraturas, convulsões epileptiformes) de sintomas tão semelhantes que a esclerose múltipla lhe apresentava. Seria a existência prévia de lesões orgânicas – produtos de processos inflamatórios – no diagnóstico de EM que marcaria essa distinção?

As lesões inflamatórias, para Lima e Cardozo (2005), concretizam a ideia de libido represada fora do psiquismo, corresponde a uma libido corporificada. O represamento da libido no Eu é experimentado como desagradável pois, segundo Freud (1996e, p. 92), o desprazer é sempre a expressão de um grau mais elevado de tensão, e que, portanto, o que ocorre é uma "transformação de uma quantidade" no campo dos acontecimentos materiais na qualidade psíquica do desprazer.

O dano físico ou as marcas decorrentes de sequelas da EM podem gerar uma espécie de neurose traumática cuja causa atuante da doença envolvem afetos que alimentam excitações, seja pelo susto da apresentação de um sintoma ou pela constante possibilidade da ocorrência inesperada deles. Essa neurose secundária das neuroses atuais tende a integrar a patogênese da histeria comum.

Assim, de certo modo podemos pensar o trauma das neuroses atuais sendo primeiro físico (inflamação na medula ou cérebro, com suas respectivas manifestações somáticas) e depois psíquico (tais como experiências que possam evocar afetos aflitivos como o susto, a angústia, a vergonha, ou a dor física). Entretanto, pode-se pensar na ordem inversa do aparecimento de tais sintomas.

Em outra perspectiva mais anterior, pode-se supor que a ocorrência de vários traumas parciais (do sujeito suscetível a se afetar, por exemplo) ou microtraumas se somem a um trauma principal. Na neurose atual, afetos não representados se descarregariam diretamente onde há uma complacência somática ou um trajeto somático já percorrido pelo circuito neuronal. Segundo Freud (1996o, p. 42) "essas causas só puderam exercer um efeito traumático por adição e constituem um conjunto por serem, em parte, componentes de uma mesma história de sofrimento".

Nesse ponto podemos conceber a ideia de que vários traumas psíquicos parciais (presentes na gênese da neurose atual) foram transformados em algo que ainda nem chegue a ser uma representação do que aconteceu (paralelamente ao trauma) em nível bioquímico, produto da vivência de emoções. Essas cadeias de matéria "soltas" no espaço psíquico, na memória, ou ainda na tópica inconsciente se assim preferimos denominar, tal como afetos não ligados a representações, surgem como excitações "facilitadas" no circuito neuronal, que não palpitam enquanto lembrança e também não foram reagidos nem na forma de lágrimas nem em atos de vingança.

É como se o material de emoção forjasse enquanto "corpo estranho" traumático, para usar o termo de Freud (1996o, p. 42), inscrever-se de um modo direto no corpo, como uma espécie de "ação específica". Em suma, a diferença diagnóstica da neurose atual para a histeria é que na primeira as possíveis reações reprimidas da pessoa ao trauma não chegaram a ser vinculadas a uma lembrança.

Esse corpo estranho traumático, feito de excitação, não tendo sido levado ao encontro de uma representação para se ligar, sobrou-lhe ligar-se à própria materialidade do corpo, afetando, por exemplo, as proteínas da mielina do neurônio, desencadeando em seu sistema imunológico uma confusão que passa a não reconhecer sua própria constituição celular.

Essa ligação parece se dar de um modo originário pelo psiquismo que se estruturou assim como a "memória" de um vírus adquirido na infância (Epstein Barr, p. ex.) que pode ser ativada por determinadas marcas de excitações, de forma que "acontecimentos incorporais" só podem ser vivenciados como "coisas corporais". A complacência somática é a base para que uma "demência do soma" possa entrar em funcionamento e que pode entrar em ação quando o excesso de afetos aflitivos irrompe no sujeito.

É de outra ordem de reminiscências que o sujeito com doença autoimune sofre. A excitabilidade anormal do sistema nervoso (e seus problemas básicos), a que Freud e Breuer se referem (1996, p. 212) em um grande número de fenômenos histéricos que não sejam ideogênicos, pode corresponder ao mecanismo de formação de outros tipos de sintomas.

Freud (1888, p. 93) suscita o pensamento de que sujeitos que passam pelo evento de uma "drástica alteração das excitações no sistema nervoso", tal como as de um ataque convulsivo ou de uma crise neurológica assintomática, estariam, sob a influência de um motivo psíquico suficiente, de alguma forma, livres de sintomas histéricos. Por outro lado, somos levados a pensar, junto a Trillat (1991), que sintomas histéricos podem participar na própria formação de lesões do sistema nervoso central e podem ser resultantes (ou melhor dizendo, alimentados) pela mesma "drástica alteração das excitações no sistema nervoso", vindos de um processo histérico crônico, no sentido de que a energia libidinal que não pôde transformar-se em lembrança, dissipa-se diretamente nas células nervosas.

Pode-se pensar em fatores presentes no desencadeamento da manifestação de sintomas somáticos gerados dentre as mais variadas causas, também por uma descarga de excesso pulsional no corpo que é atingido onde já existe um trajeto prévio percorrido pelo circuito pulsional. Enfim, o adoecimento do corpo-psiquismo pode-se dizer, com base em Freud (1996k, p. 21-22), que é preciso considerar uma "carga de afeto ou soma de excitação [...] que se espalha sobre os traços mnêmicos das representações como uma carga elétrica espalhada pela superfície de um corpo". Da mesma forma que a etiologia das neuroses não pode ser buscada exclusivamente na hereditariedade ou na constituição, as influências acidentais que a sexualidade experimenta também não devem ser os únicos fatores etiológicos para compreensão dos doentes de Charcot. A Charcot faltou assumir o que suspeitava nas enfermidades que estudava: a presença de distúrbios dos processos sexuais do organismo de seus doentes com EM e histeria.

Epigenética, plasticidade dos pedaços de Eu e outros objetos

Com o desenvolvimento da epigenética molecular e dos estudos sobre neuroplasticidade, não há mais lugar para um hiato separando funcionamento biológico, influências ambientais, determinantes sociais e trajetória psíquica individual. Pesquisas nesses campos têm recorrentemente mostrado como, por intermediação de práticas sociais, valores culturais interferem na formação de regiões cerebrais (Bezerra Júnior, 2013).

A plasticidade cerebral ocorre de forma mais frequente nas crianças em função das mudanças que ocorrem em seu desenvolvimento até a adolescência, e também em função de atividades e experiências em adultos. Grande parte da plasticidade cerebral ocorre no nível das sinapses, modificando o funcionamento de alguns circuitos, favorecendo que a informação transcorra com maior eficiência por certas sinapses e com menor por outras. Assim, as comunicações entre os neurônios se modificam frente à experiência.

Ayoun (2009) afirma que a continuidade biológica como expressão fenotípica do código genético (colocado em causa pela epigenética em que reina a interação código/ambiente, sobretudo psíquica) pode nos fazer crer, segundo a ideia de paralelismo psicofísico, a uma continuidade psíquica e subjetiva.

Segundo entendimento de Freud no *Projeto*, as representações de memória são como um processo cortical dinâmico em que um grupo de neurônios se encontra ocupado. A memória implica conservação e ressurgimento de uma representação e pode ser pensada como a possibilidade de circuito neuronal. Tal circuito, uma vez ativado pela representação, pode em um segundo momento ser a própria memória do caminho percorrido pela representação, em vez de outros. As noções de barreira de contato e facilitação permitem organizar o esquema conceitual que explica a memória enquanto processo de trilhamento que a passagem de Ω produz, compondo um trajeto ou um registro neuronal específico.

Os neurônios psi, noção abordada por Freud no *Projeto*, são aqueles atingidos por estímulos internos que ficam em um estado diferente após a passagem dos estímulos que ultrapassam a barreira de contato. Isso porque, segundo Bezerra Júnior (2013, p. 125), "após vencer o obstáculo interposto pela barreira, a passagem de energia deixa um traço, uma trilha, que se torna um caminho privilegiado para futuros fluxos de Ω".

A facilitação – uma permeabilidade maior a estímulos posteriores –, que em excesso não regula bem a recepção das excitações, permite formular a hipótese de que as inflamações na EM acontecem em meio a uma intensidade do fluxo de estímulos em que "as barreiras de contato" (hipótese de Freud que antecipou a descrição das sinapses) opõem uma resistência à livre passagem de energia. Essa resistência posta pelas barreiras de contato parece coincidir com a confusão dos limites do Eu, quanto ao que recebe enquanto endógeno ou externo a si próprio.

Quando o anteparo e regulação pelos órgãos dos sentidos são insuficientes para barrar os estímulos externos, o sistema nervoso é "esmagado pelo excesso de excitação" (Bezerra Júnior, 2013, p. 127). As palavras e demais experiências vivenciadas podem então representar (no sentido de representação dado por Freud no *Projeto*) um processo cortical de desmielinização dos neurônios.

O ideal de Eu, lembra-nos Freud (1996c), constrói-se com base nos resíduos verbais que derivam primariamente das percepções auditivas – uma espécie de excitação quando não assimila seu conteúdo simbólico ou quando não é capaz de interpretá-las –, de maneira que o sistema pré-consciente possui, por assim dizer, uma fonte sensória espacial. Em essência, poderíamos dizer que o ideal de Eu é uma herança perpétua: uma palavra é o resíduo mnêmico de uma palavra que foi ouvida. Ou ainda, uma vivência ouvida é o resíduo mnêmico de sensações experienciadas. Elas [as palavras e ou as vivências] podem se encher ou se esvaziar (no sentido de ocupação, dos investimentos) das excitações que elas formam e são formadas, sendo que elas sempre existirão enquanto traço mnêmico.

Quando palavras ouvidas não foram sentidas, sua energia é deslocada, descarregada – em momento oportuno de intensidades e excessos – diretamente para o caminho sensório mais facilmente percorrido nos sujeitos que possuem um sistema pré-consciente mais "movimentado" de sofrimentos e fantasias inconscientes. Esses sentimentos e sensações (os desgostos violentos relatados por Charcot) ficam como que intermediários entre a percepção externa e interna, comportam-se como uma percepção interna, mesmo quando sua fonte se encontra no mundo externo. O caminho barrado para a consciência atinge o corpo onde este permite a existência da angústia em seu curso de excitação, o que remete à ideia de falha na regulação da angústia, presente na expressão freudiana de "desenvolvimento de angústia".

A constituição humana é de psique e soma. A pulsão, situada no limite do psíquico e do somático, impacta o aparelho psíquico, este impactado pelos extremos das pulsionalidades também causa impactos no próprio corpo que lhe suporta. De tal forma que o adoecimento implica um a mais de angústia, considerando Freud (1926/1196t).

Green (1988) chama atenção para a série traumatismo precoce – defesa (este conjunto constituindo a fixação) – latência – explosão da neurose – retorno parcial do recalcado. Nela há uma confusão entre a pulsão (representada pelo afeto) e o objeto, pois o perigo vem tanto da invasão da sexualidade no Eu quanto da invasão do objeto. É a partir dessa compreensão que se pode apontar que o problema das relações entre o Eu e o objeto é o de seus limites tanto internos quanto externos.

Os limites entre o Eu e o objeto entram em ressonância ou reverberam com os limites entre Isso e Eu, fazendo menção ao trauma e sua presença no sujeito adoecido por uma doença crônica desde o nascimento de seu "Eu". Green (1988) raciocina acerca desse problema, dizendo que o Eu não se coloca para o Supereu, que se estende do Isso (sua fonte) ao Eu (seu objeto) no esquema das instâncias apresentado por Freud.

Isso significa que a invasão do Supereu no Eu remete a uma invasão disfarçada do Isso modificado pelo desenvolvimento do Eu. A lei, com suas vozes de ordem, parece marcada, incorporada, introjetada, fixada, presentificada ou endurecida no sujeito adoecido pela autoimunidade. Supomos que nos doentes de Charcot a problemática dos limites entre Eu e objeto se faz presente, em especial no momento em que a presença dos objetos-traumas se manifesta.

O caráter retroativo, crônico e destrutivo do acontecimento traumático, juntamente à regressão no corpo, é considerado com base na ligação do trauma aos órgãos no circuito neuronal e à história marcada no circuito pulsional. Em outras palavras, usando as de Assoun (2016), não há mais Corpo desde Freud, mas circuitos pulsionais, narcisizados, projetáveis e mortificáveis. Não há também "inconsciente do corpo", pois o inconsciente dos psicanalistas poderá ser justamente o elo faltante (*missing link, maillon manquant*) entre psíquico e somático do qual Freud tanto entrou em discussão.

A tarefa de alojamento da psique no corpo tem como apoio o acometimento orgânico e a escolha inconsciente da via de descarga de excitações excessivas nos órgãos complacentes. No texto de Freud sobre *O Inconsciente*, há uma constatação que podemos transcrevê-la para pensar toda a clínica do adoecimento: "o ato inconsciente exerce sobre os processos somáticos uma ação plástica intensa, que nunca atinge o ato consciente". Parece ser a partir dessa base que se valoriza a noção de Ferenczi de "ação plástica", sendo que o ato inconsciente age plasticamente sobre o material corporal a partir de um processo regressivo sempre possivelmente ativo.

Assoun (2016) nos faz perceber como é notável a possibilidade da vida dita psíquica de retornar a certas condições de sua origem – como de se projetar adiante. As interferências destruidoras – equiparadas a causas de doenças – na instância psíquica são comparadas por Freud (2010e, p. 22-23) até certo ponto à morada humana, tal como Roma que representa espacialmente o suceder histórico por meio da representação visual de lugares que já foram devastados pelo inimigo, que sofreram demolições e substituições prediais. No entanto, considera que essa comparação da conservação do passado de uma cidade com o passado psíquico só vale "na condição de que o órgão da psique tenha permanecido intacto, de que seus tecidos não tenham sido afetados por trauma ou inflamação".

Nesse caso as marcas materiais são inferidas pela conservação do acontecimento passado: de acontecimento incorporal para coisa corporal, a comparação torna-se acontecimento concreto, factual ensaiada por Freud ao dizer do corpo humano com sua própria história de evolução:

> Não se pode ver o embrião no adulto; a glândula do timo, que a criança possui, é substituída por tecido conjuntivo após a puberdade, deixando ela mesma de existir; no osso largo do homem adulto podemos desenhar o contorno do osso infantil, mas este desapareceu, ao se estirar e adensar até atingir sua forma final (Freud, 2010e, p. 24).

E mais uma vez pondera que a conservação de todos os estágios anteriores, ao lado da configuração definitiva, é possível apenas no âmbito psíquico, e que sua representação visual desse fenômeno não é possível. Na EM, o órgão da psique traumatizado e inflamado em suas células neuronais encontra a partir do século XX representação visual nítida nos exames de imagem. No mundo fantasmático (psíquico) do do-ente que se faz sujeito ocorre uma espécie de representação – no sentido dado por Freud no *Projeto* – que remete à regressão destrutiva. De modo que cada estado de evolução está conservado ao lado do estado ulterior que foi advindo deste, a sucessão implica numa coexistência do estado de coisas "feitos do mesmo material".

A partir dessa proposta de compreensão surge a extraordinária plasticidade das evoluções psíquicas. Essa reflexão inicial acerca do acontecimento traumático que se liga aos órgãos no circuito neuronal e à história marcada no circuito pulsional, nos leva a pensar o trauma na organização crônica destrutiva caracterizada nos casos de Charcot de esclerose múltipla e histeria cujos "apanhados" privilegiam o remonte da tarefa de alojamento da psique no corpo.

Assim, o sofrimento de reminiscências pode partir de um estado psíquico anterior (de emoções acumuladas e/ou não simbolizadas) que não pôde ser expresso durante anos e que permaneceu latente até um dia. Esse momento, que pode ser o dia em que se percebe os sintomas agudos da EM com os vestígios da histeria, mostra que o sujeito do-ente possui uma propriedade somática plástica, capaz de transformar a expressão de forças psíquicas de modo muito fixo, rígido ou até mesmo único no próprio organismo.

Parece existir uma sensação de "eternidade", de um efeito de novidade crônica que dá uma dimensão de historicidade dos sintomas, tendo em conta que de uma parte o início pode ressurgir "um dia" com força e barulho, depois de anos de silêncio. De outra parte, o psíquico pode agir sobre o corpo *ex abrupto*, para reativar qualquer coisa de seu gozo de origem. Segundo Assoun (2016), o sujeito tem à sua disposição esse "material" corporal, sobre e pelo qual ele pode atuar seu desejo.

Embora Freud (1925[1924]/1996qq) tenha afirmado na época de Breuer (1880-1882) que "ainda não havia os trabalhos de Charcot e P. Janet sobre a gênese dos sintomas histéricos", os registros da clínica de Charcot demonstram o contrário. Sua pesquisa e investigação sobre a gênese de sintomas no corpo relacionados ao diagnóstico de EM não excluíam a emergência de sintomas histéricos em seus doentes em períodos de agitação, experiências traumáticas e "emoções choque" como bem registrou nos dossiês.

Além da retratação com o passado, sugerimos, com base em Assoun (2016), uma "pós-tratação" com os médicos contemporâneos, no sentido de alertar o saber médico de que um corpo pode esconder outro. O sujeito acaba por se manter cronicamente contemporâneo ao seu gozo originário, efeito de retorno – aqui e agora – da "experiência de satisfação", como falha memorável – de que o corpo é testemunha iminente.

As "vivências traumáticas" dos doentes de Charcot e o "trauma psíquico" de Freud

O retorno a Charcot representa muito simplesmente o abandono das especulações estéreis (as teses neurológicas) e a redescoberta da fonte da qual, afinal de contas, provém a psicanálise; pois nós sabemos que Breuer e Freud empreenderam suas primeiras pesquisas sobre o mecanismo dos fenômenos histéricos, sob a influência direta das constatações clínicas e experimentais de Charcot e Janet (Ferenczi, 1974 *apud* Trillat, 1991, p. 261).

A presença da intensidade tanto na pulsão como no trauma, remete ao impacto que a passagem por certas doenças somáticas pode trazer ao sujeito um "a mais" no corpo-psiquismo que pode gerar um transbordamento, no sentido de uma desorganização psíquica, que por sua vez, investe a doença somática. Um circuito que se transforma em um ciclo repetitivo. A ideia freudiana do psíquico como mediação está implicada no acontecimento traumático em sujeitos cronicamente doentes. A sexualidade é sempre traumática, seja no sentido atual (físico, de ser atropelado, de produzir efeitos tóxicos) seja no sentido psíquico, do trauma das psiconeuroses. Os registros corporal e psíquico se retroalimentam.

O trauma possui um caráter disruptivo, desorganizativo, imprevisível e retroativo. A tônica do conceito usado em Freud – depois que ele deixa de acreditar em sua neurótica – é no caráter retroativo da eficácia traumática, que entra em cena. Afinal, o trauma é um evento hipertenso que excede a capacidade representacional do sujeito antes que ele possa tramitá-lo psiquicamente. Podemos dizer que o trauma só acontece voltando no tempo, pois não produz seus efeitos imediatamente, mas pela sua ressignificação posterior, no quadro da fantasia.

O trauma, assim como a pulsão, pode ser entendido como uma força constante, latente e ainda mais presente em organismos com autoimunidade ativa, pois estes parecem poder com mais facilidade, em função da quantidade, a qualquer momento, numa segunda cena, reeditar conteúdos reprimidos, carregados de emoções e afetos que correspondam a processos de descarga, cujas manifestações finais são percebidas como sentimentos.

Quando a ressignificação de eventos hipertensos não acontece, a via para a descarga de excessivas excitações só pode se dar no corpo. O caráter retroativo do trauma é inerente à sua existência, pois ele fica guardado na memória (inconsciente) ou, para usar de uma comparação, fica incubado como um vírus, tal como uma "presença adiada" (Celes, 1999), e só vai ser reativado posteriormente em outros momentos de excitação, não necessariamente fantasísticos. A experiência psíquica que deveria conter tanto a representação da palavra quanto o afeto a ela associada é lançada para fora do psiquismo – como registros psíquicos primitivos –, de forma que, sem sintoma psíquico, ocorre uma explosão somática no corpo.

Dando seguimento à fundamentação da constituição social do trauma, podemos, inspirados em Freud, responsabilizar com justiça a cultura e o sujeito em suas relações sociais que favoreçam a disseminação da neurastenia. Na expectativa de buscar *tratamento psíquico* para os efeitos traumáticos, consulto o texto de Freud (Freud, 1996nn, p. 275) com mesmo nome e encontro o peso do efeito dos "violentos desgostos" presentes nos casos charcotianos, que revelam certamente que os doentes sofreram "injúria contundente ou uma humilhação, que inclusive, pode dar um fim repentino à vida". Ou seja, o trauma psíquico também foi considerado nos registros das histórias dos doentes de Charcot.

Evidente que corpo e psiquismo são instâncias absolutamente integradas, se vamos retomar a ideia de traços do arcaico, como sugerem Ayoun, Ayoun e Drossart (2009). A busca por determinações causais na relação corpo-psiquismo não deve objetivar um esquema simplista ou reducionista como fazem algumas abordagens da psicossomática. Uma proposta mais trabalhosa, ou pelo menos mais profícua, seria articular o que vem de dentro e o que vem de fora, para pensar quais os mecanismos de defesa que o corpo põe em ação na iminência de perigos para sua integridade.

A mãe e sua função arcaica

A mitologia grega conta que Aquiles, o maior, melhor e mais bonito guerreiro da Ilíada, de Homero, possuía um ponto vulnerável, podia ser atingido por seus inimigos: seu calcanhar. Essa "fraqueza secreta" (Quesnel, 1997, p. 33) acompanha Aquiles desde quando ainda era bebê. Sua mãe, segurando-o pelo calcanhar, mergulhou-o nas águas do Estige, um rio do inferno. E esse banho tornou-o invulnerável em todas as partes do corpo, menos no calcanhar.

Esse banho alude à presença da mãe, que funciona como uma dupla "película", para utilizar o termo de Anzieu (1989, p. 11), recorrendo a Freud (1925/2011a) em sua *Nota sobre o "Bloco Mágico"*. Essa película refere-se às características do Eu, enquanto para-excitação e como superfície de inscrição. A presença psíquica da mãe que envolve o bebê, assegurando uma proteção contra os estímulos que ele ainda não é capaz de assimilar, corresponde aos alicerces do pensamento humano.

O útero materno, nesse sentido, seria, em tese, um ambiente estéril onde somente lá, o bebê estaria livre dos agentes infecciosos. Assim que o bebê se separa do corpo da mãe, em seu nascimento, é imediatamente exposto a um "mundo hostil", repleto de antígenos. Mas é curiosamente esse rio dos infernos que será a primeira cena para sua proteção, como uma dose de vacina que fará seu corpo lembrar do que deve se defender.

Anzieu (1989) retoma o trabalho de Montagu (1971) para discutir a influência precoce das estimulações táteis sobre o funcionamento e desenvolvimento do organismo no tocante às defesas imunológicas. Nessa linha, a presença protetora da mãe é considerada uma fonte de estímulos necessários à maturação e ao desenvolvimento do bebê, inclusive do ponto de vista da mielinização do sistema nervoso do bebê.

A importância da relação originária com a mãe, segundo Haddad (2014) é medida pelas pesquisas sobre a constituição da subjetividade, pois embora essa relação seja um polo definidor das mais devastadoras patologias, ela seria um marco tanto para a possibilidade de construção de uma sustentação psíquica que possibilite a tensão entre Eros e Tânatos, quanto das firulas e nuances que incidirão nas relações do sujeito com os outros e com o mundo.

Aquiles foi embebido pela herança de sua mãe ao mergulhá-lo nas águas do rio, matéria fluida, no amor líquido ofertado por sua mãe. Freud (1916/2014, p. 216) nos faz lembrar afinal que matéria deriva de *mater*, mãe: "O material que uma coisa se constitui é, por assim dizer, sua mãe".

O que acontece em doenças desmielinizantes que destroem sua película protetora associa-se ao enigma da doença e da morte trazidos por Freud (1996ll). Para ele, a doença e a morte são coisas misteriosas. Mistérios antecipadamente perseguidos por Charcot com seus estudos, sua atuação, sua presença, toques e palavras diante de seus doentes.

Anzieu (1989) contextualiza que toda célula é envolvida por uma membrana citoplasmática, onde se efetuam as trocas físico-químicas necessárias à vida. Essa membrana é estruturada na forma de um duplo folheto. Cada uma dessas cascas – palavra da qual se origina o termo córtex – comporta pelo menos duas camadas, uma protetora, a mais externa; outra, sob a precedente ou nos seus orifícios, suscetíveis de recolher informação, filtrar mudanças.

A noção psicanalítica de Eu-pele proposta por esse autor, de como se formam os envelopes psíquicos são, de certa forma, comparadas ao funcionamento celular, e traça as seguintes semelhanças: "O ectoderma forma a pele (incluindo os órgãos do sentido) e o cérebro, sendo que ambos são seres de superfície" (Anzieu, 1989, p. 10).

É sobre esses órgãos que o objeto-trauma incide, enquadrado pelo sentimento de extremos, o demais ou do muito pouco: presente demais, muito pouco presente; ausente demais ou muito pouco ausente. O objeto preso em um extremo do aparelho psíquico vai "inter-ferindo" em todo seu funcionamento.

Afinal, Anzieu (1989) conclui que "todo ser vivo, todo órgão, toda célula, tem uma pele ou uma casca, túnica, envelope, carapaça, membrana, meninge, armadura, película, pleura..." (p. 14) tem uma capa de pele com função de para-excitação – acrescento o óbvio: todo neurônio tem uma bainha de mielina. De um lado afirma-se que a pele está quase sempre disponível para receber sinais, aprender códigos sem que eles interfiram uns com outros. Por outro, a bainha de mielina quando "recusa" um sinal vibrotátil, eletrotátil implica em uma desmielinização, dando margem ao acometimento das mais variadas doenças autoimunes.

Um caso significativo citado por Anzieu (1989) é o da pia-máter, que envolve os centros nervosos; é a mais profunda das meninges; contém os vasos destinados à medula e ao encéfalo: etimologicamente, o termo significa "mãe-pele": a linguagem transmite bem a noção pré-consciente que a pele da mãe é a pele primeira.

Vale lembrar a consideração de Lebrun (2004) de que o fato de a linguagem ser, em si mesma, operação do interdito do incesto e, pois, também consentimento no reconhecimento da impossível congruência entre palavras e coisas. Se "interdizer o incesto" (Lebrun, 2004, p. 35) equivale, necessariamente, a descolar do universo das coisas – metaforizado pelo corpo a corpo com a mãe – para entrar no das palavras – metaforizado pela relação com o pai, a falta de palavra marcada pela carência paterna parece incentivar à regressão ao universo da coisa, ao concreto, ao "corpo a corpo com a mãe", à lesão somática.

O resultado de certas inscrições ou cicatrizes de origem narcísica, ou, melhor dizendo, junto a Green (1988), das "aderências" – zonas do corpo sensíveis e vulneráveis –, configura uma substituição de um estado agudo por uma forma de organização crônica. Essa organização vai criando uma carapaça narcisista protetora e preventiva contra os traumas, mas ao preço de uma esclerose mortificante que mina o prazer ou as condições de viver.

Excitações, emoções, afetos e descargas motoras

A excitação é o grão de areia a partir do qual se forja a pérola do sintoma histérico. Essa metáfora freudiana valorizada por Assoun (2015) remete à ideia clássica de complacência somática que alcança a ideia de plasticidade estrutural. A "plasticidade narcísica" dá sua gama somática à "libido do eu", da hipocondria à psicose. A somatização inconsciente toma emprestada sua riqueza dessa propriedade que ainda aguarda sua explicação metapsicológica, mas se manifesta a cada "proeza" do corpo histérico. Conclui Assoun (2016) a esse respeito que é impossível "converter", sem que o corpo em efeito venha ao reencontro do conflito. Toda conversão realiza tal nó.

A afetividade manifesta-se, segundo Freud (1996y, p. 184) essencialmente na descarga motora (secretora e vasomotora) resultante de uma alteração (interna) do próprio corpo do indivíduo, sem referência ao mundo externo. Enquanto o controle do Consciente (Csc.) sobre a motilidade voluntária se acha firmemente enraizado, suporta regularmente a investida da neurose e só cessa na psicose, o controle do Consciente sobre o desenvolvimento dos afetos é menos seguro. Mesmo dentro dos limites da vida normal podemos reconhecer que uma luta constante pela primazia sobre a afetividade prossegue entre os sistemas Csc. e Ics., que certas camadas de influência são eliminadas de cada um deles e que ocorrem misturas entre as forças operativas.

De alguma forma, é curioso pensar como os sujeitos com doenças desmielinizantes tornam-se mais sensíveis, literalmente, no que se refere às sensações corporais, e como o descontrole dos afetos inconscientes pode ter lugar importante no funcionamento do SNC e SNP. Talvez o cérebro, a medula espinhal e qualquer outro "ambiente" (Freud, 1996y, p. 188) associado da ideia substitutiva no processo de repressão sejam investidos com intensidade especial, exibindo, assim, um elevado grau de sensibilidade à excitação.

Talvez pela intuição desse funcionamento, as revistas especializadas em esclerose múltipla e os profissionais estudiosos da neurologia afirmam que é importante que o doente não seja submetido a situações estressantes. Com Freud (1996y) consideramos que a excitação de qualquer ponto da estrutura externa, dada sua ligação com a ideia substitutiva, deve inevitavelmente dar lugar a um ligeiro desenvolvimento da ansiedade. A ideia de se manter distante do substituto temido, enquanto precaução diante do "estresse" que ele pode provocar, limita-se a resguardar a ideia substitutiva de excitações que vêm de fora, por meio da percepção; nunca a protegem da excitação pulsional, que alcança a ideia substitutiva a partir da direção de seu elo com a ideia reprimida.

O aparelho psíquico, que não consegue – ou consegue apenas de forma insuficiente – associar, é justamente aquele que mais pode apresentar perdas na transmissão de mensagens. O afeto (ou intensidade pulsional) fora impedido de seguir seu fluxo no extremo das barreiras de contato e que não encontrou outra saída senão pelas manifestações não verbais e corporais, "fecham os olhos" para a passagem do que ou de quem quer que seja. Dessa forma, o impacto (descarga) acontece imediatamente (ou paulatinamente) nos caminhos mais facilmente percorridos pelas vias associativas da coisa corporal (impulsos que passam pelo percurso físico e orgânico) e não as do pensamento (acontecimentos incorporais).

Nesse sentido, sugerimos a compreensão do percurso da intensidade de mensagens elétricas neuronais entrando em colapso, destruindo partes de seu próprio corpo sem reconhecê-las, a partir do entendimento de que ao invés de se receber mensagens que estão sendo enviadas, elas são destruídas em seu próprio "colo", no caso dos neurônios, suas próprias superfícies de contato recebem o impacto da força característica da mensagem, e uma intensidade maior, pulsante e constante das pulsões sexuais excessivas. Esse desvio da meta sexual que seria a ampliação das redes de comunicação neuronais mostra como a descarga adequada de tensão é pervertida de maneira a destruir o circuito de conexão entre a libido corporificada que percorre nas sinapses neuronais.

Outro efeito da ruptura ou desfazimento desse "colo neuronal", ao qual poderíamos nomear o axônio, também traz em seu bojo um paralelo à ruptura com a organização psíquica ou "colo psíquico". A hipótese é a de que todo esse processo somático acontece concomitante à desorganização psíquica que já está marcada desde tempos originários da formação do psiquismo e só se manifesta na atualidade de um traumatismo.

A cada aumento da excitação pulsional, a muralha protetora (os axônios embainhados de mielina na célula nervosa) em torno da ideia substitutiva (a mensagem / estímulo em trânsito pelas vias sinápticas) deve ser um pouco mais deslocada para fora, como se sua intensidade enquanto matéria (energia) extravasasse o espaço que lhe seria inicialmente conferido, pelo excesso da excitação que dissolve a mielina. A expressão "fritar os miolos" não sai da cabeça nem da ponta da língua quando falamos do estresse vivido por alguém.

A partir do funcionamento da histeria de conversão, poderíamos nos perguntar como ocorre a relação entre o surgimento de material traumático / estressante / ansiógeno, o investimento ou o afeto da ideia reprimida ou bruta, e a conversão para a inervação do sintoma em seus processos fisiológicos. Então a pergunta seria, com base em Freud (1996y, p. 189): como ou até que ponto e em que circunstância uma ideia inconsciente pode ser esvaziada por uma descarga na inervação, de modo a suspender a pressão que exerce sobre o sistema Cs.

Teoria da libido e narcisismo

Freud sugere ao final de seu texto sobre a topografia e dinâmica da repressão, que a predominância do contrainvestimento e a ausência de descarga do trabalho da repressão é mais bem-sucedido na histeria de conversão que na histeria de angústia e na neurose obsessiva. Do estudo da teoria da libido depreendemos que o trabalho da descarga nas neuroses narcísicas tem uma manifestação mais primitiva no psicossoma do sujeito complacente ao adoecimento autoimune.

Em *A teoria da libido e o narcisismo*, Freud (2014b) diferencia a libido – os investimentos de energia que o Eu dedica aos objetos de seus desejos sexuais e o interesse – dos investimentos de energia que o Eu dedica a todos os demais desejos, originários das pulsões de autoconservação. Seguindo a pista dos investimentos libidinais, de suas transformações e de seus destinos finais, Freud logra obter uma primeira compreensão do mecanismo das forças psíquicas.

É traço característico da libido sua relutância em submeter-se à realidade do mundo, à *Ananke* (Freud, 2014b, p. 568). Aqui jaz[144] a ideia de controle que o neurótico narcísico há de presentificar em sua vida de relação. Freud refere-se a estímulos patogênicos da libido que podem arrebatar as pulsões do Eu e levar a uma perturbação funcional.

A libido, que encontramos apegada aos objetos e que é expressão do anseio de neles conquistar satisfação, pode também deixá-los, substituindo-os pelo próprio Eu – composto de organizações diversas em estrutura e modo de funcionamento. O nome para essa alocação da libido – narcisismo – é emprestado a uma perversão descrita por Paul Näcke, na qual o indivíduo adulto trata o próprio corpo com todas as carícias normalmente dedicadas a um objeto sexual externo.

Nesse texto, Freud reflete sobre a existência da fixação da libido no próprio corpo, na própria pessoa, em vez de num objeto, e que isso não pode constituir exceção nem acontecimento insignificante. Para Freud esse narcisismo deve ser o estado geral e primordial, a partir do qual se desenvolveu mais tarde o amor objetal, sem que o narcisismo precisasse desaparecer.

Freud utiliza-se de uma comparação com a biologia para tentar explicar como ocorre o envio de libido para os objetos, nos fazendo pensar nos seres vivos mais simples. Invocando o exemplo de ser unicelular, como a ameba, Freud nos incita a imaginar um amontoado pequeno e pouco diferenciado de substância protoplasmática (conteúdo celular vivo, formado principalmente de citoplasma e núcleo). Seres como esse apresentam prolongamentos, chamados pseudópodes, "pés falsos", que são projeções que saem da célula

---

[144] **Jaz** é uma palavra que está na terceira pessoa do singular do presente do indicativo do verbo jazer e tem origem no latim *jaceo + ere*, que se refere a "estar estendido", "estar na cama doente".

para os quais fazem fluir a substância de seu corpo, usados pela ameba para se mover ou até para atacar algo que ela deseja engolfar.

Para se ter tais capacidades é preciso existir microestruturas incrivelmente complexas, mesmo se tratando de um ser considerado bastante simples no reino animal. O funcionamento dessas estruturas ainda é desconhecido dos pesquisadores biólogos. Esses seres podem, todavia, recolher seus prolongamentos e se fechar em uma bola. A projeção dos pseudópodes é comparada ao envio de libido para os objetos, enquanto a maior parte de libido pode permanecer no Eu. A suposição de Freud é que em condições normais, a libido do Eu – ou libido narcísica – pode ser transformada, de maneira desimpedida, em libido objetal, e esta ser novamente acolhida pelo Eu.

Segundo Freud (2014b) foi a partir do conceito de libido do Eu que o estudo das neuroses narcísicas se tornou acessível para sua compreensão dinâmica. O recolhimento da libido objetal para o Eu não é diretamente patogênico; nós podemos ver, afinal, que isso se repete a cada vez que vamos dormir e que se desfaz ao acordarmos. O animalzinho protoplasmático recolhe seus prolongamentos para, na oportunidade seguinte, tornar a projetá-los.

Coisa bem diferente acontece, todavia, quando determinado processo, deveras enérgico, obriga à retirada da libido dos objetos. A libido que se tornou narcisista não é capaz de encontrar seu caminho de volta aos objetos, e esse impedimento da mobilidade da libido torna-se, de fato, patogênico.

A ideia de cura, grosso modo, envolve a expectativa de que o mal deixe de existir. Afastada da ilusão de cura, e mais próxima à sua tradução da língua alemã, *kur* (Grappin, 1994), ter cura para algo, seria antes, ter uma forma de tratar ainda que a doença continue a existir e avançar.

Nesse sentido, proponho uma leitura menos idealista (e moralista!) das que estamos acostumadas a ver do seguinte trecho de Freud (1996e, p. 92):

> Um egoísmo forte constitui uma proteção contra o adoecer, mas, num último recurso, devemos começar a amar a fim de não adoecermos, e estamos destinados a cair doentes se, em consequência da frustração, formos incapazes de amar

Somamos ao "amar a fim de não adoecermos" a consideração de Freud (2014b) de que além de certa medida, a acumulação de libido narcísica não é tolerada, e que o investimento objetal se produz justamente pelo fato de o Eu ter de enviar para fora sua libido, a fim de não adoecer com seu represamento.

Há também de se considerar que a frustração tem uma função importante que obstaculiza o tratamento. Quem opera ou participa da operação da frustração parece ser justamente o sujeito que constitui o objeto-trauma em coautoria com o doente. É Dostoievski, mas também é seu pai. É o próprio que sofre com a epilepsia, mas também é sua constituição vulnerável desde o começo que não permitiu um Eu forte que o protegesse contra o adoecer.

Green (1988, p. 151) ao discutir a questão da angústia e do narcisismo passa brevemente pela questão da relação do Eu nas "síndromes psicos-somáticas" (aqui entendo que ele não encontrou melhor expressão). Essas síndromes, segundo afirma, decorrem das relações entre o Eu e o soma por intermédio do Isso (enraizado no soma, mas distinto dele).

O Eu sítio da angústia é o sítio do afeto, superfície em que as representações do objeto e afeto também vão exercer sua presença. O Eu trabalha sobre as representações e é trabalhado por elas. A partir daí pode-se desdobrar como as angústias e representações do objeto e afeto vão marcar presença em corpos vulneráveis para as manifestações excessivas e constantes, ou, em outras palavras, nos extremos de onde emergem de doenças crônicas.

O adoecimento orgânico, a estimulação dolorosa, a inflamação de órgãos cria um estado que claramente resulta em um desprendimento da libido em relação a seus objetos. A libido recolhida retorna ao Eu como investimento intensificado da porção enferma do corpo. Podemos mesmo ousar afirmar que, em tais condições, a retirada da libido de seus objetos é mais notável do que o afastamento do interesse egoísta em relação ao mundo exterior. Isso parece abrir um caminho para o entendimento da hipocondria, na qual um órgão ocupa a atenção do Eu, sem que esteja doente para a nossa percepção.

A libido insatisfeita transforma-se em angústia, (Freud, 2014b, p. 545) como resultado regular do processo de repressão (p. 562). A lógica das neuroses narcísicas de transformação da libido objetal em libido do Eu aplica-se à doença, assim como ao sono e ao enamoramento (p. 556). Freud supõe que para todas as neuroses narcísicas existem pontos da fixação da libido que remontam a fases muito anteriores às encontradas na histeria e na neurose obsessiva (p. 558).

Nas neuroses narcísicas a barreira do muro da resistência é, segundo Freud (2014b) intransponível. Podemos, no máximo, segundo ele, lançar um olhar curioso sobre o muro narcísico, a fim de espiar o que se passa do outro lado. Os métodos técnicos precisam então ser diferentes dos utilizados nas neuroses de transferência em que as barreiras da resistência podem ser demolidas pouco a pouco. Freud reclama da falta de material dos neuróticos narcísicos, uma vez que eles se manifestam profusamente, ainda que não respondam às perguntas feitas, e "por enquanto temos de interpretar essas manifestações com o auxílio da compreensão adquirida nos sintomas das neuroses de transferência".

As afecções narcísicas só podem ser decifradas por observadores treinados no estudo analítico das neuroses de transferência. Após tentativas de dar nome à expressão mais complexa do corpo em relação com o seu psiquismo, fico com a impressão de que é menos difícil adjetivá-lo do que objetivá-lo. Nesse sentido, simpatizo com a expressão do corpo *démas*, vocábulo apresentado por Matos e Collado (2021).

O corpo *démas* é usado no sentido de corpo vivente que pretende ser referido em sua totalidade biopotente, ou seja, não exterior ao ser, mas uma potência que integra o ser em suas experiências e singularidades, de modo a pensar que a doença está contida no doente já como potencialidade. A proposta de compreender o corpo no extremo por meio do vocábulo *démas* expande seu território para além de suas bordas da pele que nos separa do universo circundante.

O corpo físico não pode encapsular o ser do-ente, mas deve ser considerado apenas como um nível de ultrapassagem para outro corpo e para o ambiente; "este não é um não-corpo", dizem Matos e Collado (2021) e sim uma potência de corpo. A concepção do corpo nessa dimensão de simultaneidade e extensibilidade em relação ao mundo que o circunda – nele incluindo outros corpos humanos, animais, vegetais e minerais – traria sem dúvida a possibilidade de outra medicina e outro direito, que não se limitariam a recortar o corpo como carne em expansão, informe, monstruosa porque digna de mostrar-se, de aparecer em sua verdade potencial.

A pesquisa nos registros de Charcot permitiu-me inferir o corpo enquanto produção biopolítica cuja materialidade de excitações nervosas e psíquicas se trata de uma conjunção de singularidades afetadas pela condição de desamparo e angústia no começo do século XIX. Ao que tudo indica a hipótese é válida para os seres humanos adoecidos do século XXI.

A extensão das elaborações para os tempos atuais nos mostra como o corpo é particularmente potente, pois não há nada mais moldável e dinâmico que um corpo vivo, lugar por excelência da potência que abriga esse "indeterminado" chamado vida (Matos; Collado, 2021, p. 23). Pode-se dizer, por exemplo, que para que uma imunoterapia de 50 horas – tratamento utilizado, para pacientes com crises inflamatórias na esclerose múltipla – aconteça é necessário que 48 mil sujeitos anônimos estivessem dispostos a serem doadores de sangue, para que, de seus próprios fluidos corporais se pudesse extrair a imunoglobulina, substrato vital capaz de tratar uma inflamação aguda do-ente com EM, por exemplo, em plena intensidade de ação, ou, dizendo de outro modo, em plena inflamação.

Essa ação humanitária, se é que podemos dizer isso, de integração ao corpo alheio, via infusão de fluidos vitais ao corpo do-ente aproxima-se da ideia de biorresistência quando mantém o corpo e suas relações de modo anárquico, numa dimensão em que o dinheiro não pode e nem deve (eticamente falando) comprar a vida ou condições de restabelecimento de saúde vinda de outros corpos. Esse modo biorresistente de viver permite que os corpos sociais promovam o impessoal – o polo que ativa o oposto do pessoal – e incapturável com o qual se pode verdadeiramente amar a vida.

E aqui faço outro adendo ao "é preciso amar para não adoecer" de Freud, é preciso amar para seguir vivendo com menos dor e sofrimento, é preciso amar para con-viver com corpos em conexão ao corpo que vivemos para além da propriedade. Amar é trabalho, e pode auxiliar no processo de evitar a regressão narcísica causada pelas dores da existência com doenças crônicas, que tomam lugar de traumas cumulativos, incorporam um excesso no entre-dois-corpos.

Desde o começo de sua obra, Freud considera que os processos psíquicos têm um substrato neurofisiológico. A esta tese é acrescido que as vivências no mundo e seus pensamentos estão situados num corpo desejante, o que por sua vez também situa o pensamento num corpo sujeito da história. O corpo da história está outrossim no corpo doente de uma época, como bem nos mostrou Freud em *Moral sexual civilizada e doença nervosa moderna*.

Escleroses do narcisismo

O rótulo comum de "esclerosados" em nosso século refere-se a um sintoma específico frequentemente citado por Charcot no relato de seus doentes que apresentavam "memória enfraquecida" ou doentes (como Joséphine Leruth) que se tornavam *gâtes* que indicava caraterísticas graves de demência da doença muito desenvolvida. Sabe-se, no entanto, que a esclerose múltipla recebeu essa tradução para o português para indicar as placas que se apresentam na forma de escleroses no sistema nervoso resultantes das inflamações que podem manifestar sintomas múltiplos, ou seja, os mais variados.

Assim, com um diagnóstico em vias de construção e descobrimento, não havia uma representação de medo dos doentes em "ficar esclerosados" como ainda ocorre nos dias de hoje. O que decididamente podemos afirmar sobre os doentes de Charcot é que se tratava de uma grande excitação quando se passava por uma internação hospitalar – de onde quer que tenha vindo essa decisão. Ela remete à ideia de reedição da relação de cuidados "mãe-bebê" ao mesmo tempo da proximidade da morte, considerando a conhecida perspectiva de vida na época no *Salpêtrière*.

O encontro da mãe com o bebê, o olhar e demais cuidados maternos, repletos de excitações, angústias e inseguranças, detêm-se no corpo do bebê, alvo de sua intencionalidade de prover cuidados. Assim como na condição de doente no hospital, trata-se de cuidados que não necessariamente vão erogeneizar a sexualidade polimórfica, mas que podem suscitar uma série de excitações.

Se imaginarmos um quadro repleto de sensações excessivas transmitidas ao bebê, da mesma forma em um contexto de internação hospitalar, podem ocorrer verdadeiros "acidentes narcísicos" para usar a expressão de Pinheiro *et al.* (2006) que marcaria a constituição da subjetividade esclerosada, fixada ou endurecida – como o termo esclerose sugere – no desejo do outro.

À medida que a constituição do Eu se desenvolve, o sujeito parece preferir seguir os mesmos caminhos percorridos pelos seus circuitos pulsionais de pouca (ou muita) erotização e manter-se tranquilo, escondido ou em uma zona de segurança em que possa evitar um desgaste pelos excessos de excitações que recebeu, ou ainda permanecer em inércia mesmo se se tratar de uma agitação sem fim. Ainda que o doente possa ter criado um anteparo diante de condições que considere de maior vulnerabilidade seja ao discurso externo e estar alerta aos sinais de angústia diuturnamente, esse mecanismo falha e a angústia automática se instala.

O recuo do olhar do outro permitiria o próprio investimento e atenção ao corpo, uma vez que a própria doença implica uma nova relação com sua sexualidade e assim, sua vida de relação. No caso de pacientes com EM o corpo é palco do imprevisto tendo em vista que a doença autoimune pode manifestar na corporeidade, marcado pelos excessos acumulados em seu corpo e facilitados por ele mesmo. É como se a doença somática fosse uma saída menos difícil e com ela surgisse um pretexto ou um novo texto a ser lido, desvendado, compreendido que leva o sujeito a buscar um tratamento pela via do contato com um outro, ou pela via da palavra.

Assim, consideramos que quaisquer prontuários contemporâneos ou dossiês de doentes de Charcot do corpo no extremo estão desde sempre encharcados pelo desgosto de existir. Tudo Isso que Charcot começou a observar, registrar em suas anotações, pôde agora receber considerações psicanalíticas sobre a multiplicidade de manifestações que as escleroses do narcisismo podem nos mostrar.

A atualidade da clínica psicanalítica do adoecimento desde Charcot

Foi olhando repetidamente os fragmentos de registros de Charcot que as leituras dos dossiês permitiram uma compreensão de fenômenos acontecidos no corpo-psiquismo de doentes admitidos no *Salpêtrière*. Sendo que os "momentos traumáticos" como o da internação no hospital, as quedas do corpo, seja na cave ou no desamparo vindo com a morte de entes queridos, indicam uma coincidente intensificação e desencadeamento dos sintomas apresentados, sejam eles considerados neurológicos ou histéricos. Confrontar-se com uma experiência de tratamento de saúde no século XIX, e de certa forma ainda hoje, está estreitamente ligado ao conteúdo castrador, mortífero ou angustiante da experiência de estar doente.

Coincidências de mortes na família, e outras experiências traumáticas contemporâneas ao adoecimento/internação parecem ter suscitado afetos tão aflitivos que os sujeitos ingressantes nos hospitais desencadearam reações sintomáticas, tais como perder visão, a voz, a mobilidade, piorando sintomas que já faziam parte de suas manifestações corporais anteriores à internação, fruto correlato da disposição patológica já existente em cada doente.

Resultado, com base em Freud (1996m, p. 55), da incapacidade do sujeito de "resolver a contradição entre a representação incompatível e seu eu por meio da atividade de pensamento". A internação ocorreria como um "momento auxiliar" (Freud, 1996k, p. 57) em que há uma intenção de "expulsar aquilo para longe", a ideia que se internar em um hospital como *Salpêtrière* na época o aproximaria da própria morte e das duras realidades vivenciadas enquanto doentes naquele lugar. Melhor não ver, nada dizer, e não se mover diante da realidade paralisante diante da admissão no hospital. Bendita defesa "adquirida", relatada por Freud pela primeira vez no texto das *Neuropsicoses de defesa*, citado anteriormente.

Se na época de Freud, o que faltava era um método para acessar a psique, ele sai em busca para colocá-la em evidência. O momento atual parece o de refutar novamente o que não é visível ou palpável, o que engrandece a onda neurológica de nosso tempo que agita algumas praias do conhecimento, deixando o psiquismo escondido em águas profundas.

Charcot tinha fragmentos de histórias que não foram extensamente pesquisadas. A forte impressão que temos na leitura dos dossiês é de que Charcot sabia melhor escutar o que surgia espontaneamente, mas não necessariamente perguntar e fazer seus doentes falarem de suas próprias histórias para além dos sintomas físicos. Buscava o máximo de informações com antigos médicos, familiares e cônjuges dos doentes e se deparava com as questões da sexualidade, mas sem que essa questão estivesse consigo *a priori*.

Os sintomas descritos nos dossiês pesquisados assemelham-se em quantidade, complexidade e peculiaridades aos que Freud apresentará em seus casos relatados nos *Estudos sobre a Histeria*. Após décadas de experiência clínica com doentes diagnosticados com doenças neurológicas, é em um de seus últimos registros, no caso de Maurice Girard (1891), que ele pode estar seguro de um "duplo diagnóstico". Ou sem inferir sua segurança profissional, simplesmente notar seu registro estampado na capa do dossiê "Esclerose Múltipla e Histeria", aparentemente presente em casos anteriores.

Durante a categorização dos sintomas, que se estenderam a centenas de páginas, e reescrevendo o que Charcot reuniu ao longo dos anos, fui tendo a impressão de que pouco se poderia discutir acerca de tantas descrições fragmentadas, provavelmente reflexo da própria experiência de trabalho de Charcot. Ao mesmo tempo, com base em Freud (1917/2014f), percebi que sob o efeito da transferência na pesquisa foi possível descobrir vestígios e sutilezas dos registros além dos próprios registros que formavam elementos para se pensar no adoecimento a partir das "frustrações reais". Tais acontecimentos registrados por Charcot que se referiam aos "infortúnios da vida, que incluem a privação de amor, a pobreza, a dissensão familiar, a má escolha do cônjuge, as condições sociais desfavoráveis e o rigor das demandas morais que pesam sobre o indivíduo" (Freud, 1917/2014f, p. 571) e vislumbrar uma ideia de corpo-psiquismo:

> Com isso eu poderia dar a impressão de que atribuo demasiada importância aos detalhes dos sintomas e me perco em supérflua interpretação de sinais. Mas aprendi que a determinação dos sintomas histéricos de fato se estende à sua mais sutil configuração e que dificilmente é excessivo o sentido que se lhes possa atribuir (Freud, 1893-1895/2016, p. 138).

Nos casos descobertos, em sua maioria, quase não era possível descobrir sentidos, a não ser o desejo de procurá-los e, às vezes, enxergá-los. A analogia de Freud (1996o) para entender a histeria parece que muito teria sido útil a Charcot no trabalho que fez com seus doentes de esclerose múltipla e histeria, em que o complexo de sintomas

> [...] é um prédio de vários andares. Do mesmo modo que só é possível compreender a estrutura de tal prédio se distinguirmos os planos de diferentes pisos, é necessário, penso eu, para entendermos a histeria, prestar atenção às várias espécies de complicação na causação dos sintomas. Se as desprezarmos e tentarmos levar adiante uma explicação da histeria empregando um nexo causal único, sempre encontraremos um resíduo muito grande de fenômenos que permanecem inexplicados. É como se tentássemos inserir os diferentes cômodos de uma casa de muitos pavimentos na planta de um único andar (Freud, 1996o, p. 262).

As diversas anormalidades fundamentais do sistema nervoso que geram sintomas tais como dores, fenômenos vasomotores e "talvez ataques convulsivos puramente motores" não são causados por ideias. Mas essa realidade não impede que a ideogênese participe na manifestação dos sintomas (Freud, 1996o, p. 262).

Ao descrever em minúcias os sintomas que lhe eram apresentados, de início, Freud não estava disposto a atribuir muita importância aos detalhes e para ele não havia dúvida de que "os primeiros estudiosos ter-se-iam inclinado a considerar esses fenômenos como prova de estimulação dos centros corticais durante os ataques histéricos..." (Freud, 1996o, p. 122). Embora Freud ignorasse a localização dos centros das paraestesias que aconteciam com sua paciente em "crises de desespero", ele bem sabia que as paraestesias prenunciavam a epilepsia parcial, constituindo aquilo que Charcot chamou de epilepsia sensorial.

Essa nota de Freud nos permite iluminar a compreensão atual, que hasteia a bandeira da neurologia, da neuropsicologia ou ainda da neuropsicanálise que colocam a importância das lesões cerebrais em primeiro plano, ou ainda como Freud já havia dito, incluindo em um único plano a razão dos sintomas. No entanto, é preciso lembrar que Freud conjugava o método francês e alemão de considerar a clínica e não se prendia à abordagem localizacionista de lesões cerebrais.

Afinal, a convicção de Freud foi muito influenciada pela leitura de John Hughlings Jackson de uma neurologia dinâmica, com uma abordagem das relações entre organismo e meio, entre sistema nervoso e comportamento, e por fim entre a normalidade e a patologia. Abordagem essa, segundo Bezerra Júnior (2013), compatível a abordagem psicodinâmica que Freud viria criar, adotada em seu trabalho *Cérebro*, de 1888.

Reflexões diagnósticas clínico-institucionais

A tradição germânica presente nos órgãos de saúde brasileiros me faz lembrar um caso que atendi em 2011 de uma trabalhadora com epilepsia sintomática diagnosticada aos 16 anos de idade com doença neurológica confirmada por perícias médicas. Até escutar que as crises epilépticas dessa mulher, com perda de consciência, voltaram a acontecer especificamente dentro de seu ambiente de trabalho, em situações em que se sentia exposta perante os colegas e "penetrada" pelas palavras e olhar de sua chefe, passei a questionar a relação corpo-psiquismo a partir dos sintomas desencadeados por situações traumáticas.

É possível que as crises manifestas dessa mulher – assim como em alguns casos registrados por Charcot – certamente não aconteceriam caso não existisse um diagnóstico prévio, cujas lesões já haviam sido há muitos anos exibidas em exames de imagem. No entanto, com Freud, a leitura dos manuscritos de Charcot permitiu reiterar a compreensão de que sintomas histéricos se manifestam onde o corpo dá suporte.

N'*O Cérebro* de Freud (1988) está presente uma dúvida sobre como os processos neurofisiológicos e processos psíquicos podiam ser representados (Winograd, 2004). Um paciente em análise, que chegou com um diagnóstico de dissociação e fobia social, me dizia que o que ele chamava de "apagão" acontecia em situações de sua vida cotidiana.

O que estava em questão em determinado momento era a necessidade ou não de medicação em função de eventos sociais que o circundavam. Fenômenos como este do "apagão" – retirada de foco em relação àquilo que se propôs – remetem justamente a essa complexa (e complicada!) problemática da atenção, da vigilância à eficácia do desempenho que envolve o entendimento da manifestação de diferentes processos neurofisiológicos e psíquicos ocorrendo concomitantemente e em relação.

Com base em Lindenmeyer (2011) existe uma questão importante para tentar compreender a relação corpo-psiquismo que ocorre quando o envelope corporal parece desfazer-se, quando a estranheza do corpo revela o mais íntimo. A vida sexual dos sujeitos que adoecem de forma crônica, em geral, está imersa em uma economia psíquica carregada de pulsionalidade. Tal perturbação parece ter sido precocemente enunciada por Freud (1996bb, p. 148) como "distúrbios da economia do sistema nervoso".

O destino do acúmulo de traumas pode ser equiparado a uma espécie de latência prolongada dos significados que não se fizeram. Os acontecimentos marcam um momento psíquico na vida do sujeito e, ganhando espaço, conseguem uma espécie de satisfação interna, não necessariamente de sentidos.

A teoria do corpo que vai se revelando parece mostrar que o incorporal vai ganhando (o) corpo literalmente, o que torna as vivências traumáticas mais afetadas no corpo em suas dimensões fisiológicas que no aparelho psíquico. Esse excesso de pulsionalidade (dentro e fora do sujeito) não transformado em palavras, significados ou elaborações se concentra na atualidade do corpo do sujeito cujo aparelho de mediação está sobrecarregado pelos acúmulos concentrados ao longo do tempo.

A relação entre o que não para da intensa pulsionalidade (força constante) se aproxima também da ideia de violência presente no impacto causado pelo choque traumático. O trauma na histeria apresenta seus efeitos no corpo sexualizado (experiente no sentido mais amplo de sua vida sexual), de certa forma "recheado de significados" de lembranças recalcadas, mas no corpo imaturo sexualmente, ou desafetado, em que o sentido da experiência não ocorreu ou foi recusado, o choque incide com uma força onde não há para-choques, ou, para-excitação.

Logo, as marcas do impacto violento podem trazer prejuízos que vão além do sofrimento psíquico convertido em dor no corpo, pois é como se em alguns casos, o aparelho psíquico fosse ingênuo ou inexperiente demais para converter algo que sequer consegue manejar – seja pelo que falha na simbolização ou no que implica dificuldade de associação, seja pelo recalque enquanto mecanismo de defesa contra um sofrimento ignorado pelo sujeito.

Se por um lado a ideia de Eu-prazer puro remete à ideia de prazer de órgão, o Eu-angustiado pode tornar-se um Eu remetido à destruição orgânica. O desenvolvimento do caráter crônico de uma doença parece caminhar junto ao fato de que uma crise de angústia não elimina nem alivia a tensão (fora-dentro), que nunca está satisfeita / dissipada em seu caráter pulsional.

Nesse sentido, nas neuroses atuais, o trauma, mais próximo do traumatismo físico do que do trauma psíquico desencadeia doenças somáticas. Por outro lado, Trillat (1991) afirma que um determinado modo recidivo de funcionamento histérico pode gerar lesões orgânicas. Por esses e outros argumentos cada vez mais desenvolvidos nas ciências, a relação corpo-psiquismo de sujeitos que adoecem pela autoimunidade revelam o aspecto "duro" da sexualidade, no sentido de oposição ao psíquico, tornando o processo de análise peculiar. Uma vez que não se trata de resistência ou reação terapêutica negativa, mas de uma espécie de funcionamento corporal que impede avançar na análise da neurose, ou que não encontra vazão adequada.

O que garante que não foram as repetições de expressão da intensidade de suas emoções – desde antes do período do estabelecimento das lesões – o fator primordial para o estabelecimento de tais lesões? Os agentes desencadeadores na raiz dos sintomas histéricos crônicos podem, segundo Trillat (1991), gerar lesões. Nesse ponto concentram-se esforços de pesquisa para determinar qual fator veio primeiro, e, assim, indicar um "culpado" originário pela doença[145]. Pensar na causalidade única é um problema que se cola à pergunta de qual determinante se manifestou primeiro, para que o mais antigo fosse, então, o apaziguador das dúvidas e mistérios do adoecimento.

Segundo Freud, qualquer ponto do organismo é capaz de se converter em fonte excitável, e, portanto, de satisfação; a atividade músculo esquelética, a atividade intelectual, os estímulos proprioceptivos e exteroceptivos, ou, inclusive, a própria dor. As lesões dinâmicas da histeria – postuladas por Charcot no caso de Louise F. (Lepastier, 2004) podem ganhar "corpo", espaço, força, suporte no substrato lesionado da EM.

Embora o nexo causal não possa ser investigado e conhecido no corpo humano de forma linear,

---

[145] Para rever a discussão sobre etiologia do adoecimento reitero as considerações feitas no item referente aos antecedentes hereditários.

> [...] todos nós sempre sabemos qual é a representação que nos faz chorar, rir ou enrubescer, ainda que não tenhamos a mais leve compreensão do mecanismo nervoso desses fenômenos ideogênicos. Por exemplo, uma mulher pode dizer que seu ataque histérico branco (tremores e palpitação, talvez) provém de alguma grande perturbação emocional e se repete quando, e somente quando, algum fato faz com que ela se lembre disso.

Não se trata de dizer que os sintomas relatados por Charcot eram sintomas puramente histéricos! Mas de pensar o processo de adoecimento do corpo daqueles que possuíam esclerose múltipla, como Breuer (1996, p. 240) propôs:

> Seria plausível acreditar que embora alguns dos sintomas fossem originalmente ideogênicos, a repetição deles os tornou, para usar o termo de Romberg[146] [1840, 192], "gravado" no corpo, e agora não mais se baseariam num processo psíquico, e sim em modificações no sistema nervoso ocorridas nesse meio tempo: ter-se-iam tornado sintomas independentes e genuinamente somáticos.

Nesse ponto das considerações psicanalíticas de Freud, percebemos que não há sentido em tentar determinar se uma doença autoimune é de origem psíquica ou somática, ou se ainda se é o elemento orgânico ou o psíquico o causador primário de sua manifestação. A concepção de sexualidade freudiana extrapola posicionamentos dualistas rigorosamente definidos. E a angústia (ou os "desgostos" nas palavras de Charcot) presente em qualquer neurose de pacientes com esclerose múltipla, diria Freud (1996m) em seu *Rascunho E*: "tem muito a ver com a sexualidade".

No texto citado, Freud (1996m) refere-se à incapacidade de se elaborar psiquicamente o estímulo de respirar, sendo que ele só pode ser elaborado pelo próprio respirar. Assim, a angústia, ou a recorrente expressão de "mal-estar generalizado" usada por Charcot para reproduzir a sensação experimentada por suas doentes, parece referir-se ao que Freud (1996m, p. 240) denominou de "tensão física acumulada em geral" e equipara a dispneia e palpitações isoladas às vias de inervação que a tensão psicossexual percorre no coito

---

[146] Contemporâneo de Charcot, o que nos leva a inferir o conhecimento prévio dessa hipótese por Charcot da repetição de sintomas ideogênicos gravados no corpo em modificações no sistema nervoso transformados em sintomas genuinamente somáticos.

como vias auxiliares de descarga, que na neurose de angústia servem como uma espécie de conversão, como únicas saídas para a excitação.

Diferente da histeria é uma tensão física que não consegue penetrar no âmbito psíquico e, portanto, permanece no trajeto físico. Talvez seja desse tipo de conversão que sofriam a maior parte dos doentes com esclerose múltipla de Charcot. No entanto, dos casos que tinham "histórias para contar", era a conversão histérica, cuja excitação psíquica toma um caminho em direção à área somática. Por outro lado, se os sintomas de tensão física causadas pelas inflamações da EM são considerados desligados de qualquer contexto que não permita penetrar no âmbito psíquico, os sintomas permanecem predominantemente no trajeto físico. Mas sua repetição favorece a combinação de outras saídas para a excitação, de modo que mesmo na neurose de angústia pode existir uma espécie de conversão tal como ocorre na histeria.

Um jeito de finalizar

Segundo Trillat (1991) vários autores concordam em fazer da estada de Freud no serviço de Charcot (3 de outubro de 1885 a 28 de fevereiro de 1886) um momento decisivo para a orientação do inventor da psicanálise. Quatro anos após meu retorno ao Brasil, considero que meu estágio na Universidade *Sorbonne* em Paris, em pesquisa no *Salpêtrière*, na *Bibliothèque Charcot,* percebi que havia conteúdo para escrever sobre a clínica psicanalítica do adoecimento.

De certa forma, sem grandes novidades teóricas, o material inédito encontrado permitiu uma (re)descoberta da histeria presente nos casos de esclerose múltipla registrados por Charcot e nos casos de sujeitos com doenças neurológicas atendidas por mim enquanto pesquisadora, psicóloga no serviço público e psicanalista. Assim, a descoberta da histeria por Charcot e suas pesquisas neuroanatômicas se comunicam com a psicopatologia, lugar (in) cômodo ou sem muito cômodo nos escritos de Charcot que continuam nos permitindo refazer perguntas sobre os acontecimentos no corpo-psiquismo.

Diante uma multidão de sintomas que comparecem no corpo dos doentes de Charcot percebemos que tanto a falta de conhecimento na área da neurologia quanto da metapsicologia, ambas bem conhecidas por Freud, sejam motivos que levem uma grande parcela de psicólogos – mesmo os desinteressados em psicanálise – a cursar pós-graduações ligadas à neuropsicologia ou ainda aos interessados na psicanálise em rejeitar o que em tese Freud teria abandonado em seu *Projeto para uma psicologia para neurólogos*.

Ao se deparar com o conteúdo dos dossiês repletos de descrições fisiológicas, biológicas e neurológicas bem especificadas sem que a história do acometimento da doença seja escutada – ou porque ela não foi escrita ou porque não foi perguntada – a dúvida metódica sobre os acontecimentos da esclerose múltipla e a histeria ficam sem suporte.

Ainda assim, mesmo que Charcot não buscasse perguntar necessariamente da história dos doentes com uma perspectiva psicanalítica, ele parecia saber ouvir aqueles que se pronunciavam espontaneamente. Charcot anunciava suas próprias dúvidas a partir de suas revisões, pelos riscos ou acréscimos que fazia nos dossiês acerca da etiologia ou da característica de alguns sintomas relatados. É a construção da história, com mais ou menos palavras, que permite tanto se pensar em um diagnóstico diferencial – de paralisias orgânicas da esclerose múltipla ou paralisias histéricas, por exemplo, como para questionar as relações corpo-psiquismo na psicanálise, anteriores a ela mesma.

Embora Charcot registrasse as ocorrências traumáticas, sabemos que são a repetição de seus afetos vividos ou de suas fantasias inconscientes que podem contribuir com a "facilitação" pressuposta que se passa nas vias de inervação acometidas na EM. Em nenhum dos casos descritos Charcot apresenta uma proposta de tratamento que pudesse considerar a constituição física e psíquica conjugadas.

É à medida que se considera a fala, a escrita ou a história de cada doente que se abre a possibilidade de pensar em um lugar do psíquico no corpo somático. É por essa razão que alguns casos, como o de Maurice Girard e Joséphine Leruth, destacam-se entre os demais da pasta de Charcot.

No percurso de escrita senti que tinha o direito, e até mesmo o dever, de levar adiante a pesquisa sem me importar com sua utilidade imediata. Com base em Freud (2014b, p. 342) reconheço que – "não sabemos onde e quando –, cada porção adicional do saber se transformará em capacidade, também em capacidade terapêutica". Ainda que a psicanálise se mostrasse infrutífera nessa forma de adoecimento nervoso e psíquico, ainda assim ela estaria plenamente justificada como meio insubstituível de investigação científica.

Uma intervenção de cunho prático que os estudos desta obra me permitem é sugerir que o Protocolo Clínico e Diretrizes Terapêuticas da Esclerose Múltipla (Portaria Conjunta N.º 10 de 2 de abril de 2018 da Presidência da

República do Brasil) e quaisquer outras doenças neurológicas, bem como os demais documentos nesse mesmo sentido publicados pelo Ministério da Saúde brasileiro, possa ir além da priorização da terapia farmacológica (ênfase dada desde as primeiras publicações de 2010, 2013 e 2015) e faça incluir a singularidade de cada doente em que o tratamento leve em conta o corpo erógeno para além de suas determinações biológicas.

O poder mágico da palavra na análise, defendido por Freud no *Tratamento Psíquico*, parece ser equiparado ao poder mágico da presença de Charcot no acompanhamento com seus doentes. Apresentamos alguns exemplos desse poder emblematizado no caso de Joséphine Leruth, o que reforça a ideia freudiana de que em "enfermidades de difícil acesso por outros meios, obtermos, em determinadas condições, êxitos que nada ficam a dever a outros sucessos no campo da medicina interna" (Freud, 2014b, p. 342).

Pesquisar os casos da época de Charcot auxiliaram a pensar os casos atendidos na atualidade em um contexto de atenção psicossocial e psicanalítica. Quando realçamos a simples iniciativa ou disposição de formular comparações feitas por doentes de Charcot acerca das sensações vividas no corpo, notamos que esta pode ser uma via para iniciar um processo de representação em um corpo acostumado "a se virar sozinho", reagindo às pulsões em um circuito excessivamente somático.

Celes (2005) relembra a psicanálise como o nome de um trabalho; trabalho de fazer falar em uma relação transferencial em que o analisante deve cumprir a regra de associar livremente. No entanto, aquilo que é irrepresentado, ou representado apenas no sentido dado por Freud no *Projeto* limita as possibilidades de tratamento em pacientes que apresentam patologias mais marcadamente narcísicas que necessariamente histéricas.

O trabalho psíquico em um processo psicanalítico, com pacientes neuróticos que vivenciam uma doença autoimune demanda uma certa atividade da parte daquele que atende o sujeito adoecido, pois o analista pode ter uma escuta da relação corpo-psiquismo diferente da do médico. É somente formulando questões sobre a relação corpo-psiquismo que se poderá produzir algum tipo de produção cuja experiência de adoecer pode ser capaz de criar com o trabalho da psicanálise.

O adoecimento ou a percepção de perturbação do funcionamento celular na manifestação de sintomas somáticos podem provocar uma autopercepção pelo Eu, que tende a favorecer a adesão aos tratamentos disponíveis e a criação de vínculo com cuidadores. O caso de Joséphine Leruth sustenta a aposta de que a relação transferencial por si só favorece o desenvolvimento de elaborações que podem ser alcançadas pela via da análise, acerca do estado de adoecimento autoimune.

O assunto tão presente na contemporaneidade, já havia se esboçado desde a aproximação de Freud e Charcot, duas figuras que representam os primórdios do diálogo da psicanálise e da neurologia, em casos que conjugavam sintomas somáticos histéricos e neurológicos. Após décadas de avanços de ambos os campos de pesquisa, entendemos que a possibilidade de buscar recursos no discurso da metabiologia pode ser útil para estimular o trabalho de fazer falar da psicanálise, mas não o substitui. O entendimento de que o sofrimento psíquico não é a única forma de abalo emocional (Mezan, 1995) remete ao incentivo a uma linguagem acerca do somático.

O psicanalista presente em corpo e alma

O corpo-sujeito do analista se presta como uma tela para a transferência. Se ele não transmite mensagem alguma para quem está retraído narcisicamente com suas escleroses, é provável que o trabalho de fazer falar do analisante seja mais difícil. Por outro lado, se desde o começo o analisante pode saber de algum modo algo do analista que possa fazê-lo falar, o processo de facilitação na transmissão das mensagens, da fala, da história e de tradução da própria experiência, ocorre justamente com mais facilidade, seja pela possibilidade de identificação, projeção e até mesmo negação da doença.

Afinal, saber – do real, do simbólico ou do imaginado – é ponto de partida para começar o processo de análise, pois o entendimento de que o corpo-sujeito do psicanalista é parte constitutiva do campo transferencial em seu trabalho na clínica. Assim, o analista não deve temer que sua própria condição de escuta, embora atenta, de presença sensível, mas também falhada, seja conhecida pelo analisante, muitas das vezes ao contrário, é preciso que o analista comece apontando seu lugar na cena transferencial para o trabalho de fazer falar possa começar.

Além das justificativas iniciais de inspiração para o livro, recordo a lembrança pesarosa de ter recebido uma paciente (nome fictício Taís) com o diagnóstico de esclerose múltipla que só compareceu à primeira sessão e depois desapareceu. Uma hipótese que me ocorreu foi que o silêncio sobre o s(eu)jeito de adoecer parece ter ressoado na decisão pelo silêncio e desistência tomada tão precocemente no tratamento. Assim, no trabalho com a psicanálise deve-se buscar caminhos novos para lidar com o retraimento narcísico para escapar ao endurecimento próprio das escleroses múltiplas do narcisismo.

Enfim, a transcrição e a tradução dos registros de casos inéditos de seus doentes levam à reflexão acerca do funcionamento do sistema nervoso com suas excitações internas e/ou externas em simultaneidade às ocorrências derivadas da plasticidade neuronal, singular a cada sujeito, que parece antecipar a noção conceitual de pulsão situada na fronteira entre o mental e o somático.

Na época de Charcot o diagnóstico certo parecia se consolidar somente após a morte do paciente, com a detecção das lesões na autópsia. Hoje, a existência de mais informações sobre a doença proporciona material para criação de fantasias por parte do paciente quando compreende, por exemplo, que paralelamente ao "alívio" trazido pela conclusão de um diagnóstico precoce de doença como a EM, há um *frisson* que movimenta o começo de uma nova vida que passa a existir após o diagnóstico.

Por outro lado, saber que uma disfunção orgânica e seus efeitos, estão sujeitos a se apresentar a qualquer momento não se sabe onde nem como, intensifica a angústia, pois ela pode sempre dar um sinal novo, não conhecido anteriormente. Talvez sua forma de se apresentar repita um trajeto qual seja o de deparar-se repetidamente com angústias automáticas não dominadas pelo aparelho psíquico. Circuito neuronal e circuito pulsional caminhando em terrenos quase que sobrepostos.

A par das manifestações histéricas descritas nos casos de Charcot, inferimos que nas neuroses atuais e de angústia coincidentes no material pesquisado também há conflitos psíquicos, o que ocorre é que existem "componentes sintomáticos" que não têm origem psíquica nem seriam acessíveis a partir do psíquico.

Ainda assim, o valor de verdade das nomeações, quaisquer que sejam – neurológicas e/ ou psicanalíticas –, permite dar um contorno a essa "loucura orgânica" que acontece. Passar a viver psiquicamente o que está se passando no corpo pode vir a ser uma grande conquista. Assim, o acesso a diferentes linguagens (metabiológica, metapsicológica, mitológica) e as derivações de seus usos podem expressar, com base em Costa (2012), "tanto construções de nossas percepções, quanto ideias, conceitos e teorias – desde a filosofia até a arte". E – por que não? – construções em análise. No contexto clínico, uma produção como esta poderia expressar uma tentativa de inscrição de algo que resiste, uma rasura.

Charcot escreveu sobre uma placa de esclerose que viu na autópsia de Alexandrine Anne Causse: "é do tamanho de uma cabeça de alfinete". A inscrição de "um grão de areia" marcando a existência de tantas queixas, ao registar as inscrições, pela escrita e pelos desenhos, Charcot faz memória para a ciência, e para Alexandrine.

Para Costa (2012) a relação entre corpo e inscrição é o fundamento da função da queixa, pois sem inscrição não há a referência mais ordinária: não há memória. Os primitivos processos psíquicos de projeção e introjeção presentes no mundo narcisista, em que, embora não possua objetividade, existe um alicerce na experiência para ela, constituído numa sensação corporal. Tais processos estão modelados segundo Rivière (1986, p. 52) sobre o "padrão das principais funções fisiológicas que preservam a vida, de fato, do próprio metabolismo".

Se o trabalho do poeta é encontrar a metáfora de sua época, o trabalho de pesquisa em psicanálise também pode abranger a busca de uma metalinguagem do corpo a compreender parte de seu objeto de estudo. Assim, poderíamos sugerir que as diversas escleroses do narcisismo – no extremo de suas possibilidades, em seus excessos de excitação, de investimento e de descargas – atuam em consonância aos neuróticos com lesões inflamatórias da esclerose múltipla.

O ser humano (doente ou não, com ou sem queixa) é indefinidamente incurável, pois o mal-estar é crônico. Embora com a sensação de encontrar alguns tesouros no trabalho de investigação, as ciências são sempre tesouros da incompletude, e a psicanálise está sempre à caça ao tesouro.

REFERÊNCIAS

ABRAHAM, Nicolas; TÖROK, Maria. A Doença de si para si: nota de conversação sobre a "Psicossomática". *In*: ABRAHAM, Nicolas; TÖROK, Maria. **A Casca e o Núcleo**. Tradução: Maria José R. Faria Coracini. São Paulo: Editora Escuta, 1995. p. 297-299.

ALBERTI, Sonia. A estrutura e as redes em psicanálise. *In*: ALBERTI, Sonia; FIGUEI-REDO, Ana Cristina. **Psicanálise e saúde mental**: uma aposta. Rio de Janeiro: Companhia de Freud, 2006.

ALEXANDER, Franz. **Psychosomatic medicine**: its principles and applications. New York: W. W. Norton & Company Inc., 1950.

ANDRADE, Carlos Drummond. **Antologia poética (1902-1987)**. 51. ed. Rio de Janeiro: Record, 2002.

ANDRÉ, Jacques. Transferts et séparations. *In*: CHABERT, Catherine. **Les séparations**: victoires et catastrophes. Toulouse, France: Éditions Érès, 2013. (Collection Le Carnet psy). p. 105-126.

ANDRÉ, Jacques. **Vocabulário Básico de Psicanálise**. Tradução de Marcia Valéria Martinez de Aguiar. São Paulo: Martins Fontes, 2015.

ANDREAS-SALOMÉ, Lou. **Lettre ouverte à Freud**. Traduzido do alemão por Dominique Miermont com a colaboração de Anne Lagny. Lonrai: Éditions du Seuil, 1994.

ANGERAMI-CAMON, Valdemar Augusto. O imaginário e o adoecer. Um esboço de pequenas grandes dúvidas. In: ANGERAMI-CAMON, Valdemar Augusto et all. **E a psicologia entrou no hospital**. São Paulo: Cencage Learning, 2012, p. 181-213.

ANSERMET, François; MAGISTRETTI, Pierre. **À chacun son cerveau**: plasticité neuronale et inconscient. Paris: Odile Jacob, 2011.

ANSERMET, François. **A chacun son genôme**. Paris: Navarin, 2012.

ANZIEU, Didier. **O Eu-pele**. Tradução: Zakie Yazigi Riska-Ilah, Rosali Mahsuz. Revisora técnica Latife Yazigi. São Paulo: Casa do Psicólogo, 1989.

ASSOCIAÇÃO BRASILEIRA DE ESCLEROSE MÚLTIPLA (ABEM). Conhecendo o paciente de EM: aspectos psicológicos. **ABEM**, São Paulo, [2013]. Disponível em: http://abem.org.br/conhecendo-o-paciente-de-em-aspectos-psicologicos-2/. Acesso em: 16 dez. 2023.

ASSOUN, Paul-Laurent. **Anthropologie psychanalytique du corps et sujet contemporain**: Le malaise de la culture et ses symptômes. Paris: Fondation Maison de sciences de l'homme, 9-23 jan. 2018. Seminaire. [Comunicação verbal]. Disponível em: https://www.fmsh.fr/agenda/anthropologie-psychanalytique-du-corps-et-sujet-contemporain. Acesso em: 16 dez. 2023.

ASSOUN, Paul-Laurent. **Corps et symptôme**: leçons de psychanalyse. 4. ed. Paris: Economica/Anthropos, 2015.

ASSOUN, Paul-Laurent. El cuerpo. *In*: ASSOUN, Paul-Laurent. **Introducción a la metapsicología freudiana**. Argentina: Paidós, 1994. p. 231-258.

ASSOUN, Paul-Laurent. La perversion à l'épreuve du masculine et du féminin. *In*: DES PERVERSIONS SEXUELLES AUX PERVERSIONS NARCISSIQUES, 2023, Paris. **Colloque** [...]. Paris: Université Paris Cité, 2023. [Comunicação verbal].

ASSOUN, Paul-Laurent. **Leçons psychanalytiques sur Masculin et Féminin (poche)**. 3. ed. Paris: Economica/Anthropos, 2013.

ASSOUN, Paul-Laurent. Malaise dans la pulsion: corps et crise à l'épreuve de la médecine et de la psychanalyse. *In*: DIMITRIADIS, Yorgos; HOFFMAN, Christian; CANELLOPOULOS, Lissy. **Le corps en crise**: dans la pratique psychanalytique et médicale. L. Psychanalyse en questions. Paris: Hermann éditeurs, 2016. p. 37-54.

AULAGNIER, Piera. **Un interprète en quête de sens**. France: Payot, 2016. 576 p.

AYOUN, Patrick. Prologue L'archaïque et la trace. *In*: AYOUN, Laure; AYOUN, Patrick; DROSSART, Francis. **Les traces de l'archaïque**. Toulouse: Éditions Érès, 2009. (Collection l'Ailleurs du Corps). p. 15-24.

BASTOS, Liana Albernaz de Melo. O corpo-sujeito. **Revista Brasileira de Psicanálise**, São Paulo, v. 45, n. 4, p. 35-42, 2011.

BAUDELAIRE, Charles. Le Voyage. *In*: BAUDELAIRE, Charles. **Les fleurs du mal**. Paris: Univers de Lettres Bordas, 1984. p. 106-111.

BEZERRA JÚNIOR, Benilton. **Projeto para uma psicologia científica:** Freud e as neurociências. Rio de Janeiro: Civilização Brasileira, 2013. 251 p.

BEZERRA JÚNIOR, Benilton. Psicanálise e Neurociências: um diálogo necessário. [Entrevista cedida a] Ana Claudia Patitucci, Bela M. Sister, Cristina Parada Franch Franch, Danielle Melanie Breyton e Deborah Joan de Cardoso. **Percurso**: Revista de Psicanálise, São Paulo, ano 27, n. 53, p. 113-132, 2014.

BION, Wilfred Ruprecht. Uma teoria sobre o processo de pensar (1967). *In*: BION, Wilfred Ruprecht. **Estudos psicanalíticos revisados (Second Thoughts)**. Tradução de Jayme Salomão. Rio de Janeiro: Imago, 1988. p. 101-110. (Série Analytica).

BIRMAN, Joel. Sujet et corps dans la contemporanéité: la médicine en question. *In*: DIMITRIADIS, Yorgos; HOFFMAN, Christian; CANELLOPOULOS, Lissy. **Le corps en crise**: dans la pratique psychanalytique et médicale. L. Psychanalyse en questions. Paris: Hermann éditeurs, 2016. p. 27-36.

BLOCH, Vincent. L'utilisation en psychologie d'enregistrements de phénomènes physiologiques. *In*: PIÉRON, Henri *et al.* **Bulletin de Psychologie**: psychologie physiologie. Paris: Groupe d'études de psychologie de l'université de Paris, 1954. t. 7. n. 10. p. 654-658.

BOLLAS, Christopher. Chaud et froid. *In*: BOLLAS, Christopher. **Hysterie**. Tradução inglesa de Groupe de travail Bion. Paris: Ithaque, 2017. p. 159-171.

BOLLAS, Christopher. Quente e frio. *In*: BOLLAS, Christopher. **Histeria**. Tradução de Monica Seincman. São Paulo: Escuta, 2000. p. 149-160.

BONFIM, Flávia. Fenômeno psicossomático: marca e resposta no corpo. **Opção Lacaniana online**, [*s. l.*], ano 5, n. 4, p. 1-10, jul. 2014. (Nova série). Disponível em: http://www.opcaolacaniana.com.br/pdf/numero_14/Fenomeno_psicossomatico.pdf. Acesso em: 22 dez. 2023.

BOUCHARA, Catherine; COHEN, David; LAURENT, Tom. **Charcot, voir et guérir:** une iconographie au service de la médecine. *In*: CHARCOT: une vie avec l'image. Hors-série. Paris: Art absolument: l'art d'hier et d'aujourd'hui, 2014. 35 p. Exposition.

BOUCHARA, Catherine. Charcot. **Une vie avec l'image**. Paris: Editions Philippe Rey, 2013. v. 20/26.

BRASIL. Ministério da Saúde. Secretaria de Atenção Especializada à Saúde. **Portaria Conjunta nº 7, de 3 de julho de 2019**. Aprova o Protocolo Clínico e Diretrizes Terapêuticas da Esclerose Múltipla. Brasília: Ministério da Saúde, 2019. Disponível

em: https://www.gov.br/saude/pt-br/assuntos/protocolos-clinicos-e-diretrizes-
-terapeuticas/arquivos/2019/esclerose-multipla-pcdt.pdf. Acesso em: 7 dez. 2023.

BRENNER, Simone Mädke. O quarto tempo do circuito pulsional. **Rev. Assoc. Psicanal. Porto Alegre**, Porto Alegre, n. 40, p. 74-88, jan./jun. 2011.

BREUER, Joseph; FREUD, Sigmund. Estudos sobre a histeria. *In*: FREUD, Sigmund. **Obras completas volume 2**: Estudos sobre a histeria (1893-1895). Tradução de Laura Barreto. São Paulo: Companhia das Letras, 2016.

BREUER, Joseph; FREUD, Sigmund. Sobre o mecanismo psíquico dos fenômenos histéricos: comunicação preliminar (1893). *In*: FREUD, Sigmund. **Estudos sobre a histeria (1893-1895)**. Rio de Janeiro: Imago, 1996. v. 2. (Coleção Obras Psicológicas Completas de Sigmund Freud: Edição Standard Brasileira).

BREUER, Joseph. Considerações teóricas. *In*: FREUD, Sigmund. **Estudos sobre a histeria (1893-1895)**. Rio de Janeiro: Imago, 1996. v. 2. (Coleção Obras Psicológicas Completas de Sigmund Freud: Edição Standard Brasileira).

CANAVÊS, Fernanda. O trauma em tempo de vítimas. **Ágora**, Rio de Janeiro, ano 18, n. 1, p. 39-50, jan./jun. 2015.

CAPITÃO, Cládio Garcia; CARVALHO, Érica Bonfá. Psicossomática: duas abordagens de um mesmo problema. **PSIC**, São Paulo, v. 7, n. 2, p. 21-29, jul./dez. 2006.

CECCARELLI, Paulo Roberto. Uma breve história do corpo. *In*: LANGE, Elaine Soares Neves; TARDIVO, Leila Cury (org.). **Corpo, alteridade e sintoma**: diversidade e compreensão. São Paulo: Vetor Editora, 2011.

CELES, Luiz Augusto Monnerat. Clínica Psicanalítica: aproximações histórico-conceituais e contemporâneas e perspectivas futuras. **Psicologia**: Teoria e Pesquisa, Brasília, v. 26, n. esp., p. 65-80, 2010.

CELES, Luiz Augusto Monnerat. **Proposição para um curso sobre o trauma**. Seminários de Clínica Psicanalítica. Brasília: Universidade de Brasília, 10 mar. 2017. [Comunicação verbal]. Texto não publicado.

CELES, Luiz Augusto Monnerat. Temporalidade do trauma: gênese mais estrutura no pensamento freudiano. **Psicologia**: Reflexão e Crítica, Porto Alegre, v. 12, n. 3, p. 647-660, 1999.

CHABERT, Catherine *et al*. Introduction. *In:* CHABERT, Catherine. **La douleur**. Toulouse, France: Éditions Érès, 2015. (Collection Le Carnet psy). p. 9-11.

CHABERT, Catherine; VERDON, Benoît. **Psychologie clinique et psychopathologie**. Quadrige Manuels. Paris: Presses Universitaires de France, 2016.

CHABERT, Catherine. Perdre, abandonner, se trouver. *In*: CHABERT, Catherine. **Les séparations**: victoires et catastrophes. Toulouse, France: Éditions Érès, 2013. (Collection Le Carnet psy). p. 13-32.

CHABERT, Catherine. **Programme de la Journée Scientifique "Splendeurs et misères de la régression"**. Paris: Le Carnet Psy, 07 out. 2017. [Comunicação verbal].

CHAMBAZ, Jean. Charcot en ses archives. *In*: CHARCOT: une vie avec l'image. Paris: Art absolument: l'art d'hier et d'aujourd'hui, 2014. 7 p. (Hors-série).

CHARCOT, Jean-Martin. **Manuscritos de casos clínicos de esclerose múltipla não publicados (1859-1891)**. Transcrição e Tradução de Elise Alves dos Santos. Dirigida por Guilaume Delaunay e Chantal Latin. Paris: Bibliotèque Charcot, 2017-2018.

CHARCOT, Jean-Martin. Septième leçon: de la sclérose en plaques disséminées, symptomatologie. *In*: CHARCOT, Jean-Martin. **Leçons sur les maladies du système nerveux**. Paris: Adrien-Delahaye, 1872-1873. p. 196-219.

CHAUCHARD, Paul. Physiologie de la conscience. *In*: PIÉRON, Henri *et al*. **Bulletin de Psychologie**: psychologie physiologie. Paris: Groupe d'études de psychologie de l'université de Paris, 1954. t. 7. n. 10. p. 635-640.

COHEN, David. David Cohen et Renato Bonetti: Dialogues. *In*: CHARCOT: une vie avec l'image. Paris: Art absolument: l'art d'hier et d'aujourd'hui, 2014. 35 p. Exposition. (Hors-série).

CONDE, Hermínio de Brito. **A tragédia ocular de Machado de Assis**. Rio de Janeiro: Editora A noite, [1939]. Original.

CORRÊA, Luisa Motta; CÂMARA, Luiza de Sá Quirino. Esclerose múltipla? Um caso de histeria na enfermaria de adolescentes. *In*: FÓRUM DA RESIDÊNCIA EM PSICOLOGIA CLÍNICA INSTITUCIONAL, 16., 2012. **Anais** [...]. [*S. l.*: *s. n.*], 2012. Disponível em: https://vdocuments.mx/esclerose-multipla-um-caso-de-histeria--na-enfermaria-de-.html?page=1. Acesso em: 17 dez. 2023.

COSTA, Ana Maria Medeiros. Rasura e angústia: a função do velamento do corpo. *In:* COSTA, Ana Maria Medeiros; RINALDI, Doris. **A escrita como experiência de passagem**. Rio de Janeiro: Cia de Freud, 2012. p. 67-74.

COSTA, Jurandir Freire. A psicanálise e o sujeito cerebral. *In*: COSTA, Jurandir Freire. **O risco de cada um**: e outros ensaios de psicanálise e cultura. Rio de Janeiro: Garamundi, 2007.

CUNHA, Antonio Geraldo da. **Dicionário etimológico da língua portuguesa**. Rio de Janeiro: Lexicon Editora Digital, 2007.

DALGALARRONDO, Paulo. **Psicopatologia e semiologia dos transtornos mentais**. 2. ed. Porto Alegre: Artmed, 2008.

DAVIDOVICH; WINOGRAD, Monah. Psicanálise e neurociências: um mapa dos debates. **Psicologia em Estudo**, Maringá, v. 15, n. 4, p. 801-809, out./dez. 2010.

DAYAN, Jacques. Un point de tension dans la théorie psychanalytique: Freud, le corps, l'adolescence. *In*: DIMITRIADIS, Yorgos; HOFFMAN, Christian; CANELLO-POULOS, Lissy. **Le corps en crise**: dans la pratique psychanalytique et médicale. L. Psychanalyse en questions. Paris: Hermann éditeurs, 2016. p. 209-220.

DEJOURS, Christophe. **Le corps, d'abord**: corps biologique, corps érotique et sens moral. Paris: Éditions Payot & Rivages pour l'édition de poche, 2003.

DELAUNAY, Guillaume. **Apresentação da Biblioteca Charcot para a pesquisadora Elise Alves dos Santos**. Paris: [*s. n.*], 2017. Texto não publicado.

DELEUZE, Gilles. Imanência: uma vida… Tradução de Alberto Pucheu e Caio Meira. **Revista Terceira Margem**, Rio de Janeiro, v. 8, n. 11, p. 160-164, 2004. Disponível em: https://revistas.ufrj.br/index.php/tm/article/view/37856/20686. Acesso em: 24 jul. 2023.

DELEUZE, Gilles. Quarta série: das dualidades. *In*: DELEUZE, Gilles. **Lógica do sentido**. Tradução de Luiz Roberto Salinas Fortes. São Paulo: Perspectiva, 2011.

DELOUYA, Daniel. O biológico em Freud: "corpo estranho" ou heresia? **Percurso**: Revista de Psicanálise, São Paulo, n. 8, p. 39-45, 1992.

DORSCH, Friedrich; HÄCKER, Hartmut; STAPF, Kurt-Hermann. **Dicionário de Psicologia Dorsch**. Redação: Horst Ries. Tradução de Emmanuel Carneiro Leão e equipe. Petrópolis, RJ: Vozes, 2001.

EDELMAN, Nicole. **L'Avènement de la psychanalyse**. Paris: Stilus, 2022.

FÉDIDA, Pierre. O sítio do estrangeiro. *In*: FEDIDA, Pierre. **Nome, figura e memória**: a linguagem na situação psicanalítica. Tradução de Martha Gambini e Claudia Berliner. Organização e apresentação Luis Carlos Menezes. São Paulo: Ed. Escuta, 1991. p. 51-64.

FÉDIDA, Pierre. **Par où commence le corps humain**: retour sur la régression. Petit Bibliothèque de psychanalyse. Paris: Presses Universitaires de France, 2012. 119 p.

FERENCZI, Sándor. Charcot. *In*: FERENCZI, Sándor. **Obras completas** – Psicanálise III (1873-1933). Tradução de Álvaro Cabral. São Paulo: WMF Martins Fontes, 2011.

FERRAZ, Flávio Carvalho. Das neuroses atuais à psicossomática. **Percurso**: Revista de Psicanálise, São Paulo, n. 16, p. 35-42, 1996.

FERREIRA, Aurélio Buarque de Holanda. Bocejo. *In*: **DICIONÁRIO Aurélio da Língua Portuguesa**. 5. ed. Curitiba: Positivo, 2010a. p. 711.

FERREIRA, Aurélio Buarque de Holanda. Diátese. *In*: **DICIONÁRIO Aurélio da Língua Portuguesa**. 5. ed. Curitiba: Positivo, 2010b. p. 711.

FIAT, Éric. Quand l'habit fait le moine. Réflexion sur la surface et la profondeur. **Enfances PSY**: Dossier Les marques du corps, Paris, n. 32, p. 126-133, 2006.

FIGUEIREDO, Ana Cristina. Interrogando o ambulatório. *In*: FIGUEIREDO, Ana Cristina. **Vastas confusões e atendimentos imperfeitos**: a clínica psicanalítica no ambulatório público. 3. ed. Rio de Janeiro: Relume Dumará, 2002. p. 35-122.

FREUD, Sigmund. A aquisição e o controle do fogo (1932-1936). *In*: FREUD, Sigmund. **Novas conferências introdutórias sobre Psicanálise e outros trabalhos (1932-1936)**. Rio de Janeiro: Imago, 1996a. v. 22. p. 181-188. (Coleção Obras Psicológicas Completas de Sigmund Freud: Edição Standard Brasileira).

FREUD, Sigmund. A dinâmica da transferência (1911-1913). *In*: FREUD, Sigmund. **O caso Schreber, artigos sobre técnica e outros trabalhos**. Rio de Janeiro: Imago, 1996b. v. 12. (Coleção Obras Psicológicas Completas de Sigmund Freud: Edição Standard Brasileira).

FREUD, Sigmund. A dissolução do complexo de Édipo (1923). *In*: FREUD, Sigmund. **O Ego e o Id e outros trabalhos (1923-1925)**. Rio de Janeiro: Imago, 1996c. v. 19. p. 191-199. (Coleção Obras Psicológicas Completas de Sigmund Freud: Edição Standard Brasileira).

FREUD, Sigmund. A hereditariedade e a etiologia das neuroses (1896). *In*: FREUD, Sigmund. **Primeiras Publicações Psicanalíticas (1893-1899)**. Rio de Janeiro:

Imago, 1996d. v. 3. (Coleção Obras Psicológicas Completas de Sigmund Freud: Edição Standard Brasileira).

FREUD, Sigmund. A hereditariedade e a etiologia das neuroses (1896). *In*: FREUD, Sigmund. **Obras completas volume 3**: Primeiros escritos psicanalíticos (1893-1899). Tradução de Paulo César de Souza. São Paulo: Companhia das Letras, 2023.

FREUD, Sigmund. A história do movimento psicanalítico (1914). *In*: FREUD, Sigmund. **A história do movimento psicanalítico, artigos sobre a metapsicologia e outros trabalhos (1914-1916)**. Rio de Janeiro: Imago, 1996e. v. 14. p. 13-73. (Coleção Obras Psicológicas Completas de Sigmund Freud: Edição Standard Brasileira).

FREUD, Sigmund. A interpretação dos sonhos. *In*: FREUD, Sigmund. **A interpretação dos sonhos (I) (1900)**. Rio de Janeiro: Imago, 1996f. v. 4. (Coleção Obras Psicológicas Completas de Sigmund Freud: Edição Standard Brasileira).

FREUD, Sigmund. Além do princípio de prazer. *In*: FREUD, Sigmund. **Além do princípio de prazer, psicologia de grupo e outros trabalhos (1920-1922)**. Rio de Janeiro: Imago, 1996g. v. 18. p. 10-75. (Coleção Obras Psicológicas Completas de Sigmund Freud: Edição Standard Brasileira).

FREUD, Sigmund. Algumas considerações para um estudo comparativo das paralisias motoras orgânicas e histéricas (1893 [1888]). *In*: FREUD, Sigmund. **Primeiras Publicações Psicanalíticas (1893-1899)**. Rio de Janeiro: Imago, 1996h. v. 3. p. 199-216. (Coleção Obras Psicológicas Completas de Sigmund Freud: Edição Standard Brasileira).

FREUD, Sigmund. Algumas observações gerais sobre ataques histéricos (1909-1910). *In*: FREUD, Sigmund. **"Gradiva" de Jensen e outros trabalhos (1906-1908)**. Rio de Janeiro: Imago, 1996i. v. 9. p. 231-238. (Coleção Obras Psicológicas Completas de Sigmund Freud: Edição Standard Brasileira).

FREUD, Sigmund. Análise fragmentária de uma histeria ("O caso Dora", 1905 [1901]). *In*: FREUD, Sigmund. **Obras completas volume 6**: três ensaios sobre a teoria da sexualidade, análise fragmentária de uma histeria ("O Caso Dora") e outros textos (1901-1905). Tradução de Paulo César de Souza. São Paulo: Companhia das Letras, 2016a. p. 173-320.

FREUD, Sigmund. Análise Terminável e Interminável (1937). *In*: FREUD, Sigmund. **Moisés e o Monoteísmo, esboço de Psicanálise e outros trabalhos (1937-1939)**. Rio de Janeiro: Imago, 1996j. v. 23. p. 225-270. (Coleção Obras Psicológicas Completas de Sigmund Freud: Edição Standard Brasileira).

FREUD, Sigmund. As neuropsicoses de defesa (1894). *In:* FREUD, Sigmund. **Primeiras Publicações Psicanalíticas (1893-1899)**. Rio de Janeiro: Imago, 1996k. v. 3. p. 49-72. (Coleção Obras Psicológicas Completas de Sigmund Freud: Edição Standard Brasileira).

FREUD, Sigmund. Caminhos da terapia psicanalítica (1919). *In*: FREUD, Sigmund. **Obras completas volume 14**: história de uma neurose infantil ("O homem dos lobos"), além do princípio do prazer e outros textos (1917-1920). Tradução de Paulo César de Souza. São Paulo: Companhia das Letras, 2010a. v. 14.

FREUD, Sigmund. Caráter e Erotismo Anal (1909-1910). *In:* FREUD, Sigmund. **"Gradiva" de Jensen e outros trabalhos (1906-1908)**. Rio de Janeiro: Imago, 1996l. v. 9. p. 205-213. (Coleção Obras Psicológicas Completas de Sigmund Freud: Edição Standard Brasileira).

FREUD, Sigmund. Carta 18 (1894) (Rascunho D: Sobre a Etiologia e a Teoria das Principais Neuroses). *In*: Extratos dos documentos dirigidos a Fliess (1892-1899). *In*: FREUD, Sigmund. **Publicações Pré-psicanalíticas e Esboços Inéditos (1886-1889)**. Rio de Janeiro: Imago, 1996m. v. 1. (Coleção Obras Psicológicas Completas de Sigmund Freud: Edição Standard Brasileira).

FREUD, Sigmund. Carta 97 (1898) (Rascunho N [Notas III] Impulsos). *In*: Extratos dos documentos dirigidos a Fliess (1892-1899). *In*: FREUD, Sigmund. **Publicações Pré-psicanalíticas e Esboços Inéditos (1886-1889)**. Rio de Janeiro: Imago, 1996n. v. 1. (Coleção Obras Psicológicas Completas de Sigmund Freud: Edição Standard Brasileira).

FREUD, Sigmund. Charcot (1893). *In*: FREUD, Sigmund. **Primeiras Publicações Psicanalíticas (1893-1899)**. Direção-geral da Tradução de Jayme Salomão. Rio de Janeiro: Imago, 1996o. v. 3. p. 19-32. (Coleção Obras Psicológicas Completas de Sigmund Freud: Edição Standard Brasileira).

FREUD, Sigmund. Considerações gerais sobre o ataque histérico (1909). *In:* FREUD, Sigmund. **Obras completas volume 8**: o delírio e os sonhos na *Gradiva*, análise da fobia de um garoto de cinco anos e outros textos (1906-1909). Tradução Paulo César de Souza. São Paulo: Companhia das Letras, 2015a. p. 412-418.

FREUD, Sigmund. Dostoiévki e o Parricídio (1928). *In*: FREUD, Sigmund. **Obras completas volume 17**: inibição, sintoma e angústia, o futuro de uma ilusão e outros textos (1926-1929). São Paulo: Companhia das Letras, 2014a. p. 337-362.

FREUD, Sigmund. Dostoiévki e o Parricídio (1928). *In*: FREUD, Sigmund. **O Futuro de uma ilusão, o mal-estar na civilização e outros trabalhos (1927-1931)**. Rio de Janeiro: Imago, 1996p. v. 21. p. 179-198. (Coleção Obras Psicológicas Completas de Sigmund Freud: Edição Standard Brasileira).

FREUD, Sigmund. Esboço de Psicanálise (1940 [1938]). *In*: FREUD, Sigmund. **Moisés e o Monoteísmo, esboço de Psicanálise e outros trabalhos (1937-1939)**. Rio de Janeiro: Imago, 1996q. v. 23. p. 153-221. (Coleção Obras Psicológicas Completas de Sigmund Freud: Edição Standard Brasileira).

FREUD, Sigmund. Esboços para a "Comunicação preliminar" de 1893 (1892). *In*: FREUD, Sigmund. **Publicações Pré-psicanalíticas e Esboços Inéditos (1886-1889)**. Rio de Janeiro: Imago, 1996r. v. 1. (Coleção Obras Psicológicas Completas de Sigmund Freud: Edição Standard Brasileira).

FREUD, Sigmund. Fragmento da análise de um caso de histeria (1905 [1901]). *In*: FREUD, Sigmund. **Um caso de histeria, três ensaios sobre sexualidade e outros trabalhos** (1901-1905). Rio de Janeiro: Imago, 1996s. v. 2. p. 15-116. (Coleção Obras Psicológicas Completas de Sigmund Freud: Edição Standard Brasileira).

FREUD, Sigmund. Histeria. *In*: FREUD, Sigmund. **Publicações Pré-Psicanalíticas e esboços inéditos**. Tradução de Jayme Salomão. Rio de Janeiro: Imago, 1888. v. 1. p. 73-94. (Coleção Obras Psicológicas Completas de Sigmund Freud: Edição Standard Brasileira).

FREUD, Sigmund. Inibição, sintoma e angústia. *In*: FREUD, Sigmund. **Obras completas volume 17**: inibição, sintoma e angústia, o futuro de uma ilusão e outros textos (1926-1929). São Paulo: Companhia das Letras, 2014b. p. 13-123.

FREUD, Sigmund. Inibições, sintomas e ansiedade (1926 [1925]). *In*: FREUD, Sigmund. **Um estudo autobiográfico, inibições, sintomas e ansiedade, análise leiga e outros trabalhos (1925-1926)**. Rio de Janeiro: Imago, 1996t. v. 20. p. 79-171. (Coleção Obras Psicológicas Completas de Sigmund Freud: Edição Standard Brasileira).

FREUD, Sigmund. Introdução ao narcisismo (1914). *In:* FREUD, Sigmund. **Obras completas volume 12**: Introdução ao narcisismo, ensaios de metapsicologia e outros textos (1914-1916). Tradução de Paulo César de Souza. São Paulo: Companhia das Letras, 2010b. p. 13-48.

FREUD, Sigmund. Meus pontos de vista sobre o papel da sexualidade na etiologia das neuroses (1906). *In*: FREUD, Sigmund. *In*: FREUD, Sigmund. **Obras completas volume 6**: três ensaios sobre a teoria da sexualidade, análise fragmentária de uma histeria ("O Caso Dora") e outros textos (1901-1905). Tradução de Paulo César de Souza. São Paulo: Companhia das Letras, 2016b. p 348-360.

FREUD, Sigmund. Minhas teses sobre o papel da sexualidade na etiologia das neuroses (1906 [1905]). *In*: FREUD, Sigmund. **Um caso de histeria, três ensaios sobre sexualidade e outros trabalhos** (1901-1905). Rio de Janeiro: Imago, 1996u. v. 2. p. 255-264. (Coleção Obras Psicológicas Completas de Sigmund Freud: Edição Standard Brasileira).

FREUD, Sigmund. Moisés e o Monoteísmo: três ensaios. In: FREUD, Sigmund. **Moisés e o Monoteísmo, esboço de Psicanálise e outros trabalhos (1937-1939)**. Rio de Janeiro: Imago, 1996v. v. 23. p. 15-150.

FREUD, Sigmund. Moisés e o Monoteísmo: três ensaios. *In:* FREUD, Sigmund. **Moisés e o Monoteísmo, esboço de Psicanálise e outros trabalhos (1937-1939)**. Rio de Janeiro: Imago, 1996w. v. 23. p. 13-150. (Coleção Obras Psicológicas Completas de Sigmund Freud: Edição Standard Brasileira).

FREUD, Sigmund. Nota sobre o "Bloco Mágico". *In:* FREUD, Sigmund. **Obras completas volume 16**: O eu e o Id, "Autobiografia" e outros textos (1923-1925). Tradução de Paulo César de Souza. São Paulo: Companhia das Letras, 2011a. p. 267-274.

FREUD, Sigmund. O delírio e os sonhos na Gradiva de W. Jensen (1907[1906]). *In:* FREUD, Sigmund. **Obras completas volume 8**: o delírio e os sonhos na *Gradiva*, análise da fobia de um garoto de cinco anos e outros textos (1906-1909). Tradução de Paulo César de Souza. São Paulo: Companhia das Letras, 2015b. p. 13-122.

FREUD, Sigmund. O Ego e o Id (1923). *In*: FREUD, Sigmund. **O Ego e o Id, e outros trabalhos (1923-1925)**. Rio de Janeiro: Imago, 1996x. v. 19. p. 15-51. (Coleção Obras Psicológicas Completas de Sigmund Freud: Edição Standard Brasileira).

FREUD, Sigmund. O eu e o Id (1923). *In*: FREUD, Sigmund. **Obras completas volume 16**: o Eu e o Id, "autobiografia" e outros textos (1923-1925). Tradução de Paulo César de Souza. São Paulo: Companhia das Letras, 2011b.

FREUD, Sigmund. O inconsciente (1915). *In*: FREUD, Sigmund. **A história do movimento psicanalítico, artigos sobre a metapsicologia e outros trabalhos (1914-1916)**. Rio de Janeiro: Imago, 1996y. v. 14. (Coleção Obras Psicológicas Completas de Sigmund Freud: Edição Standard Brasileira).

FREUD, Sigmund. O inconsciente (1915). *In*: FREUD, Sigmund. **Obras completas volume 12**: introdução ao narcisismo, ensaios de metapsicologia e outros textos (1914-1916). São Paulo: Companhia das Letras, 2010c. p. 99-150.

FREUD, Sigmund. O inquietante (1919). *In*: FREUD, Sigmund. **Obras completas volume 14**: história de uma neurose infantil ("O homem dos lobos"), além do princípio do prazer e outros textos (1917-1920). Tradução de Paulo César de Souza. São Paulo: Companhia das Letras, 2010d.

FREUD, Sigmund. O mal-estar na civilização (1930 [1929]). *In*: FREUD, Sigmund. **O futuro de uma ilusão, o mal-estar na civilização e outros trabalhos (1927-1931)**. Rio de Janeiro: Imago, 1996z. v. 21. p. 67-148. (Coleção Obras Psicológicas Completas de Sigmund Freud: Edição Standard Brasileira).

FREUD, Sigmund. O mal-estar na civilização (1930). *In*: FREUD, Sigmund. **Obras completas volume 18**: O mal-estar na civilização, novas conferências introdutórias à psicanálise e outros textos. Tradução de Paulo César de Souza. São Paulo: Companhia das Letras, 2010e.

FREUD, Sigmund. O método psicanalítico de Freud (1904 [1903]). *In*: FREUD, Sigmund. **Um caso de histeria, três ensaios sobre sexualidade e outros trabalhos (1901-1905)**. Rio de Janeiro: Imago, 1996aa. v. 2. p. 233-240. (Coleção Obras Psicológicas Completas de Sigmund Freud: Edição Standard Brasileira).

FREUD, Sigmund. O parecer da faculdade no processo Halsmann (1931 [1930]). *In*: FREUD, Sigmund. **Obras completas volume 18**: o mal-estar na civilização, novas conferências introdutórias à psicanálise e outros textos. Tradução de Paulo César de Souza. São Paulo: Companhia das Letras, 2010f. p. 455-457.

FREUD, Sigmund. Observação de um caso grave de hemianestesia em um homem histérico (1886). *In*: FREUD, Sigmund. **Publicações Pré-Psicanalíticas e esboços inéditos**. Direção-geral da Tradução de Jayme Salomão. Rio de Janeiro: Imago, 1996bb. v. 1. p. 61-67. (Coleção Obras Psicológicas Completas de Sigmund Freud: Edição Standard Brasileira).

FREUD, Sigmund. Os instintos e seus destinos (1915). *In*: FREUD, Sigmund. **Obras completas volume 12**: introdução ao narcisismo, ensaios de metapsicologia e outros textos (1914-1916). São Paulo: Companhia das Letras, 2010g. p. 51-81.

FREUD, Sigmund. Prefácio e notas de rodapé à tradução das Conferências das terças-feiras, de Charcot (1892-1894). *In*: FREUD, Sigmund. **Publicações Pré-Psicanalíticas e esboços inéditos**. Direção-geral da Tradução de Jayme Salomão. Rio de Janeiro: Imago, 1996cc. v. 1. p. 171-185. (Coleção Obras Psicológicas Completas de Sigmund Freud: Edição Standard Brasileira).

FREUD, Sigmund. Primeira parte: Os atos falhos (1916). *In*: FREUD, Sigmund. **Obras completas volume 13**: conferências introdutórias à psicanálise (1916-1917). Tradução de Sergio Tellaroli. São Paulo: Companhia das Letras, 2014c. p. 19-109.

FREUD, Sigmund. Psicanálise (1926). *In*: FREUD, Sigmund. **Obras Completas volume 17**: inibição, sintoma e angústia, o futuro de uma ilusão e outros textos (1926-1929). Tradução Paulo César de Souza. São Paulo: Companhia das Letras, 2014d. p. 311-321.

FREUD, Sigmund. Psicologia de grupo e análise do ego (1921). *In*: FREUD, Sigmund. **Além do princípio do prazer, psicologia de grupo e outros trabalhos (1920-1922)**. Tradução de Jayme Salomão. Rio de Janeiro: Imago, 1996dd. v. 18. p. 76-154. (Coleção Obras Psicológicas Completas de Sigmund Freud: Edição Standard Brasileira)

FREUD, Sigmund. Rascunho F. Coleção III (1894). *In*: FREUD, Sigmund. **Publicações Pré-Psicanalíticas e esboços inéditos**. Rio de Janeiro: Imago, 1996ee. v. 1. p. 241-245. (Coleção Obras Psicológicas Completas de Sigmund Freud: Edição Standard Brasileira).

FREUD, Sigmund. Rascunho K: as neuroses de defesa (1894). *In*: FREUD, Sigmund. **Publicações Pré-Psicanalíticas e esboços inéditos**. Rio de Janeiro: Imago, 1996ff. v. 1. p. 267-280. (Coleção Obras Psicológicas Completas de Sigmund Freud: Edição Standard Brasileira).

FREUD, Sigmund. Resposta às críticas a meu artigo sobre a neurose de angústia (1895). *In*: FREUD, Sigmund. **Primeiras publicações Psicanalíticas (1893-1899)**. Rio de Janeiro: Imago, 1996gg. v. 3. (Coleção Obras Psicológicas Completas de Sigmund Freud: Edição Standard Brasileira).

FREUD, Sigmund. Segunda parte: Os sonhos (1916). *In*: FREUD, Sigmund. **Obras completas volume 13**: conferências introdutórias à psicanálise (1916-1917). Tradução de Sergio Tellaroli. São Paulo: Companhia das Letras, 2014e. p. 110-324.

FREUD, Sigmund. **Sobre a concepção das afasias**: um estudo crítico. Obras incompletas de Sigmund Freud. Tradução de Emiliano de Brito Rossi. São Paulo: Autêntica, 1891.

FREUD, Sigmund. **Sobre a psicopatologia da vida cotidiana** (1901). Rio de Janeiro: Imago, 1996hh. v. 6. (Coleção Obras Psicológicas Completas de Sigmund Freud: Edição Standard Brasileira).

FREUD, Sigmund. Sobre a Psicoterapia (1905 [1904]). *In*: FREUD, Sigmund. **Um caso de histeria, três ensaios sobre sexualidade e outros trabalhos (1901-1905)**. Rio de Janeiro: Imago, 1996ii. v. 7. (Coleção Obras Psicológicas Completas de Sigmund Freud: Edição Standard Brasileira).

FREUD, Sigmund. Sobre as teorias sexuais das crianças. *In*: FREUD, Sigmund. **"Gradiva" de Jensen e outros trabalhos (1906-1908)**. Rio de Janeiro: Imago, 1996jj. v. 9. p. 187-204. (Coleção Obras Psicológicas Completas de Sigmund Freud: Edição Standard Brasileira).

FREUD, Sigmund. Sobre os fundamentos para destacar da neurastenia uma síndrome específica denominada "neurose de angústia" (1895 [1894]). *In*: FREUD, Sigmund. **Primeiras Publicações Psicanalíticas (1893-1899)**. Direção-geral da Tradução de Jayme Salomão. Rio de Janeiro: Imago, 1996kk. v. 3. p. 93-118. (Coleção Obras Psicológicas Completas de Sigmund Freud: Edição Standard Brasileira).

FREUD, Sigmund. Terceira parte: Teoria geral das neuroses (1917). *In*: FREUD, Sigmund. **Obras completas volume 13**: conferências introdutórias à psicanálise (1916-1917). Tradução de Sergio Tellaroli. São Paulo: Companhia das Letras, 2014f. p. 325-613.

FREUD, Sigmund. Totem e tabu (1913[1912-13]). *In*: FREUD, Sigmund. **Totem e tabu e outros trabalhos.** (1913-1914). Direção-geral da Tradução de Jayme Salomão. Rio de Janeiro: Imago, 1996ll. v. 13. p. 11-163. (Coleção Obras Psicológicas Completas de Sigmund Freud: Edição Standard Brasileira).

FREUD, Sigmund. Totem e tabu (1913 [1912-13]). *In*: FREUD, Sigmund. **Obras completas Volume 11**: Totem e tabu, contribuição à história do movimento psicanalítico e outros textos (1912-1914). Tradução Paulo César de Souza: Companhia das Letras, 2015c. p. 13-244.

FREUD, Sigmund. Tratamento psíquico (ou anímico). *In*: FREUD, Sigmund. **Um caso de histeria, três ensaios sobre sexualidade e outros trabalhos (1901-1905).** Direção-geral da Tradução de Jayme Salomão. Rio de Janeiro: Imago, 1996mm. v. 7. p. 267-288. (Coleção Obras Psicológicas Completas de Sigmund Freud: Edição Standard Brasileira).

FREUD, Sigmund. Três ensaios sobre a teoria da sexualidade (1905 [1905]). *In*: FREUD, Sigmund. **Obras completas volume 6**: três ensaios sobre a teoria da sexualidade, análise fragmentária de uma histeria ("O Caso Dora") e outros textos (1901-1905). Tradução de Paulo César de Souza. São Paulo: Companhia das Letras, 2016c. p. 13-172.

FREUD, Sigmund. Três Ensaios sobre a Teoria da Sexualidade (1905). *In*: FREUD, Sigmund. **Um caso de histeria, três ensaios sobre sexualidade e outros trabalhos (1901-1905)**. Rio de Janeiro: Imago, 1996nn. v. 7. (Coleção Obras Psicológicas Completas de Sigmund Freud: Edição Standard Brasileira).

FREUD, Sigmund. Um caso de cura pelo hipnotismo (1892-93). *In*: FREUD, Sigmund. **Publicações Pré-Psicanalíticas e esboços inéditos**. Direção-geral da Tradução de Jayme Salomão. Rio de Janeiro: Imago, 1996oo. v. 1. (Coleção Obras Psicológicas Completas de Sigmund Freud: Edição Standard Brasileira).

FREUD, Sigmund. Um comentário sobre o antissemitismo (1938). *In*: FREUD, Sigmund. **Moisés e o Monoteísmo, esboço de Psicanálise e outros trabalhos (1937-1939)**. Rio de Janeiro: Imago, 1996pp. v. 23. p. 311-312. (Coleção Obras Psicológicas Completas de Sigmund Freud: Edição Standard Brasileira).

FREUD, Sigmund. Um estudo autobiográfico (1925 [1924]). *In*: FREUD, Sigmund. **Um estudo autobiográfico, inibições, sintomas e ansiedade, análise leiga e outros trabalhos (1925-1926)**. Rio de Janeiro: Imago, 1996qq. v. 20. p. 11-78.

FUKS, Betty Bernardo. O legado de Freud. *In*: FREUD, Sigmund. **O homem Moisés e a religião monoteísta**: três ensaios. Tradução do alemão: Renato Zwick. Porto Alegre: L&PM Editores, 2014. p. 190.

FUKS, Betty Bernardo. Sobre a Crítica da Psicanálise às Políticas Xenofóbicas e seus Dispositivos de Poder: Segregação e Genocídio. **Revista Subjetividades**: a Psicanálise e as Formas do Político, Ceará, ed. esp., v. 18, p. 24-32, 2018.

GALANOPOULOS, Philippe. Préface. *In*: CHARCOT, Jean-Martin. **La foi qui guérit**: suivi de Jean-Martin Charcot par Georges Gilles de la Tourette. Paris: Rivages, 2015.

GANHITO, Nayra Cesaro Penha. **Distúrbios do Sono**. 3. ed. São Paulo: Casa do Psicólogo, 2014. (Coleção Clínica Psicanalítica).

GARCIA-ROZA, Luiz Alfredo. **O mal radical em Freud**. 5 ed.. Rio de Janeiro: Jorge Zahar Ed., 2004.

GARRABÉ, Jean. La réprésentation de l'inconscient pour Jean-Martin Charcot en 1892. **Salud Mental**, México, v. 34, n. 6, p. 547-548, nov./dez. 2011.

GAULEJAC, Vicent. O Édipo como complexo sociossexual. *In*: GAULEJAC, Vicent. **A neurose de classe**: trajetória social e conflitos de identidade. Tradução de Maria Beatriz de Medina e Norma Missae Takeuti. São Paulo: Via Lettera, 2014. p. 129-153.

GAY, Peter. **Freud**: uma vida para o nosso tempo. Tradução de Denise Bottmann. 2. ed. São Paulo: Companhia das Letras, 2012.

GORI, Roland. A paixão da causalidade: uma fala em causa? *In*: GORI, Roland. **A prova pela fala**: sobre a causalidade me psicanálise. São Paulo: Escuta; Goiânia: Editora da UCG, 1998. p. 161-181.

GRAPPIN, Von Pierre. KUR. *In*: **DICIONÁRIO Larousse Grosswörterbuch**. Paris: Könemann, 1994. p. 1090.

GREEN, André. Do "Projeto" à "Interpretação dos Sonhos": Ruptura e fechamento. **Revista Brasileira de Psicanálise**, Paris, v. 44, n. 1, p. 111-134, 2010.

GREEN, André. **Narcisismo de vida, narcisismo de morte**. Tradução de Cláudia Berliner. São Paulo: Escuta, 1988.

GUIHO-BAILLY, Marie-Pierre; LAFOND, Patrick. "Docteur, l'Alzheimer, à mon âge, ça se voit?" Une énigmatique altération des fonctions cognitives chez une patiente âgée de 40 ans. *In*: DEJOURS, Christophe (dir.). **Observations cliniques en psychopathologie du travail**. Souffrance et théorie. Paris: Pressess Universitaires de France, 2010. p. 57-71.

HADDAD, Gisela. **Amor e fidelidade**. São Paulo: Casa do Psicólogo, 2014.

HANNS, Luiz Alberto. Notas do tradutor brasileiro sobre À Guisa de Introdução ao Narcisismo. Comentários editoriais da Standard Edition of the Complete Psychological Works of Sigmund Freud. *In*: FREUD, Sigmund. **Escritos sobre a Psicologia do Inconsciente**. Rio de Janeiro: Imago, 2004. p. 95-119. v. 1.

HEIMANN, Paula; ISAACS, Susan. Regressão. *In*: KLEIN, Melanie *et al*. **Os progressos da Psicanálise**. Organização e introdução: Joan Rivère. Prefácio: Ernest Jones. Tradução de Álvaro Cabral. 3. ed. Rio de Janeiro: Guanabara, 1986. p. 185-215.

HUOT, Hervé. **Do sujeito à imagem**: uma história do olho em Freud. Tradução de Cláudia Berliner. São Paulo: Escuta, 1991.

INGLEZ-MAZZARELLA, Tatiana Teixeira. Quartinh... dos fundos: reflexão acerca do complexo de Édipo. *In*: SIGAL, Ana Maria; VILUTIS, Isabel Mainetti (org.). **Colóquio Freudiano**: teoria e prática da psicanálise contemporânea. São Paulo: Via Lettera, 2001. p. 69-91.

INGLEZ-MAZZARELLA, Tatiana Teixeira. Transmissão psíquica geracional. *In*: INGLEZ-MAZZARELLA, Tatiana Teixeira. **Fazer-se herdeiro**: a transmissão psíquica entre gerações. São Paulo: Escuta, 2006. p. 63-83.

JACKSON, John Hughlings. Evolução e dissolução do sistema nervoso (1884). *In*: WINOGRAD, Monah. **Freud e a fábrica da alma**: sobre a relação corpo-psiquismo em psicanálise. Curitiba: Appris: FAPERJ, 2013. p. 183-247.

KING, Raquel. **Atlas da EM**. Tradução e adaptação brasileira de Lucas Musa e Helena Burock. 3. ed. [*S. l.*]: MSIF: ABEM, 2020.

KLAUBER, John. Transfert et interprétation. **Nouvelle Revue de Psychanalyse**, Paris, n. 8, p. 61-73, 1973.

LACAN, Jacques. Os três tempos do Édipo. *In*: LACAN, Jacques. **O Seminário – livro 5**: as formações do inconsciente (1957-1958). Texto estabelecido por Jacques Alain Miller. Tradução de Vera Ribeiro. Revisão de Marcus André Vieira. Rio de Janeiro: Zahar, 1999.

LACAN, Jacques. **Outros escritos**. Rio de Janeiro: Zahar, 1972.

LACAN, Jacques. **Televisão** (1974). Rio de Janeiro: Jorge Zahar, 1993.

LAPLANCHE, Jean; PONTALIS, Jean-Bertrand. Absinência (regra de -). *In*: LAPLAN-CHE, Jean; PONTALIS, Jean-Bertrand. **Vocabulário da Psicanálise**. Direção: Daniel Lagache. Tradução de Pedro Tamen. São Paulo: Martins Fontes, 1991a.

LAPLANCHE, Jean; PONTALIS, Jean-Bertrand. Agressividade. *In*: LAPLANCHE, Jean; PONTALIS, Jean-Bertrand. **Vocabulário da Psicanálise**. Direção: Daniel Lagache. Tradução de Pedro Tamen. São Paulo: Martins Fontes, 1991b.

LAPLANCHE, Jean; PONTALIS, Jean-Bertrand. Complacência somática. *In*: LAPLANCHE, Jean; PONTALIS, Jean-Bertrand. **Vocabulário da Psicanálise**. Direção: Daniel Lagache. Tradução de Pedro Tamen. São Paulo: Martins Fontes, 1991c.

LAPLANCHE, Jean; PONTALIS, Jean-Bertrand. Complexo de Édipo. *In*: LAPLAN-CHE, Jean; PONTALIS, Jean-Bertrand. **Vocabulário da Psicanálise**. Direção: Daniel Lagache. Tradução de Pedro Tamen. São Paulo: Martins Fontes, 1991d.

LAPLANCHE, Jean; PONTALIS, Jean-Bertrand. Desenvolvimento de angústia. *In*: LAPLANCHE, Jean; PONTALIS, Jean-Bertrand. **Vocabulário da Psicanálise**. Direção: Daniel Lagache. Tradução de Pedro Tamen. São Paulo: Martins Fontes, 1991e.

LAPLANCHE, Jean; PONTALIS, Jean-Bertrand. Facilitação. *In*: LAPLANCHE, Jean; PONTALIS, Jean-Bertrand. **Vocabulário da Psicanálise**. Direção: Daniel Lagache. Tradução de Pedro Tamen. São Paulo: Martins Fontes, 1991f.

LAPLANCHE, Jean; PONTALIS, Jean-Bertrand. Moção pulsional. *In*: LAPLANCHE, Jean; PONTALIS, Jean-Bertrand. **Vocabulário da Psicanálise**. Direção: Daniel Lagache. Tradução de Pedro Tamen. São Paulo: Martins Fontes, 1991g.

LAPLANCHE, Jean; PONTALIS, Jean-Bertrand. Neurose atual. *In*: LAPLANCHE, Jean; PONTALIS, Jean-Bertrand. **Vocabulário da Psicanálise**. Direção: Daniel Lagache. Tradução de Pedro Tamen. São Paulo: Martins Fontes, 1991h.

LAPLANCHE, Jean; PONTALIS, Jean-Bertrand. Teoria da sedução. *In*: LAPLAN-CHE, Jean; PONTALIS, Jean-Bertrand. **Vocabulário da Psicanálise**. Direção: Daniel Lagache. Tradução de Pedro Tamen. São Paulo: Martins Fontes, 1991i. p. 469-472.

LAZZARINI, Eliana Rigotto; VIANA, Terezinha de Camargo. O corpo em psicanálise. **Revista Psicologia**: Teoria e Pesquisa, Brasília, v. 22, n. 2, p. 241-249, maio/ago. 2006.

LEBRUN, Jean-Pierre. A função do pai. *In*: LEBRUN, Jean-Pierre. **Um Mundo sem Limite**: ensaio para uma clínica psicanalítica do social. Rio de Janeiro: Companhia de Freud, 2004.

LEPASTIER, Samuel. **La crise hystérique**: contribution à l'étude critique d'un concept clinique. 2004. Thèse (Doctorat em Psychologie) – Université Paris-Descartes (Paris V), France, 2004.

LIMA, Alcimar Alves de Souza. Devir e acontecimento. *In*: VOLICH, Rubens Marcelo; FERRAZ, Flávio Carvalho (org.). **Psicossoma I**: Psicanálise e psicossomática. São Paulo: Casa do Psicólogo, 2015. p. 75-85.

LIMA, Márcia Mello; CARDOZO, Marli de Souza. Uma clínica ética. Um caso de lúpus na instituição. *In*: ALTOÉ, Sonia; LIMA, Márcia Mello (org.). **Psicanálise, Clínica e Instituição**. Rio de Janeiro: Rios Ambiciosos, 2005. p. 260-269.

LINDENMEYER, Cristina. A Antropologia Psicanalítica: uma chave para pensar o contemporâneo. Entrevista com Paul-Laurent Assoun. **Rev. Latinoam. Psicopat. Fund.**, São Paulo, v. 21, n. 3, p. 431-441, set. 2018. Disponível em: http://dx.doi.org/10.1590/1415-4714.2018v21n3p431.2. Acesso em: 02/10/2018.

LINDENMEYER, Cristina. Corpo e sexualidade feminina. *In*: LANGE, Elaine Soares Neves; TARDIVO, Leila Cury (org.). **Corpo, alteridade e sintoma**: diversidade e compreensão. São Paulo: Vetor, 2011. p. 203-214.

LINDENMEYER, Cristina. O traumatismo, de Freud a Ferenczi. **Tempo Psicanalítico**, Rio de Janeiro, v. 49.1, p. 180-208, 2017.

LINDENMEYER, Cristina. Qual é o estatuto do corpo na psicanálise? **Revista Tempo Psicanalítico**, Rio de Janeiro, v. 44, n. 2, p. 341-359, dez. 2012.

LOUREIRO, Ines. Em torno da psicanálise como ciência natural. *In*: LOUREIRO, Ines. **O carvalho e o pinheiro**: Freud e o estilo romântico. São Paulo: Escuta: FAPESP, 2002. p. 263-306.

LOUREIRO, Sara das Dores. **Paralisias histéricas**. 1917. Dissertação Inaugural – Faculdade de Medicina do Porto, Escola Médico-Cirúrgica de Porto, Porto, 1917.

MAILHIOT, Gérald Bernard. **Dinâmica e gênese dos grupos**: atualidades das descobertas de Kurt Lewin. 6. ed. São Paulo: Livraria duas cidades, 1985.

MARIZ, Nataly Netchaeva. **A potencialidade narrativa do sintoma psicossomático**. 2015. 151 f. Tese (Doutorado em Psicologia Clínica) – Programa de Pós-Graduação em Psicologia Clínica, Departamento de Psicologia, Centro de Teologia e Ciências Humanas, Pontifícia Universidade Católica do Rio de Janeiro, Rio de Janeiro, 2015.

MARX, Karl; ENGELS, Friedrich. **A ideologia alemã (1845-1846)**. São Paulo: Martins Fontes, 2008.

MASSON, Leilyane Araújo Oliveira. **Estudo das características da experiência da temporalidade em homens com crises de pânico a partir dos desejos e defesas**. 2021. Tese (Doutorado em Psicologia) – Universidad de Ciencias Empresariales y Sociales, Argentina, 2021.

MATOS, Andityas Soares de Moura Costa; COLLADO, Francis Garcia. **Para além da biopolítica**. São Paulo: Sob Influência, 2021.

McDOUGALL, Joyce. **Teatros do corpo**: o psicossoma em psicanálise. Tradução de Pedro Henrique Bernardes Rondon. 2. ed. São Paulo: Martins Fontes, 2000.

MELLO FILHO, Julio de *et al.* **Psicossomática hoje**. São Paulo: Artmed, 1992.

MELLO FILHO, Julio. **Concepção psicossomática**: visão atual. 10. ed. São Paulo: Casa do Psicólogo, 2005.

MELMAN, Charles. O sonho da injeção feita em Irma. *In:* MELMAN, Charles. **Para introduzir a psicanálise nos dias de hoje**: seimário 2001-2002. Tradução de Sérgio Rezende, Letícia Patriota da Fonsêca, Sônia Bley. Porto Alegre: CMC, 2009. p. 153-172.

MEZAN, Renato. Tempo de muda. **Percurso**: Revista de Psicanálise, São Paulo, n. 15, p. 65-75, 1995.

MOREIRA, Denise D. **Estranho, familiar, estrangeiro**: doenças auto-imunes: suas relações com o feminino e com falhas no processo de diferenciação psíquica. 2008. 96 p. Trabalho de Conclusão de Curso (Especialização em Psicossomática Psicanalítica) – Instituto Sedes Sapientiae, São Paulo, 2008. Disponível em: http://187.8.220.154//sophia_web/index.asp?codigo_sophia=9067. Acesso em: 5 abr. 2019.

MOREL, Serge. Charcot à la Salpêtrière. *In*: CHARCOT: une vie avec l'image. **Hors-série**. Paris: Art absolument: l'art d'hier et d'aujourd'hui, 2014. 35 p. Exposition.

NASIO, Juan-David. **O livro da dor e do amor**. Tradução de Lucy Magalhães. Rio de Janeiro: Jorge Zahar Ed., 1997.

PESSOA, Fernando. **Livro do desassossego**. Assinado pelo seu heterônimo Bernardo Soares. [Portugal]: Luso Livros, 1982.

PINHEIRO, Teresa *et al*. Patologias narcísicas e doenças auto-imunes: algumas considerações sobre o corpo na clínica. **Psicol. clin.**, Rio de Janeiro, v. 18, n. 1, p. 193-204, 2006. Disponível em: http://pepsic.bvsalud.org/scielo.php?script=sci_arttext&pid=S0103-56652006000100016&lng=pt&nrm=iso. Acesso em: 16 dez. 2023.

PONTALIS, Jean-Bertrand. Le séjour de Freud à Paris. Pouvoirs. **Nouvelle Revue Psychanalyse**, Paris, n. 8, p. 235-240, 1973.

QUEIROZ, Edilene Freire. O inconsciente é psicossomático. **Revista Mal-estar e Subjetividade**, Fortaleza, v. 8, n. 4, p. 911-924, dez. 2008.

QUESNEL, Alain. O calcanhar de Aquiles. *In:* QUESNEL, Alain. **A Grécia**: mitos e lendas. Tradução de Ana Maria Machado. 8. ed. São Paulo: Ática, 1997. p. 33-34.

REY, Alain (dir.). **Le Petit Robert micro**. Dictionnaire d'apprentissage de la langue française. Paris: Le Robert, 2011.

RICHER, Paul Marie Louis Pierre. **Études cliniques sur l'hystéro-épilepsie ou grande hystérie**. Paris: Adrien Delahaye et Émile Lecrosnier, 1881. Disponível em: https://archive.org/details/etudescliniquess00rich/page/n5/mode/2up. Acesso em: 10 dez. 2023.

RIVERA, Tania. Guimarães Rosa: a escrita e o avesso da imagem. *In*: COSTA, Ana; RINALDI, Doris. **Escrita e Psicanálise** Rio de Janeiro: Companhia de Freud, 2007.

RIVIÈRE, Joan. Sobre a gênese do conflito psíquico nos primórdios da infância (1936). *In:* KLEIN, Melanie; HEIMANN, Paula; ISAACS, Susan; RIVIÈRE, Joan. **Os progressos da psicanálise**. Prefácio de Ernest Jones. Tradução de Álvaro Cabral. 3. ed. Rio de Janeiro: Guanabara, 1986. p. 48-77.

ROCHETTE, Joëlle. Travail des traces en post-partum immédiat: les blues des quarante jours. *In*: AYOUN, Laure; AYOUN, Patrick; DROSSART, Francis. **Les traces de l'archaïque**. Petit Poche. Toulouse: Érès, 2009. (Collection l'Ailleurs du Corps). p. 61-116.

RODRIGUES, Avelino Luiz; GASPARINI, Ana Cristina Limongi França. Uma perspectiva psicossocial em Psicossomática: via estresse e trabalho. *In*: MELLO FILHO, Julio de *et al.* **Psicossomática hoje**. São Paulo: Artmed, 1992. p. 93-107.

SABUCEDO, José Manuel; D'ADAMO, Orlando J.; BEAUDOUX, Virginia García. Historia y planteamientos teóricos de la psicologia social. *In*: SABUCEDO, José Manuel; D'ADAMO, Orlando J.; BEAUDOUX, Virginia García. **Fundamentos de Psicología social**. Espanha: Siglo XXI de España Editores, S.A., 1997. p. 1-75.

SANTOS, Elise Alves dos; CELES, Luiz Augusto Monnerat; LINDENMEYER, Cristina. Fragmentos de dois casos atendidos por Charcot: antecedentes ligados aos desejos de viajar e sintomas de esclerose múltipla. **Revista Cadernos de Psicanálise**, Rio de Janeiro, v. 42, n. 42, p. 189-204, jan./jun. 2020.

SANTOS, Elise Alves dos; CELES, Luiz Augusto Monnerat; LINDENMEYER, Cristina. Caminhos de um caso acompanhado por Charcot: escrita, transferência e sexualidade no tratamento. **Revista Brasileira de Psicanálise**, São Paulo, v. 53, n. 2, p. 227-241, 2019.

SANTOS, Elise Alves dos. Arquivo mensal: setembro 2020. Minhas impressões sobre a neuropsicanálise. **Elise Alves dos Santos**, [*s. l.*], 16 set. 2020. Disponível em: https://elise.psc.br/2020/09/. Acesso em: 10 jun. 2023.

SANTOS, Elise Alves dos. **Considerações psicanalíticas acerca da relação corpo-psiquismo em doentes de Charcot com esclerose múltipla e histeria**. 2019. Tese (Doutorado em Psicologia Clínica e Cultura) – Instituto de Psicologia, Universidade de Brasília, Brasília, 2019.

SANTOS, Elise Alves dos. Ensaios. Entrevista à Bibliothèque Charcot. **Elise Alves dos Santos**, Paris, 28 jan. 2018. Disponível em: https://elise.psc.br/2018/03/07/entrevista-a-bibliotheque-charcot/. Acesso em: 07 dez. 2023.

SEM CENSURA O que é Esclerose Múltipla – parte 1 wmv. [*S. l.: s. n.*], 12 set. 2010. 1 vídeo (7min30s). Publicado pelo canal Wilson Gomiero. Disponível em: https://www.youtube.com/watch?v=fWhZiYShB2M. Acesso em: 03 jul. 2017.

SIBONY, Daniel. Corps-visible et corps-mémoire. *In*: GUILYARDI, Houchang. **Qu'est-ce que le corps pour la psychanalyse?** Paris: A.P.M. Editions, 2013. p. 67-83.

SOULAIRAC, André. Hormones et système nerveux dans la régulation des comportements. *In*: PIÉRON, Henri *et al.* **Bulletin de Psychologie**: psychologie physiologie. Paris: Groupe d'études de psychologie de l'université de Paris, 1954. t. 7. n. 10. p. 612-615.

STRACHEY, James. Nota do editor inglês (1915). Repressão. *In*: FREUD, Sigmund. **A História do Movimento Psicanalítico, artigos sobre a Metapsicologia e outros trabalhos** (1914-1916). Rio de Janeiro: Imago, 1996. v. 14. Edição Standard Brasileira das Obras Psicológicas Completas de Sigmund Freud.

SWAIN, Gladys. L'appropriation neurologique de l'hystérie. *In*: GAUCHET, Marcel; SWAIN, Gladys. **Le vrai Charcot**: les chemins imprévus de l'inconscient. Paris: Calmann-Lévy, 1997.

TEIVE, Hélio Afonso Ghizoni *et al.* Charcot and Brazil. **Revista Arquivos de Neuropsiquiatria**, São Paulo, v. 59, n. 2-A, p. 295-299, 2001.

TOURETTE, George Gilles de la. Jean-Martin Charcot (1892). *In*: CHARCOT, Jean-Martin. **La foi qui guérit**: suivi de Jean-Martin Charcot par Georges Gilles de la Tourette. Paris: Rivages, 2015.

TOYOS, Néstor Marcelo. O assunto sexual freudiano. Ponto de encontro e divergência entre psicanalistas e neurociências. **Calibán**: Revista Latino-Americana de Psicanálise, Uruguay, v. 11, n. 2. p. 189-206, 2013.

TRILLAT, Etienne. **História da histeria**. Tradução de Patrícia Porchat. São Paulo, Escuta, 1991.

VOLICH, Rubens Marcelo; FERRAZ, Flávio Carvalho (org.). **Psicossoma I**: Psicanálise e psicossomática. São Paulo: Casa do Psicólogo, 2015.

VOLICH, Rubens Marcelo; FERRAZ, Flávio Carvalho; ARANTES, Maria Auxiliadora de A. C. (org.). **Psicossoma II**: psicossomática psicanalítica. São Paulo: Casa do Psicólogo, 2013.

VOLICH, Rubens Marcelo; FERRAZ, Flávio Carvalho; RANÑA, Wagner (org.). **Psicossoma IV**: corpo, história, pensamento. São Paulo: Casa do Psicólogo, 2008.

VOLICH, Rubens Marcelo. **Psicossomática de Hipócrates à psicanálise.** 7. ed. São Paulo: Casa do Psicólogo, 2013. (Coleção Clínica Psicanalítica).

VUKUSIC, Sandra; CONFAVREUX, Christian. Histoire naturelle de la sclérose en plaques. **Maladies Démyélinisantes du système nerveux central**: Dossier thématique, France, v. 39, n. 3, p. 359-362, 2010. Disponível em: https://www.em-consulte.com/article/245093/article/histoire-naturelle-de-la-sclerose-en-plaques. Acesso em: 13 nov. 2017.

WARTEL, Roger *et al.* **Psicossomática e Psicanálise.** Rio de Janeiro: Jorge Zahar, 2003.

WINNICOTT, Donal Woods. Transtorno [*disorder*] psicossomático. *In:* WINNICOTT, Donal Woods; WINNICOTT, Clare; SHEPHERD, Ray; DAVIS, Madeleine (org.). **Explorações psicanalíticas.** Tradução de José Octavio de Aguair Abreu. Porto Alegre: Artes Médicas Sul, 2005. p. 82-93.

WINOGRAD, Monah. Entre o corpo e o psiquismo: a noção de concomitância dependente de Freud. **Psychê**, São Paulo, ano 8, n. 14, p. 95-108, jul./dez. 2004.

WINOGRAD, Monah. **Freud e a fábrica da alma**: sobre a relação corpo-psiquismo em psicanálise. Curitiba: Appris: FAPERJ, 2013.

APÊNDICE A

DESENHOS DO CORPO

> O cérebro é um elo na cadeia que liga o corpo ao ambiente/mundo. Sua higidez obviamente é uma condição necessária à gênese e ao equilíbrio das atividades mentais. Mas o mesmo poderia ser dito do restante da matéria corporal e do ambiente. O corpo do sujeito não é um apêndice diluído do cérebro, assim como o ambiente não é uma contração gramatical de estímulos atomizados por aparatos teóricos e instrumentais. Não conhecemos sujeitos nascidos de cérebros em cuba, assim como não conhecemos sujeitos com corpo e mundo, mas desprovidos de cérebro (Costa, 2007).

Ao desenhar a composição de sua obra, Charcot escuta ao mesmo tempo em que aprende a ver a singularidade de cada organismo enquanto base biológica necessária ao funcionamento psíquico. Fédida (1991) nos permite fazer essa análise, uma vez que segundo ele, é preciso que aquele que olha as coisas esteja numa distância justa que a língua, em sua distinção, dispõe para nomeá-las. Charcot embora fosse médico, pode-se dizer, foi o primeiro a registrar o produto de seus olhares a respeito dos fenômenos neurológicos para além deles mesmos, pois podia reconhecer, de forma dinâmica, cautelosa e intuitiva, que as coisas podem começar a se dizer como os determinantes psicossociais importantes ao trabalho da psicanálise nos dias de hoje.

No *Prefácio e notas de rodapé à tradução das Conferências das terças-feiras, de Charcot*, Freud (1996cc, p. 177) ouviu Charcot dizer: "Eu faço morfologia patológica, faço até um pouco de anatomia patológica; mas não faço fisiologia patológica, espero que um outro o faça". Mais que estudar a biologia das partes do corpo humano observadas, Charcot se interessava pela classificação, uma forma de trabalhar que ajudou Freud em seu percurso, seguindo o método francês de trabalho.

O interesse de Charcot em falar, ou fazer uma conferência só era propriamente despertado, segundo Freud (1996cc), quando o diagnóstico tinha sido feito e o caso, examinado de acordo com suas peculiaridades. A liberdade que esse método de ensino lhe oferecia permitia fazer daquilo que tinha sido visto o ponto de partida para comentar casos semelhantes dos quais se lembrava, e com isso, iniciava as "mais esclarecedoras discussões sobre tópicos essencialmente clínicos de sua etiologia, hereditariedade e correlação com outras doenças". No seguinte relato, o discípulo conta a partir de suas impressões sobre as conferências de Charcot que elas revelavam uma linguagem caracteristicamente informal, de precisão, e estilo incomparavelmente claro e elevado de falar e pensar do mestre[147]. O reconhecimento de Freud é desenhado no conjunto de suas palavras que escolho para finalizar o livro:

> Era nessas ocasiões que, fascinados pelo lamento artístico do narrador como pela inteligência penetrante do observador, ouvíamos atentamente as pequenas histórias que mostravam como uma experiência clínica tinha levado a uma nova descoberta; era então que, em companhia de nosso mestre, éramos conduzidos da consideração de um quadro clínico, relativo a uma doença nervosa, para o debate de algum problema fundamental da doença em geral; era também nessas ocasiões que todos víamos, a um só tempo, o mestre e o médico dando lugar ao sábio, cuja mente aberta absorveu o grande e variado panorama das realizações do mundo e que nos proporciona um vislumbre de como as doenças nervosas não devem ser consideradas uma extravagância da patologia, mas sim um componente necessário de todo o conjunto...todo aquele que um dia foi seu ouvinte, torna-se viva a lembrança da voz e dos gestos do mestre, e retornam as horas preciosas em que o encanto de uma grande personalidade atraía irresistivelmente os seus ouvintes para os temas e os problemas da neuropatologia (Freud, 1996cc, p. 177-178).

Tenha Charcot tido a intenção ou não, ele acaba por transmitir a ideia do poder de uma vida, desenhando partes do corpo manifestantes de sintomas na prova morta, daquilo que foi outrora em vida. Os traçados de partes do corpo situando onde estariam em tese, as origens de tais sintomas – no cérebro e na medula espinhal – aconteciam na maioria das vezes enquanto trabalhava na autópsia. As figuras de Charcot são poéticas de certa maneira, pois elas contornam o poder de um organismo não-mais-vivo que pode ser encontrada em uma linha de desenho, de escrita e colorido.

---

[147] Estilo esse que segundo Freud "seria inatingível para mim" (Freud, 1996cc, p. 178).

Como diria Deleuze (2004) ao falar da imanência, são os organismos que morrem, não a vida. Para ele, não haveria obra que indicasse uma saída à vida, que não traçasse um caminho entre os paralelepípedos. Assim, o desenho dos órgãos por Charcot, é sítio do estrangeiro, na língua, de um olhar-de-tal-forma-a-ser-falado.

Charcot empregava-se de meios plásticos como a arte do desenho com lápis coloridos para afirmar o que precisava circunscrever, os meios ideais, como diria Paul Klee, citado por Fédida (1991, p. 57) "os meios ideais não são certamente desprovidos de matéria, senão não poderíamos 'escrever'... Escrever e desenhar são idênticos *em* seu fundo". Assim ele utiliza a própria materialidade que os movimentos de escrita ou do sintoma no corpo dados por seus doentes podiam lhe mostrar. Assim as palavras escritas de Charcot – equiparadas ao desenho – torna visível para além de sua própria experiência de médico, o real de uma pura vista e escuta.

As partes do corpo desenhadas por Charcot – seja das doentes em vida ou durante o processo de autópsia – podem ser consideradas enquanto objetos parciais que interessavam Charcot em seu trabalho artístico de investigação das consequências da condição das doentes, na sua relação com a vida e a morte tão próximas em sua rotina. Ainda que parcial, os objetos (partes do corpo desenhadas) podem ter sido dotados fantasticamente de características semelhantes às que chamavam a atenção de Charcot.

Ao final do dossiê de Joséphine Leruth ele sublinha seus momentos finais descrevendo que ela se enfraqueceu progressivamente e sucumbiu em um estado (su)tanásico, com uma espécie de estupor hipnoide. A expressão do estado (su)tanásico é sublinhada bem como a expressão "sua vida", que está presente na última frase antes de submeter o corpo de Joséphine a autópsia. Charcot encerra dizendo: "Infelizmente nós não examinamos suas urinas nos últimos tempos de sua vida" e sublinha por último a data de sua morte, em 17 de junho de 1866.

A repetição do desenhar não esvazia os significados que podem surgir de tais produções, pois cada doente na representação feita por Charcot de seus objetos parciais de desejo de representação pelo desenho não é pura materialidade imagética. Charcot ao dar contorno aos achados biológicos está escrevendo também – ainda que não diretamente – sobre a singularidade de cada doente.

Nesse sentido, com base em Delouya (1992), notamos que o trabalho de Charcot com o biológico e o psicológico serviu para Freud demarcar e circunscrever o campo por ele constituído, fazendo surgir a especificidade e a singularidade do psiquismo que lhe interessa. Para o autor, a relação entre a metáfora e aquilo que ela conota não é meramente arbitrária e as fronteiras entre dois campos de conhecimento têm uma natureza próxima da de uma membrana, que mantém um contato-trânsito seletivo e constante entre o "dentro" e o "fora".

Para Trillat (1991) o fracasso de Charcot deveu-se ao fato de que ele se esforçava por relacionar a histeria a lesões corticais ou tronculares, a lesões das grandes vias sensitivo-sensoriais ou motoras voluntárias (a via dita piramidal). A tentativa de ligá-las a centros subcorticais e a via extrapiramidal era tentadora. Talvez a questionável neuropsicanálise de Mark Solms se encante com essa hipótese (Santos, 2020).

Contudo, o panorama geral do trabalho de Charcot mostra que sua tentativa de fornecer bases de uma teoria neurológica da histeria é apenas uma parte da relação que a história da psicanálise quis sublinhar sem se dar ao trabalho de revisitar verdadeiramente as contribuições que Charcot deu e ainda nos faz considerar em nossa contemporaneidade.

ÍNDICE REMISSIVO